DORIS ELLER-BERNDL

AF630202

HERZRATENVARIABILITÄT

3. AUFLAGE

VERLAGSHAUS DER ÄRZTE

© Verlagshaus der Ärzte GmbH,
Nibelungengasse 13, 1010 Wien, Österreich
www.aerzteverlagshaus.at

3. Auflage 2023

Das Werk ist urheberrechtlich geschützt. Die dadurch begründeten Rechte, insbesondere das der Übersetzung, des Nachdrucks, der Entnahme von Abbildungen, der Funksendung, der Wiedergabe auf fotomechanischem oder ähnlichem Wege und der Speicherung in Datenverarbeitungsanlagen, bleiben, auch bei nur auszugsweiser Verwendung, vorbehalten.
Geschützte Warennamen (Warenzeichen) werden im Buch nicht besonders kenntlich gemacht. Aus dem Fehlen eines solchen Hinweises kann aber nicht geschlossen werden, dass es sich um einen freien Warennamen handelt.

ISBN 978-3-99052-296-7
Umschlag & Grafik Vorwort: Verlagshaus der Ärzte
Grafik Buchkern: irk.art studio, Wien
Umschlagfoto: gettyimages/Sean Gladwell
Projektbetreuung: Hagen Schaub
Druck & Bindung: 2im Press. s.r.o., 83104 Bratislava
Printed in Slovakia

Sämtliche Angaben in diesem Buch erfolgen trotz sorgfältiger Bearbeitung und Kontrolle ohne Gewähr und müssen vom jeweiligen Anwender/von der jeweiligen Anwenderin im Einzelfall anhand anderer Literaturstellen auf ihre Richtigkeit überprüft werden. Eine Haftung der Autorin oder des Verlags aus dem Inhalt dieses Werks ist ausgeschlossen.

Aus Gründen der leichteren Lesbarkeit – vor allem in Hinblick auf die Vermeidung einer ausufernden Verwendung von Pronomen – haben wir uns dazu entschlossen, alle geschlechtsbezogenen Wörter nur in eingeschlechtlicher Form – der deutschen Sprache gemäß zumeist die männliche – zu verwenden. Selbstredend gelten alle Bezeichnungen gleichwertig für Frauen.

Abbildungsnachweis: Lisa Hahsler: 33, 45 (Herz), 49 (Herz), 50 (Herz), 54 (Herz), 57, 67 (Herz), 82 (Herz), 237 (Herz), Wikipedia: 106 (DNA-Strang: Michael Ströck)
Pixabay: 221 oben (Yagul90) 221 unten (Gehirn: holdentrils), 222 (Yagul90)
Alle anderen Abbildungen stammen von HRV-Messungen, der Autorin, wurden für dieses Buch nach bereits publizierten Vorlagen adaptiert bzw. sind mit Zustimmung der Rechteinhaber anderen Publikationen entnommen worden.

Ich widme die 3. Auflage dieses Buches meinem Sohn Matthäus M. Eller (22.9.1993–10.4.2022). Viele meiner Messungen, die die Entwicklung des vagalen Systems in der Pubertät dokumentieren, stammen von ihm, wie z.B. jene auf Seite 42 als 17-Jähriger. Als ich begann, mich mit der HRV zu beschäftigen, war er zehn Jahre alt und immer schon von demselben Wissensdurst beseelt wie ich selbst. Matthäus, ich danke dir für alles!

VORWORT ZUR 3. AUFLAGE

Seit der letzten Auflage dieses Buches vor sieben Jahren hat sich an der Bedeutung der beschriebenen Parameter nichts geändert. Was gibt es also Neues in der HRV?

Die letzten Jahre waren geprägt von der Covid-Pandemie und es konnten wenig Fortbildungen stattfinden. Glücklicherweise konnte ich gemeinsam mit einem der „Erfinder" des Spektrogramms, DI Thomas Niederl, im Jahr 2019 noch eine Einführung in die Herzratenvariabilität in Berlin aufnehmen, die die Grundzüge dieses Buches widerspiegelt.

Diese Einführung ist auf youtube kostenfrei abrufbar:
https://www.schillermed.de/aktuelles/einfuehrung-in-die-herzratenvariabilitaet

Wenn ich die Frage nach den Neuigkeiten beim Thema Herzratenvariabilität mit einem Satz beantworten müsste, würde ich sagen: Die HRV avanciert zum Prognosefaktor.

Gerade in den ersten Zeiten von Covid-19 mit teilweise sehr schweren Verläufen war es hilfreich abzuschätzen, welche Patienten aufgrund eines „Zytokinsturms" intensivpflichtig werden würden.

K.J. Tracey beschrieb im Jahr 2010 den cholinergic antiinflammatory pathway (CAP) und machte damit zwei wesentliche Punkte deutlich: Der Vagusnerv ist nicht an seine anatomischen Grenzen gebunden, sondern verfügt aufgrund seines Einflusses auf das Immunsystem über Wirkung im ganzen Körper. Je besser die Vagusaktivität ist, umso besser ist die antiinflammatorische Kompetenz, welche sich in Laborparametern wie TNF-alpha, CRP, IL-6 und IL-10 widerspiegelt. Diese Zusammenhänge finden Sie ab Seite 125 in diesem Buch beschrieben.

Schon früher ergaben Studien an kritisch kranken Patienten (Schädel-Hirn-Traumata, Sepsis etc.) die Bedeutung der vagalen Funktion als Prognosefaktor. So war es nicht unerwartet, dass die nicht invasive Diagnostik der Vagusfunktion mittels HRV auch die Verläufe von schweren Covid-19-Erkrankungen voraussagen konnte.
Deutliche Abnahmen der HRV gingen Erhöhungen des CRP in den darauffolgenden 72 Stunden mit einem positiven Vorhersagewert von 90,9 % voraus. Das frühzeitige Erkennen einer zunehmenden Entzündung kann sich als entscheidend

erweisen, um die verheerenden Auswirkungen einer übersteigerten Entzündungsreaktion, wie z.B. bei Covid-19-Patienten, zu mildern. Denn jeder Infekt, vor allem wenn er von Fieber begleitet ist, führt zu einer unmittelbaren Verschlechterung der HRV. Meist ist dies bereits einen Tag vor Ausbruch von Symptomen zu beobachten (Mol et al. 2021, Hasty et al. 2021).

Was liegt in diesem Zusammenhang näher, als therapeutisch auf eine transkutane aurikuläre Vagusnervstimulation (aVNS) zurückzugreifen?
In Wien wurde dazu im Jahr 2022 eine Feldstudie an kritisch erkrankten Covid-19-Patienten durchgeführt. Die Ergebnisse zeigten eine Verringerung der entzündungsfördernden Parameter, z.B. eine Senkung der CRP-Werte um 32 % nach einem Tag aVNS und um 80 % über sieben Tage. Ein ähnliches Bild ergab sich hinsichtlich der Verringerung der TNF-α-Werte um 58,1 % über sieben Tage und von Gerinnungsparametern, z.B. Senkung der D-DIMER-Werte, um 66 % über sieben Tage sowie hinsichtlich einer Erhöhung der entzündungshemmenden Parameter, z.B. ein Anstieg der IL-10-Werte um 66 % über sieben Tage während der aVNS-Dauer ohne Nebenwirkungen.

Die aVNS hat sich als sicheres klinisches Verfahren erwiesen und könnte die Behandlung von kritisch erkrankten Covid-19-Patienten wirksam ergänzen und gleichzeitig einen verheerenden Zytokinsturm verhindern (Seitz et al. 2022, Azabou et al. 2021).

Was lässt sich über die Beziehung zwischen Vagusnerv und Coronavirus (Covid-19) noch sagen? Das Coronavirus ist ein neurotropes Virus und kann dadurch auch den Nervus vagus selbst betreffen.

Diesem Verdacht gingen G. Lladós und L. Mateu bei Patienten mit Long Covid nach, die Symptome aufwiesen, die dem Vagusnerv zuordenbar waren, und sie fanden schlussendlich Hinweise auf eine Entzündung des Nervus vagus selbst (Lladós, Mateu 2022).

In einer Studie von L.D. Asarcikli et al. wurden ein erhöhter parasympathischer Tonus und eine erhöhte HRV bei Patienten mit Covid-19 in der Vorgeschichte festgestellt (Asarcikli et al. 2022). Dies könnte die ungelösten orthostatischen Symptome erklären, die in der Zeit nach einer überstandenen Covid-19-Infektion auftreten können, was auf ein autonomes Ungleichgewicht hindeutet.
Eine Vagusnervdysfunktion kann bei Patienten mit Long Covid langfristige Probleme mit ihrer Stimme, Schluckbeschwerden, Schwindel, eine hohe Herzfrequenz, niedrigen Blutdruck und Durchfall erklären.

Bereits vor der Covid-19-Pandemie erschienen Studien, die auf die HRV als Prognosefaktor auch bei Krebs hinwiesen (Guo et al. 2015).
Das Überleben wurde zwischen Karzinompatienten mit SDNN ≥ 70 Millisekunden (Gruppe 1, n = 520) und SDNN < 70 Millisekunden (Gruppe 2, n = 131) verglichen. Die Patienten in Gruppe 2 hatten eine signifikant kürzere Überlebensrate (25 % der Patienten in Gruppe 2 starben nach 18,7 Wochen gegenüber 78,9 Wochen bei Patienten in Gruppe 1; P < 0,0001).

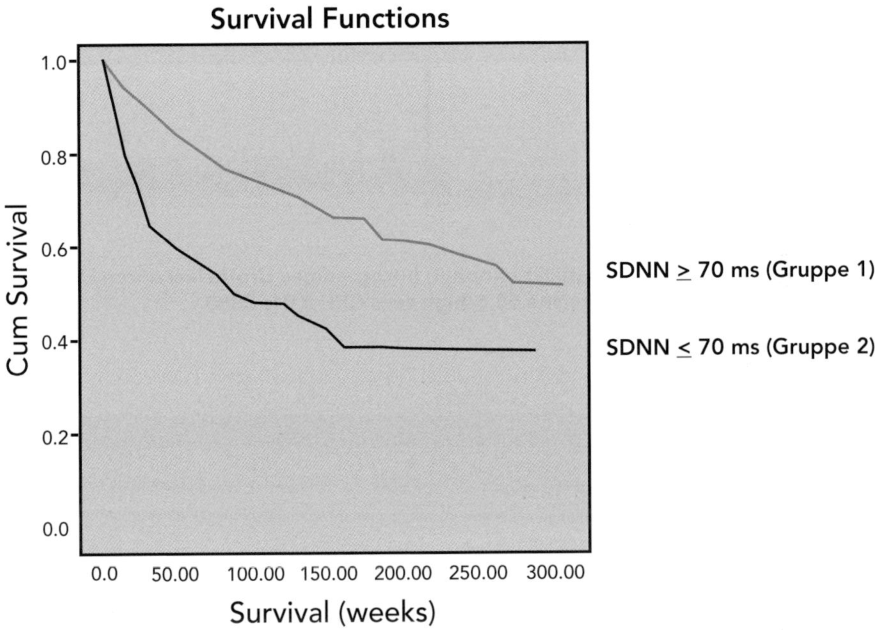

Abb. 3: Vergleich der Überlebensrate von Karzinompatienten mit SDNN ≥ 70 ms versus ≤ 70 ms

Y. Gidron schlug 2018 einen neuen Marker, den Neuroimmunomodulationsindex (NIM-Index) vor. Er ging davon aus, dass der Vagusnerv die Tumorprogression aufgrund seiner antiinflammatorischen Wirkung verlangsamen könnte. Der NIM-Index beruht auf dem Quotienten von rMSSD und CRP. Die Studie untersuchte den Zusammenhang zwischen dem NIM-Index und dem Überleben bei fortgeschrittenem Pankreas- und nicht kleinzelligem Lungenkarzinom (Gidron et al. 2018). Ich fand das sehr interessant und machte mich daran, Quotienten aus rMSSD nachts (ms) und gleichzeitig abgenommenen hs-CRP (mg/dl) wie in dem Beispiel unten zu erstellen.

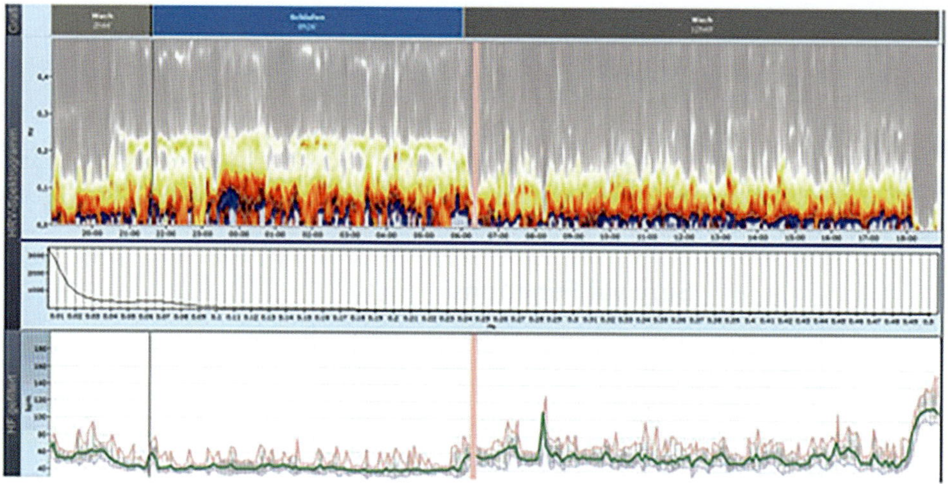

Abb.4: Mann, 54 Jahre, St. P. papillär exophyt, hochgradiges Urothelkarzinom UICC pTa 7/2016; Quotient: rMSSD nachts 58,6/high sens CRP 0,01: 5860

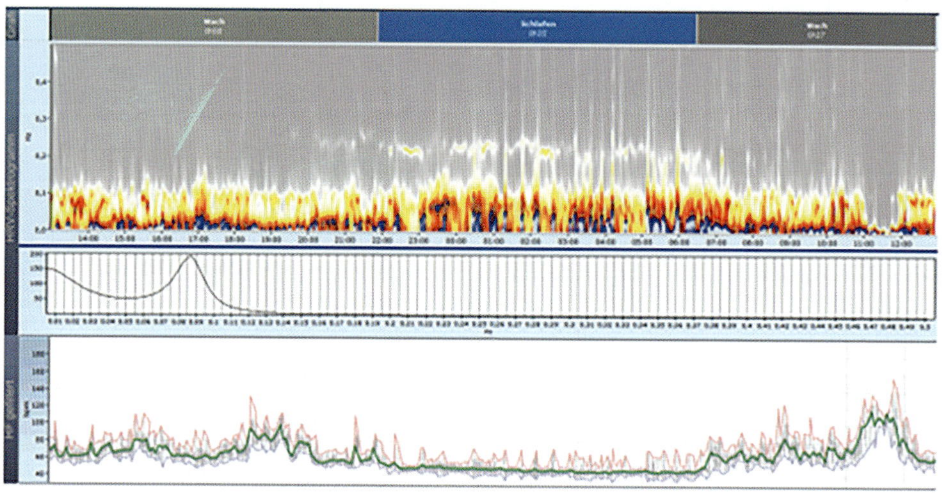

Abb. 5: Der gleiche Patient im Jahr 2019. Quotient rMSSD nachts 34,3/high sens CRP 0,04: 857,5

Die deutliche Verringerung des Quotienten widerspiegelte auch die Klinik: Es wurde eine Nachsekretion notwendig, im Anschluss erfolgten BCG-Instillationen.

Ich versuche seither, möglichst diagnosenahe eine Erstmessung und Folgemessungen einmal jährlich zu erhalten. Die Zeit wird zeigen, ob sich dieser Quotient bewähren wird.
Immerhin wurde der neue Index inzwischen von den Top-HRV-Forschern ebenfalls aufgegriffen.

E. Kloter und ihre Kollegen führten eine systematische Literaturrecherche durch, wobei sie die Datenbanken PubMed und EMBASE nach Publikationen, die bis Dezember 2017 veröffentlicht wurden, durchsuchten. Insgesamt 19 Studien wurden schließlich einbezogen. Bei den meisten Publikationen handelte es sich um qualitativ hochwertige Beobachtungsstudien. Diese zeigten, dass eine höhere HRV positiv mit dem Krankheitsverlauf der Patienten korreliert. Die Studienautoren kamen daher zu dem Schluss, dass Personen mit einer höheren HRV eine bessere Prognose für den weiteren Verlauf der Krebserkrankung zu haben scheinen. Die HRV hilft offensichtlich, den allgemeinen Gesundheitszustand von Krebspatienten zu erfassen.

M.N. Jarczok, J. Koenig und J.F. Thayer veröffentlichten 2021, dass niedrigere Werte des neuartigen Index der Vagal-Neuroimmunmodulation in zwei großen allgemeinen Bevölkerungsstichproben mit 18-jähriger Nachbeobachtung mit einer höheren Gesamtmortalität in Verbindung stehen (Jarczok et al. 2021)
Sie konnten zeigen, dass ein leicht zu berechnender Index der vagalen IL-6-Hemmung in zwei großen Stichproben der Allgemeinbevölkerung mit der Gesamtmortalität assoziiert ist. Diese Ergebnisse deuten darauf hin, dass dieser Index ein nützlicher Indikator für die Risikostratifizierung sowohl von Patienten als auch der Allgemeinbevölkerung sein könnte.

NIM (vagale Neuroimmunmodulation) errechnet sich aus dem vagal vermittelten HRV-Messwert RMSSD dividiert durch CRP- (NIMCRP) oder IL-6-Messungen (NIMIL6).
Zwei große Bevölkerungsstudien (MIDUS 2: N = 1255 und Whitehall II Welle 5: N = 7870) mit vollständigen Daten von insgesamt N = 3860 Teilnehmern (36,1 % Frauen; Durchschnittsalter = 56,3 Jahre; 11,1 % Todesfälle, Beobachtungszeitraum 18,1 Jahre nach Einschluss) waren verfügbar (Jarczok et al. 2021).

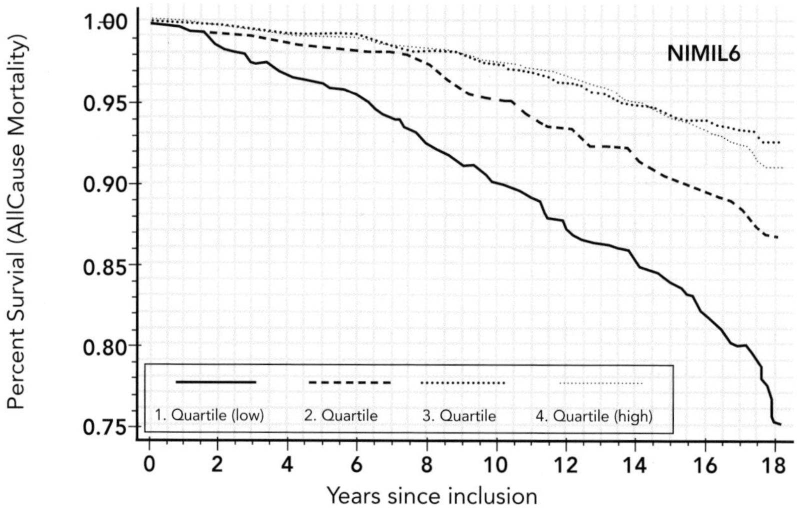

Number at risk

1. Quartile	971	(13)	958	(18)	940	(14)	926	(28)	898	(23)	875	(27)	784	(15)	678	(26)	612	(24)	25
2. Quartile	977	(6)	971	(5)	966	(5)	961	(11)	950	(19)	931	(16)	838	(18)	728	(15)	666	(15)	56
3. Quartile	959	(1)	958	(5)	953	(2)	951	(9)	942	(7)	935	(11)	857	(11)	740	(8)	683	(7)	48
4. Quartile	953	(2)	951	(4)	947	(1)	946	(9)	937	(8)	929	(8)	848	(14)	747	(11)	688	(13)	59

Abb.: Kaplan-Meier-Überlebensfunktion bei NIMIL6-Quartil (beobachtete Patienten N = 3860, Todesfälle = 429). Am Ende des Beobachtungszeitraums (18 Jahre) überlebten 75 % in der untersten Quartil der NIM-Ratio (0,666–0,969) und 91 % überlebten in der höchsten Quartil der NIM-Ratio (1,033–1,996).

Wie die obige Kurve auch optisch erkennen lässt: Die NIM-Ratio steht in Zusammenhang mit der Gesamtmortalität.

Die Vagusfunktion, die in der HRV messbar wird, und Laborwerte, die die entzündliche Aktivität im Körper abbilden, ermöglichen also Prognosefaktoren, die helfen sollen, Menschen mit erhöhtem Risiko frühzeitig zu erkennen und bestmöglich zu betreuen. Die transkutane aurikuläre Vagusstimulation wird dabei möglicherweise aufgrund ihrer minimalen Invasivität und fehlenden Nebenwirkungen eine wichtige Rolle spielen.

LITERATUR

Asarcikli LD, Hayiroglu M, Osken A, Keskin K, Kolak Z, Aksu T. Heart rate variability and cardiac autonomic functions in post-COVID period. J Interv Card Electrophysiol 2022; 63, 715–721

Azabou E, Bao G, Bounab R, Heming N, Annane D. Vagus Nerve Stimulation: A Potential Adjunct Therapy for COVID-19. Frontiers in Medicine 2021, 8

Gidron Y, de Couck M, Schallier D, de Greve J, van Laethem JL, Maréchal R. The Relationship between a New Biomarker of Vagal Neuroimmunomodulation and Survival in Two Fatal Cancers. Journal of immunology research 2018, 4874193

Guo Y, Koshy S, Hui D, Palmer JL, Shin K, Bozkurt M, Yusuf SW. Prognostic Value of Heart Rate Variability in Patients With Cancer. J Clin Neurophysiol 2015, 32, 516–520

Hasty F, García G, Dávila H, Wittels SH, Hendricks S, Chong S. Heart Rate Variability as a Possible Predictive Marker for Acute Inflammatory Response in COVID-19 Patients. Military Medicine 2021, 186, e34–e38

Jarczok MN, Koenig J, Thayer JF. Lower values of a novel index of Vagal-Neuroimmunomodulation are associated to higher all-cause mortality in two large general population samples with 18 year follow up. Scientific Reports 2021, 11, 2554

Kloter E, Barrueto K, Klein SD, Scholkmann F, Wolf U. Heart Rate Variability as a Prognostic Factor for Cancer Survival – A Systematic Review. Front Physiol 2018, 9, 623

Lladós G, Mateu L. Long COVID Could Be Linked to the Effects of SARS-CoV-2 on the Vagus Nerve. European Society of Clinical Microbiology and Infectious Diseases. February 11, 2022

Mol MBA, Strous MTA, van Osch FHM, Vogelaar FJ, Barten DG, Farchi M, Foudraine NA, Gidron Y. Heart-rate-variability (HRV), predicts outcomes in COVID-19. PLoS One 2021, 16, e0258841

Seitz T, Szeles JC, Kitzberger R, Holbik J, Grieb A, Wolf H, Akyaman H, Lucny F, Tychera A, Neuhold S, Zoufaly A, Wenisch C, Kaniusas E. Percutaneous Auricular Vagus Nerve Stimulation Reduces Inflammation in Critical Covid-19 Patients. Frontiers in Physiology 2022, 13.

INHALT

*„In der Wissenschaft gibt es keinen Platz für Dogmen.
Der Forscher ist frei, jede Frage zu stellen,
jede Annahme anzuzweifeln, nach jedem Indiz zu suchen
und jeden Irrtum zu korrigieren.
Wo immer Wissenschaft benutzt wurde, um einen
neuen Dogmatismus zu errichten, hat sich dieser Dogmatismus
als unvereinbar mit dem wissenschaftlichen Fortschritt erwiesen;
und am Ende wurde das Dogma aufgegeben,
oder Wissenschaft und Freiheit sind beide untergegangen."*

J. ROBERT OPPENHEIMER,
AMERIKANISCHER PHYSIKER, 1904–1967

1. DIE GESCHICHTE DER HRV

Ist es nicht erstaunlich, wie genau die Beobachtungen der Ärzte und Ärztinnen waren, denen an Stelle technischer Möglichkeiten nichts als ihre geschärften Sinne zur Verfügung standen?

Bereits in der späten Han-Dynastie (25–220 n. Chr.) beschrieb der chinesische Arzt Wang Shu-Ho (180–270 n. Chr.) in Mai Jing, seinen Schriften über Pulsdiagnostik, die Gleichförmigkeit der Herzfrequenz als prognostisch ungünstig. Mit der Feststellung, *„Wenn das Herz so regelmäßig wie das Klopfen eines Spechtes oder das Tröpfeln des Regens auf dem Dach wird, wird der Patient innerhalb von vier Tagen sterben"*, erkannte er erstmals die Bedeutung der HRV für die Prognose der Mortalität.

Die erste dokumentierte Beobachtung regelmäßiger Schwankungen der Herzfrequenz wird, erst wesentlich später, dem englischen Landpfarrer, Physiologen und Physiker Stephen Hales (1677–1761) zugeschrieben. Dieser beobachtete mittels direkter arterieller Punktion eine Atemabhängigkeit von Blutdruck und Puls beim Pferd. Dabei kommt es bei Einatmung zu einer leichten Erhöhung, bei Ausatmung zu einer Verringerung der Herzfrequenz. Seine Versuche zur Kreislaufphysiologie unternahm er übrigens neben seiner Arbeit als Seelsorger allein auf seinem Kirchhof. Die schriftliche Zusammenfassung erschien erst 1733: Statical Essays. Containing Haemostatics; Or, an account of some hydraulic and hydrostatical Experiments made on the blood and blood-vessels of animals. London. Hales gilt als einer der Begründer der modernen Physiologie.

1846 wurde der Physiologe Carl Ludwig (1816–1895) außerordentlicher Professor am Anatomischen Institut in Marburg an der Lahn. Ab 1846 arbeitete Ludwig auch an der Entwicklung des Kymographen, eines Messgeräts für Untersuchungen auf dem Gebiet der Kreislaufphysiologie. So konnte anhand der Kurven, die durch Messungen des Karotis- und Pleuradruckes bei Hunden und Pferden aufgezeichnet wurden, unter anderem gezeigt werden, dass Systole und Ausatmung den Karotisdruck erhöhen, während Diastole und Einatmung ihn senken.

Siegmund Mayer (1842–1910), Ludwig Traube (1818–1876) und Ewald Hering (1834–1918) beschrieben das Auftreten spontaner Blutdruckschwankungen, die deutlich langsamer als die Herzfrequenz sind.

- *Traube L.:* Über periodische Thätigkeits-Aeusserungen des vasomotorischen und Hemmungs-Nervencentrum. Cbl. Med. Wiss. Berlin 3: 881–883, 1865
- *Mayer S.:* Studien zur Physiologie des Herzens und der Blutgefäße. Sitzungsbericht der Kaiserlichen Akademie der Wissenschaften 74: 281, 1876
- *Hering E.:* Über Atembewegungen des Gefäßsystems. Sber Akad. Wiss. Wien Math. Naturwiss. 60: 829, 1869

John Newport Langley (1852–1925), Physiologe und Histologe, Vizepräsident der London Royal Society, führte den Begriff des Autonomen Nervensystems ein und unterteilte es in sympathisch, parasympathisch und gastrointestinal (The autonomic nervous system, Camebridge, 1921).

1927 beschrieben Karel Frederik Wenckebach (1864–1940) und Heinrich Winterberg (1867–1929) die respiratorische Sinusarrhythmie als Hinweis auf eine gesunde Herzfunktion (Die unregelmäßige Herztätigkeit und ihre klinische Bedeutung, Leipzig 1927). 1932 erkannte Berta Wilhelmson (1869–1965), Physiologisches Institut Tartu (Dorpat), Estland, das Fehlen der RSA als Begleiterscheinung von Herz-Kreislauf-Erkrankungen: *„Da der starre Puls, d. h. eine hohe Regelmäßigkeit des Pulses, eine pathognomonische Bedeutung hat, wird an 44 Personen untersucht, wie weit unter physiologischen Verhältnissen der Puls starr werden kann. Während die physiologischen Unregelmäßigkeiten bei langsamer Herzaktivität groß sind, sind sie bei Herzbeschleunigung klein, so dass angenähert das Bild des starren Pulses resultieren kann. Die Herzbeschleunigung wird erzielt durch Arbeitsleistung (Steigarbeit auf der Tretbahn). Die zeitlichen Intervalle zwischen zwei Pulszeiten werden mit dem Pulszeitschreiber von A. Fleisch registriert.*
Die quantitative Abhängigkeit der Dispersion (Streuung der einzelnen Pulszeiten) von der Pulszeit (reziproke Pulsfrequenz) wird festgestellt:
Die Dispersion ist nicht von der Arbeitsleistung als solche abhängig, sondern nur von der durch Arbeit gesteigerten Herzfrequenz.
In pathologischen Fällen kann der Puls wesentlich starrer werden als am normalen auch bei hoher Herzfrequenz gefunden wird. Im Alter neigt der Puls zur Starrheit.
An den Veränderungen der Dispersion sind respiratorische Arrhythmie und langsamere Schwankungen beteiligt. Die kleine Dispersion im Alter beruht auf einer Verkleinerung der respiratorischen Arrhythmie, die das Kennzeichen eines leistungsfähigen jugendlichen Herzens ist.“

In den folgenden zehn Jahren wurden mit Hilfe automatisierter Herzfrequenzaufzeichnungen die Grundlagen für spätere Forschungsarbeiten gelegt.

Eine klinische Bedeutung wurde erstmals von Edward H. Hon und S.T. Lee 1963 vermutet, als sie feststellten, dass bei fetalen intrauterinen Stressveränderungen RR-Intervalle auftraten, noch bevor eine signifikante Veränderung der Herzfrequenz registriert wurde.

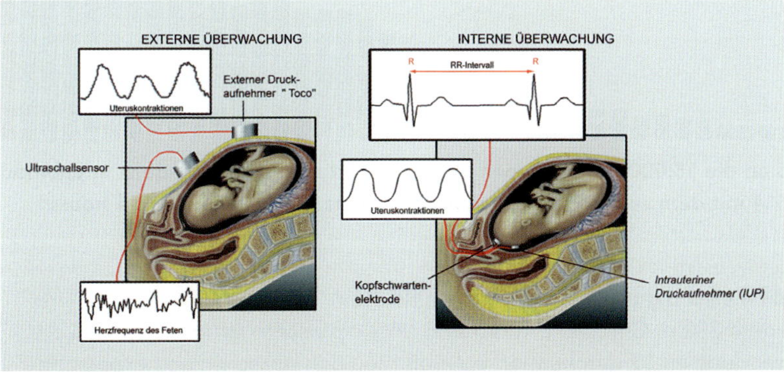

Abb.: Aufzeichnung der fetalen Herzfrequenz und der Uterusaktivität
(nach: Überwachung des Feten, A.K. Sundström, D. Rosen, K.G. Rosen)

M.M. Wolf und Kollegen fanden einen signifikanten Zusammenhang zwischen verminderter HRV und der Postinfarktletalität.

Hans-Peter Koepchen prägte den Begriff des „starren Pulses“ für eine geschädigte Herzfunktion.

1996 erstellte die Task Force of the European Society of Cardiology and the North American Society of Pacing and Elektrophysiology Standards zur Erfassung und klinischen Anwendung der HRV, die bis heute Gültigkeit besitzen. Diesen Standards liegen unter anderem Arbeiten von Akselrod et al. 1981, 1985, Pomeranz et al. 1985, Malik et al. 1989, Kleiger et al. 1991 zu Grunde.

Da das Herz-Kreislauf-System und das vegetative Nervensystem, wie biologische Systeme generell, sowohl hierarchisch als auch komplex sind, sind auch nicht lineare Analyseverfahren Teil der Forschung.

Ary L. Goldbeger (Havard Medical School) beschäftigt sich mit nicht invasiver Elektrophysiologie. Er und seine Kollegen waren maßgeblich daran beteiligt, Komplexität und nonlineare Mechanismen in der Physiologie und Medizin zu etablieren. Bei gesunden Menschen variiert die Schlagfrequenz zwar unvorhersehbar, aber nach den Regeln des „Deterministischen Chaos“: In den scheinbar zufälligen Schwankungen steckt das dafür charakteristische „Gesetz der Selbstähnlichkeit“. Goldberger et al. waren die ersten, die den Zusammenbruch fraktaler Stabilität bei Sudden-Death-Syndromen beschrieben.

Eine noch immer ständig wachsende Zahl klinischer und experimenteller Studien aus aller Welt in Bereichen der Kardiologie, Diabetologie, Nephrologie, Pulmologie, Neurologie, Psychiatrie, Sportmedizin und Arbeitsmedizin zeigt das wissenschaftliche Potential der HRV.

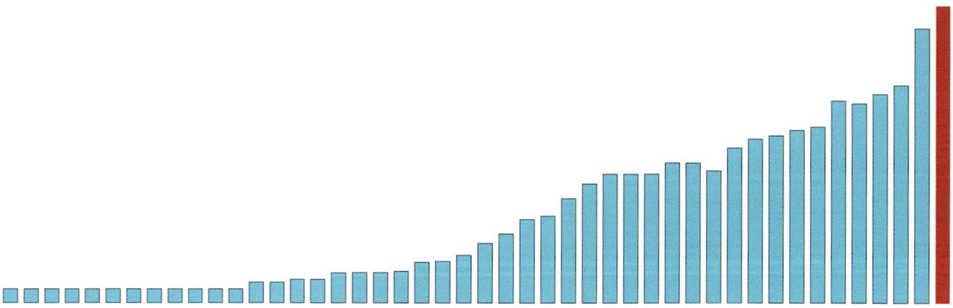

Abb.: Derzeit sind an die 18.000 Publikationen mit anhaltend steigender Tendenz in pubmed gelistet, davon 1514 mit dem zusätzlichen Suchbegriff „holter" und 1349 mit „24 hours"

Zusammenfassung: Die prognostische Relevanz der HRV erfasste ein chinesischer Arzt bereits 220 n. Chr. Die Erforschung physiologischer Grundlagen und die technische Entwicklung im 20. Jahrhundert ermöglichten den klinischen und experimentellen Einsatz der HRV.

LITERATUR

Amaral LAN, Diaz-Guilera A, Moreira A, Goldberger AL, Lipsitz LA. Emergence of complex dynamics in a simple model of signaling networks. Proc Natl Acad Sci USA 2004; 101: 15551–15555

Costa M, Goldberger AL, Peng CK. Multiscale entro analysis of biological signals. Phys Rev E 2005; 71, 2: 021906

Costa M, Goldberger AL, Peng CK. Multiscale entropy analysis of complex physiologic time series. Phys Rev Lett 2002; 89: physiologic time series, Phys Rev Lett; 89: 062102

Goldberger AL, Amaral LAN, Glass L, Hausdorff JM, Ivanov PCh, Mark RG, Mietus JE, Moody GB, Peng CK, Stanley HE. PhysioBank, PhysioToolkit, and PhysioNet: components of a new research resource for complex physiologic signals. Circulation 2000; 101:e215–e220

Goldberger AL, Amaral LAN, Hausdorff JM, Ivanov PCh, Peng CK, Stanley HE. Fractal dynamics in physiology: alterations with disease and aging. Proc Natl Acad Sci USA 2002; 99 [suppl 1]: 2466–2472

Goldberger AL, Giles F. Filley Lecture: Complex systems. Proc Am Thorac Soc 2006; 3: 467–471

Goldberger AL, Peng CK, Lipsitz LA. What is physiologic complexity and how does it change with aging and disease? Neurobiol Aging 2002; 23: 23–26

Goldberger AL, Rigney DR, West BJ. Chaos and fractals in human physiology. Sci Am 1990; 262: 40–49

Goldberger AL. Chaos theory and creativity: the biological basis of innovation. J Innov Management 1999; 4: 15–23

Goldberger AL. Fractal variability versus pathologic periodicity: complexity loss and stereotypy in disease. Perspect Biol Med 1997; 40: 543–561

Goldberger AL. Fractals and the birth of Gothic: reflections on the biologic basis of creativity. Molecular Psychiatry 1996; 1: 99–104

Goldberger AL. Non-linear dynamics for clinicians: chaos theory, fractals, and complexity at the bedside. Lancet 1996; 347: 1312–1314

Hausdorff JM, Peng CK, Goldberger AL, Stoll AL. Gait unsteadiness and fall risk in depression: a preliminary study. BMC Psychiatry 2004; 4: 39

Heart Rate Variability, Standards of Measurement, Physiological Interpretation, and Clinical UseTask Force of the European Society of Cardiology the North American Society of Pacing Electrophysiology. Circulation 1996; 93: 1043–1065

Hon EH, Lee ST. Electronic evaluations of the fetal heart rate patterns preceding fetal death: Further observations. American Journal of Obstetrics and Gynecology 1965; 87: 814–826

Hon EH, Lee ST. The fetal electrocardiogram of the dying fetus. Am J Obstet Gynecol 1963; 87: 804

Hon EH. The electronic evaluation of the fetal heart rate. Am J Obstet Gynecol 1958; 75: 1215

Koepchen HP. Zentralnervöse und reflektorische Steuerung der Herzfrequenz. Brisse B, Bender F. Autonome Innervation des Herzens. Darmstadt 1982: 66

Lerma C, Lee CF, Glass L, Goldberger AL. The rule of bigeminy revisited: Analysis in sudden cardiac death syndrome. J Electrocardiol 2007; 40: 78–88

Lipsitz LA, Goldberger AL. Loss of „complexity“ and aging. Potential applications of fractals and chaos theory to senescence. JAMA 1992; 267: 1806–1809

Margret and H.A. Rey Institute for Nonlinear Dynamics in Medicine: http: //reylab.bidmc.harvard.edu/NIH/NCRR Research Resource for Complex Physiologic Signals: http: //physionet.org/

Novak V, Yang AC, Lepicovsky L, Goldberger AL, Lipsitz LA, Peng CK. Multimodal pressureflow method to assess dynamics of cerebral autoregulation in stroke and hypertension. Biomedical Engineering Online 2004; 3: 39

Peng CK, Mietus JE, Liu Y, Lee C, Hausdorff JM, Stanley HE, Goldberger AL, Lipsitz LA. Quantifying fractal dynamics of human respiration: age and gender effects. Ann Biomed Eng 2002; 30: 683–692

Peng C-K, Yang AC-C, Goldberger AL. Statistical physics approach to categorize heart rate dynamics. Chaos 2007; 17: 15–115

Wolf MM, Varigos GA, Hunt D, Sloman JG. Sinus arrhythmia in acute myocardial infarction. Med J Aust. 1978; 2: 52–53

2. PHYSIOLOGIE DER HRV – EIN ERSTER ÜBERBLICK

Der Blutkreislauf ist ein periodischer Prozess, welcher durch die zyklische Aktivität des Herzens bedingt ist. Die Maßeinheit ist ein Herzzyklus, ein RR-Intervall entspricht der Länge dieses Zyklus.
Die Herzfrequenz ist umgekehrt proportional zum RR-Intervall. Eine niedrige Herzfrequenz bedeutet ein längeres RR-Intervall und umgekehrt.

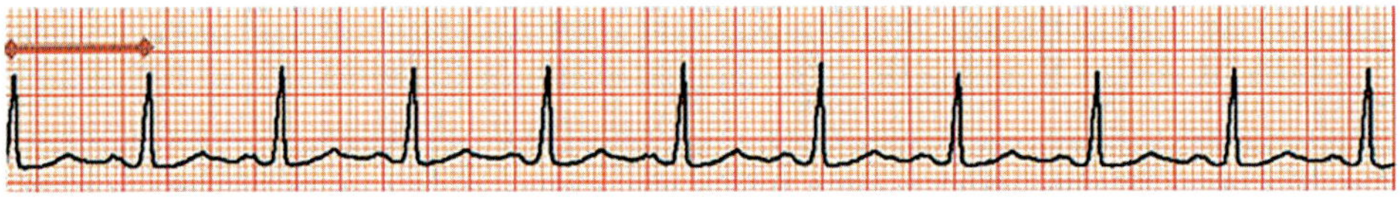

Abb.: RR-Intervall

Würde die Herzfrequenz von Zyklus zu Zyklus unverändert bleiben, wäre die Arbeit des Herzens so stetig wie ein Pendel. Dabei würde es sich allerdings um einen völlig unphysiologischen Zustand und ein ungünstiges klinisches Zeichen handeln. Normalerweise verändert sich das RR-Intervall mit jedem Schlag.

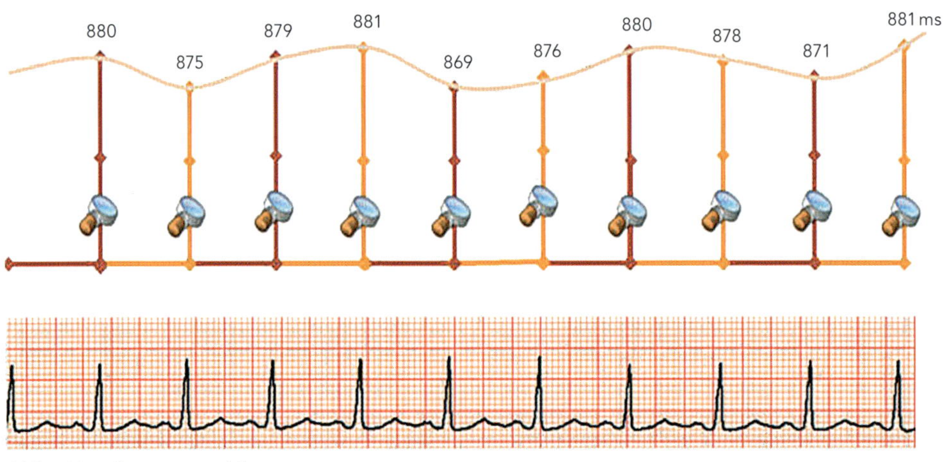

Abb.: Herzfrequenzzyklen

Physiologische Signale sind die komplexesten in der Natur. Hinter diesen Fluktuationen verbergen sich wichtige klinische Informationen. Die unruhige Variabilität ist das eigentliche wesentliche Signal! Diese Komplexität verringert sich aber bei Erkrankungen und im Alter.

Die Variabilität ist bereits am Herzfrequenztrend erkennbar. Dazu folgen hier vier Beispiele bei gleicher Belastung. Welche Variabilität ist gesund? Welches Signal zeigt die höchste Komplexität? Nur B entspricht einer gesunden Variabilität, alle anderen tragen ein erhöhtes Herz-Kreislauf-Risiko.

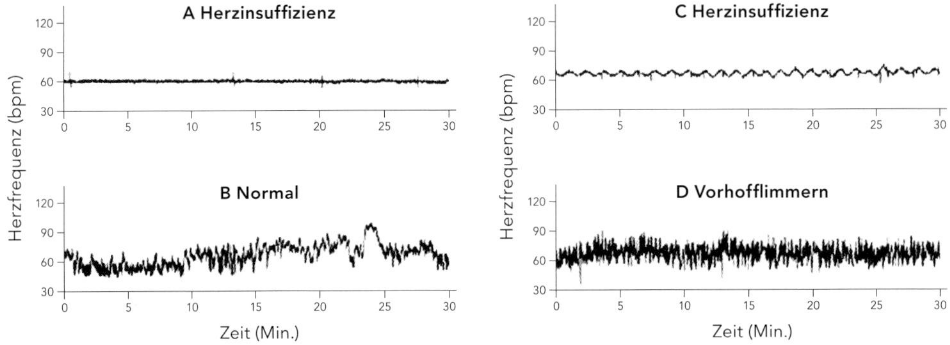

Abb.: Herzfrequenztrends über 30 Minuten (nach: Goldberger 2006)

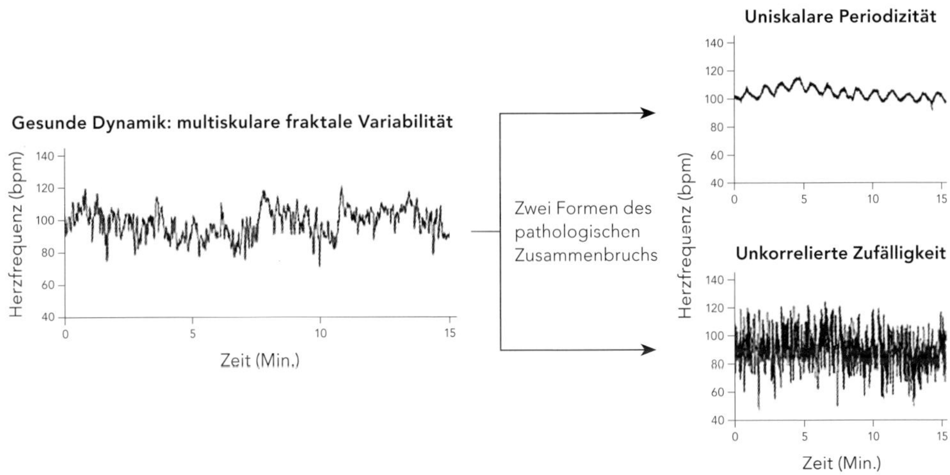

Abb.: Der menschliche Herzfrequenztrend zeigt multifraktale Eigenschaften (nach: Plamen Ch. Ivanov, Luís A. Nunes Amaral, Ary L. Goldberger, Shlomo Havlin, Michael G. Rosenblum, Zbigniew R. Struzik & H. Eugene Stanley, Nature 1999; 399: 461, Phys Rev Lett 2002; 89: 068102).

Eine gesunde Komplexität weist bestimmte Merkmale auf:

- nicht stationär,
- statistische Veränderungen im Verlauf der Zeit,
- nicht linear,
- Komponenten interagieren auf unerwartete Weise,
- multiskale Organisation,
- zeitliche Irreversibilität,
- Fluktuationen können fraktale Organisation haben.

Was bedeutet Fraktal? Ein Fraktal ist ein baumartiges Objekt oder ein Prozess, der aus Untereinheiten (und Unter-Untereinheiten) besteht, die sich sowohl von der Dynamik als auch von der Struktur her ähneln.

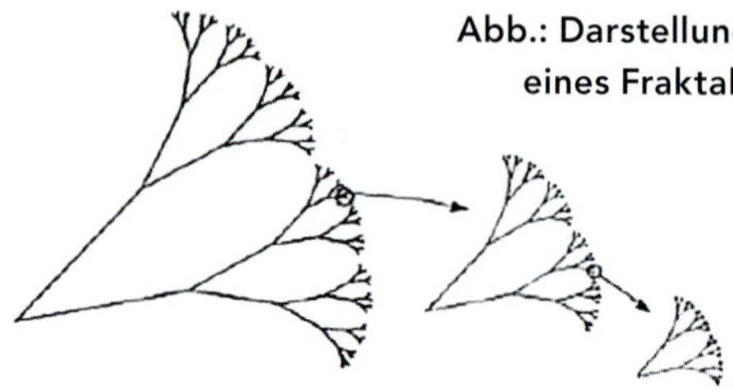

Abb.: Darstellung eines Fraktals

Egal, welcher Ausschnitt aus diesem Herzfrequenztrend gewählt wird, er entspricht immer dem Prinzip der Selbstähnlichkeit.

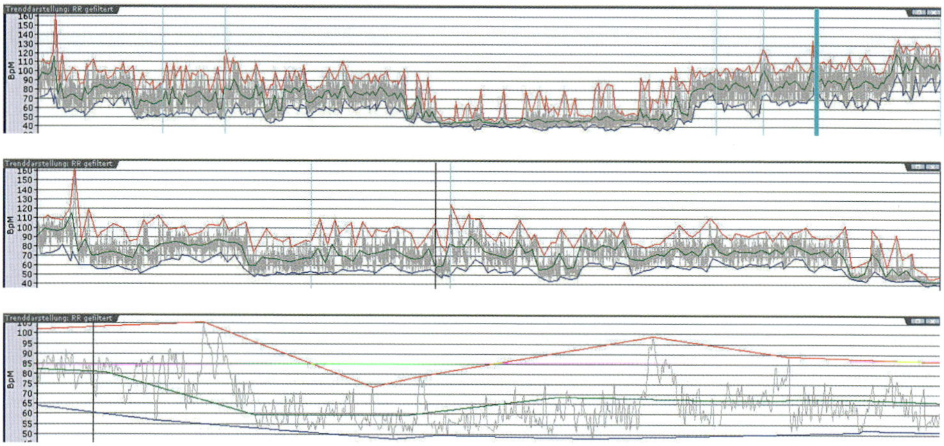

Abb.: Herzfrequenztrends mit verschiedenen zeitlichen Ausschnitten

Gesunde Dynamik bedeutet Balancieren zwischen zu viel Ordnung und völliger Zufälligkeit. Diese Zufälligkeit darf aber nicht mit Chaos verwechselt werden.

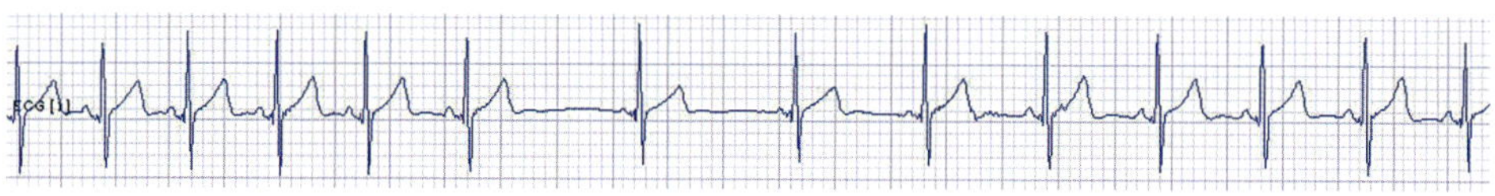

Abb.: Respiratorische Sinusarrhythmie

Bei Erkrankungen kommt es zum Verlust der Komplexität und damit des Informationsgehaltes – es ist ja auch ein Unterschied, ob ein Musikstück von Mozart von einem Orchester oder von einem Solisten gespielt wird.
Dass der Output physiologischer Systeme regelmäßiger und vorhersehbarer wird, ist aber für uns Mediziner durchaus wesentlich, da wir darauf geschult sind, „Krankheitsmuster" zu erkennen (z. B. Torsade de pointes, Cheyne-Stokes-Atmung …).

Bei einem sterbenden Herzen kommt es zunehmend zu einem Verlust der Komplexität. Acht Tage vor dem Herzstillstand schlagen Herzen regelmäßiger, und 13 Stunden vor dem Exitus verschwindet das chaotische Auf und Ab ganz.

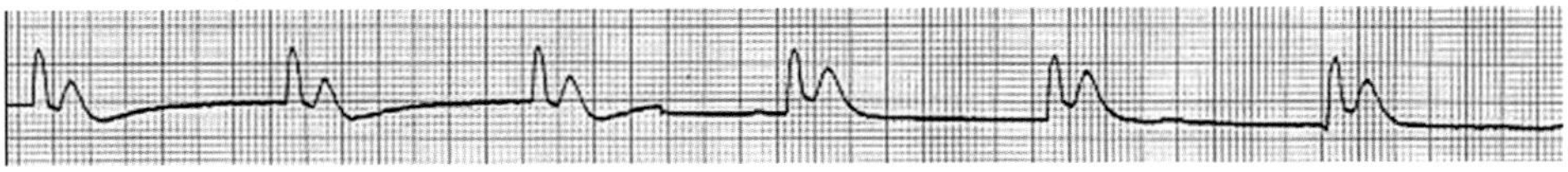

Abb.: EKG, agonaler Rhythmus

Bei schwerkranken Patienten wird die Herzfrequenz vor dem Sterben immer starrer, bis die Variabilität am Ende des Lebens völlig verschwindet. Insofern hatte Wang Shu-Ho also Recht, und die Herzratenvariabilitätsmessung kann dies bestätigen.

2.1. Was wird mit der HRV gemessen und dargestellt?

Ständig werden unzählige Informationen über den Funktionszustand der Organe, Druckverhältnisse und Gaskonzentration in den Gefäßen, Schmerzzustände usw. aus allen Bereichen des Körpers an das Gehirn gemeldet. Im zentralen autonomen Netzwerk erfolgen komplexe Verarbeitungsvorgänge, wobei diese Reflexbögen beeinflussen. Letztendlich wird dieses Ergebnis als parasympathische und sympathische Efferenz an das Zielorgan Herz gebracht. Diese Modifikation des Rhythmusgebers Sinusknoten (und eventuell AV-Knotens) wird im HRV-Bild sichtbar gemacht, es werden also Regulationsvorgänge abgebildet. Wenn keine Regulation notwendig oder im pathologischen Fall nicht möglich ist, wird dies auch nicht dargestellt.

Die Herzfrequenz ist bei denervierten Herzen (untere Abbildung rechts) ohne vegetative Beeinflussung fast konstant, die intrinsische Herzfrequenz beträgt um die 100 pro Minute, es zeigt sich, dass ein endogener Rhythmusgeber von außen „variiert" wird.

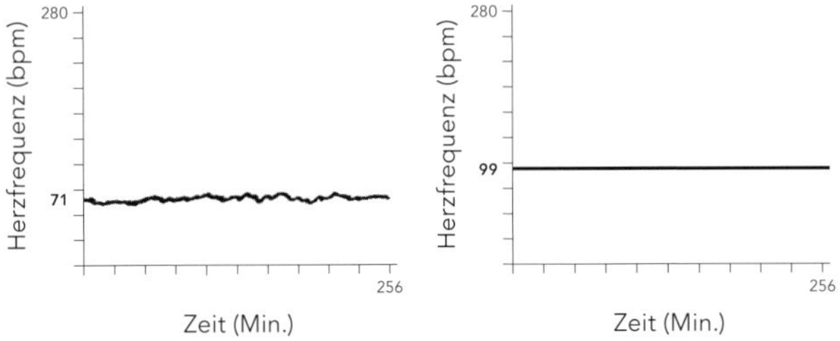

Abb.: Herzfrequenztrend bei gesunden (links) und denervierten Herzen (rechts)

Die Herzfrequenz ist also ein dynamischer Parameter mit umfangreichen Veränderungen im Verlauf der Zeit. Die Rhythmuszellen des Sinusknoten produzieren mit periodischen Depolarisationen einen basalen Rhythmus, der durch das vegetative Nervensystem moduliert wird. Das Muster der Herzfrequenz beinhaltet prinzipiell die Information der Summe aller Einflüsse auf den Sinusknoten. Eine große Anzahl an

Studien hat jedoch den Nachweis erbracht, dass HRV-Messungen auch Hinweise auf den Zustand des vegetativen (autonomen) Nervensystems insgesamt geben können.

Das vegetative oder auch autonome Nervensystem wird von Sympathikus und Parasympathikus gemeinsam gebildet. Wir werden bemerken, dass eine Unterteilung eher aus didaktischen Gründen erfolgen muss und sie nicht derartig getrennt agieren, wie es den Anschein hat. Ihr Zusammenspiel steuert Atmung, Herzfrequenz, Gefäßweite, den Stoffwechsel, die Sexualfunktion und letztendlich auch Vorgänge im Immunsystem. Diese komplexen Anpassungsleistungen erfolgen großteils unbewusst. Das vegetative Nervensystem vereinigt eine streng hierarchische, vielschichtige Organisation mit den Eigenschaften eines dynamischen, nonlinearen Netzwerks.

Linearer Prozess	Nonlinearer Prozess
• Superpositionsprinzip: Signal s1 liefert am Ausgang eines Systems A1, und Signal s2 bedingt am Ausgang A2. Das Signal s1 + s2 liefert am Ausgang das Signal A1 + A2. • Dinge summieren sich. • Proportionalität von Input/Output. • Hohe Vorhersehbarkeit, keine Überraschungen.	• Das Superpositionsprinzip gilt nicht. • Simple Regeln – komplexes Verhalten. • Kleine Veränderungen können riesige Effekte haben. • Geringe Vorhersehbarkeit. • Das Ganze ist mehr als die Summe seiner Teile.

Tab.: Unterschied linear – nonlinear

Der Meterologe E.N. Lorenz hat dies 1963 anschaulich so ausgedrückt: *„Vorhersagbarkeit: Kann der Flügelschlag eines Schmetterlings in Brasilien einen Tornado in Texas auslösen?"* Ein Physiker würde es vielleicht so sagen: *„Kleine Abweichungen in den Anfangsbedingungen verstärken sich im Lauf der Zeit exponentiell."* Kleine Abweichungen verändern also langfristig ein ganzes System vollständig und unvorhersagbar.

Die Efferenzen zum Herzen erscheinen dagegen unkompliziert: Die parasympathischen Fasern ziehen mit dem 10. Hirnnerv, dem linken und rechten Nervus vagus, auf der rechten Seite zum Sinusknoten, dem primären Rhythmusgeber im rechten Vorhof, und enden linksseitig am AV-Knoten, an der Grenze vom rechten Vorhof zur rechten Herzkammer. Die sympathischen Fasern folgen den vom Herzen wegziehenden Gefäßen in umgekehrter Richtung und stammen aus den Seitenhörnern des Rückenmarks in Höhe der Wirbelkörper Th 1–12.

Nun sollte man meinen, dass die Reaktion auf den positiv chronotropen, inotropen und bathmotropen Sympathikus im Allgemeinen rascher erfolgt als auf parasympathische Reize, die eine Hemmwirkung auf das System ausüben. Es ist jedoch ganz das Gegenteil der Fall! Bereits nach 250 bis 400 ms erhält man eine Herzfrequenz-Antwort nach Vagusaktivierung, jedoch erst ein bis zwei Sekunden nach Sympathikusaktivierung. Wie ist dies zu erklären?

Dafür gibt es mehrere Gründe:

- Der Botenstoff des Sympathikus, Noradrenalin, findet sich unter anderem auch im Gehirn und wird, im Gegensatz zum Acetylcholin des Parasympathikus, wie bei anderen Neurotransmittern mittels Wiederaufnahme recycelt. Dieser Mechanismus kostet nicht nur Energie, sondern auch Zeit. Diese unterschiedlichen Neurotransmittereigenschaften haben Levy et al. 1993 publiziert.
- Weiters benötigt der Parasympathikus im Gegensatz zum Sympathikus keinen Second messenger. Die Wirkung von Noradrenalin ist von c-AMP abhängig.
- Darüber hinaus ist die unterschiedliche Myelinisierung wesentlich, die Eckberg und Fritsch 1993 sowie Esperer 1995 beschrieben haben. Vagusfasern sind als Fasern eines peripheren Nervs mit Myelin quasi isoliert und damit zehnmal so schnell leitend wie die unmyelinisierten Sympathikusfasern.

Sympathikus und Parasympathikus, über die in weiterer Folge noch detailliert gesprochen wird, sind also die vegetativen Nervenverbindungen zum Herz. Sie innervieren das Erregungsleitungssystem und auch die Herzkranzgefäße.

Wir haben auch festgestellt, dass Schwankungen der Herzfrequenz von einem Schlag zum nächsten überraschenderweise ausschließlich durch parasympathische Aktivität bedingt sein können.
High frequency: Die raschesten Regulationsvorgänge ermöglicht ausschließlich der Parasympathikus.
Low frequency: Das Herzkreislaufsystem ist primär eigentlich ein druckreguliertes System. Es reagiert auf Blutdruckschwankungen mit Anpassung der Herzfrequenz. Dehnungs- und Druckrezeptoren in zentral gelegenen Gefäßabschnitten wie dem rechten Vorhof des Herzens, Herzkammer, Lunge und Carotissinus, an der Gabelung der Halsschlagader und im Bereich des Aortenbogens, geben ständig über den Istzustand Auskunft: Bei einer Änderung des Blutdrucks, zum Beispiel bei Lagewechsel oder bei Änderung des Blutvolumens, werden diese schnellen und mittelschnellen Steuerungskreise aktiv.
Very low frequency: Langsamere und langfristige Wirkungen werden vorwiegend hormonell, wie zum Beispiel durch Stresshormone, Hormone des Renin-Angiotensin-Systems, Cortisol, ACTH usw. und thermoregulatorische Prozesse ausgelöst.

Zusammenfassung: Die HRV-Analyse versucht die kardiale autonome Regulation durch Quantifizierung der Sinusrhythmus-Variabilität zu beurteilen.

- Rasche Schwankungen widerspiegeln parasympathische (vagale) Modulation.
- Langsamere Schwankungen widerspiegeln eine Kombination von parasympathischen und sympathischen Modulationen und nicht autonomen Faktoren.

LITERATUR

Beissner F. et al. The Autonomic Brain: An Activation Likelihood Estimation Meta-Analysis for Central Processing of Autonomic Function; The Journal of Neuroscience, June 19, 2013; 33(25): 10503–10511

Geo Wissen „Chaos und Kreativität" 1993

Levick JR. An Introduction to Cardiovascular Physiology. Oxford 2010

Lorenz EN. Deterministic Nonperiodic Flow. Journal of the Atmospheric Sciences 1963; 20: 130–141

3. WIE ENTSTEHT AUS EINEM 24-STUNDEN-EKG EIN HRV-BILD?

Wenn wir den nachfolgenden EKG-Streifen betrachten, würden wir das EKG als „rhythmisch“ bezeichen. Es sieht auf den ersten Blick ganz regelmäßig aus, dieser Eindruck ändert sich allerdings, wenn wir die RR-Abstände genauer vermessen.

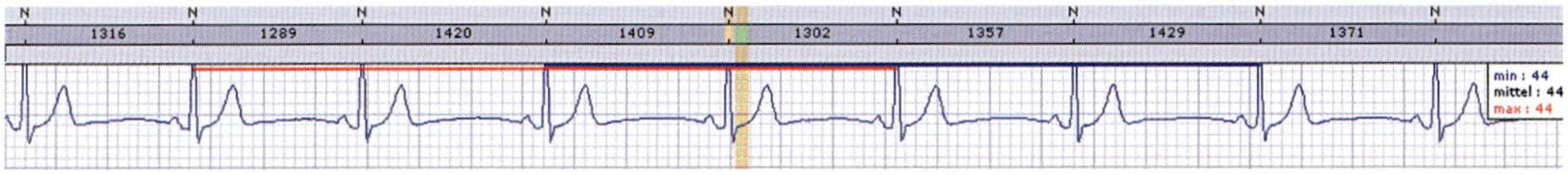

Abb.: Sinusrhythmus

Um die Variabilität zu erfassen, ist eine hohe Abtastrate nötig, deshalb kann die HRV nicht mit jedem 24-Stunden-EKG gemessen werden. Von der österreichischen Gesellschaft für Holter-Medizin wird eine minimale Abtastrate von 1000 Hertz (Hz) gefordert. Die Messungen in diesem Buch wurden mit einem Gerät durchgeführt, das eine Abtastrate von bis zu 8000 Hz erreicht (8000-mal/sec.).

Wichtig ist auch, dass von R-Zacke zu R-Zacke punktgenau gemessen wird. Viele Systeme messen nur von „Beat to Beat“, also irgendwo zwischen P-Welle und T-Welle, was einige Ungenauigkeiten in sich birgt, vor allem ist die Erfassung bei höheren Herzfrequenzen nicht mehr möglich.

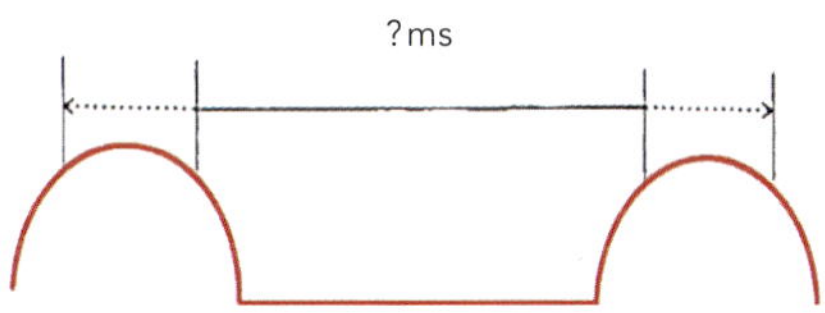

Abb.: Beat-to-Beat-Messung
(www.hrv.cc)

Bei der Beat-to-Beat-HRV-Diagnostik wird der Schlag des Herzens quasi „gehört“ und aus dem Abstand zwischen den Schlägen die HRV errechnet. Wie sich aus der Grafik erkennen lässt, ist dies ein sehr breites Signal, das sich auch meistens von einem Schlag zum Nächsten in Höhe und Länge stark verändern kann. Dadurch wird es sehr schwierig, den genauen Zeitpunkt für einen Messpunkt (Triggerpunkt) festzulegen.

Vor allem bei hohen Herzfrequenzen (z. B. Sport) ist es nahezu unmöglich, einen optimalen Triggerpunkt zu finden und, da es sich um keine echte EKG-Diagnostik handelt, zu unterscheiden, ob es sich um einen echten Herzschlag oder eine Störung (Artefakt) handelt. Daher verschwindet bei Systemen, die die Beat-to-Beat-Methode einsetzen, sehr häufig die HRV bereits bei 60 Prozent der maximalen Herzfrequenz, weil diese nicht mehr exakt genug ermittelt werden kann.

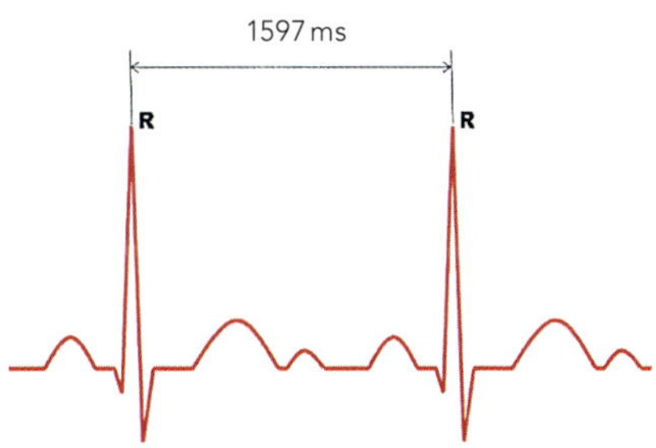

Abb.: Peak-to-Peak-Messung
(www.hrv.cc)

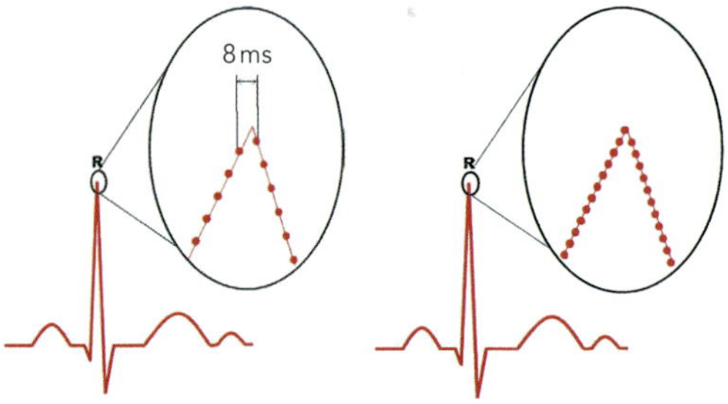

Abb.: Eine höhere Auflösung ermöglicht eine exaktere Bestimmung der R-Zacke (www.hrv.cc).

Bei der Peak-to-Peak-HRV-Diagnostik wird das EKG des Patienten hoch auflösend abgenommen und daraus die HRV errechnet. Im EKG ist es durch die stark ausgeprägte R-Zacke sehr einfach, einen Triggerpunkt für die HRV-Diagnostik zu finden. Entscheidend ist auch hier, wie hoch aufgelöst das EKG abgenommen wird, um eine möglichst genaue „Spitze" zu erhalten. Beim Auftreten von Artefakten können diese, dank der EKG-Darstellung in der Software, von reellen R-Zacken unterschieden werden. Bei einem System, das R-Zacken korrekt von „Peak to Peak" misst, ist nur dann keine HRV mehr messbar, wenn auch wirklich keine mehr vorhanden ist, unabhängig von der Höhe der Herzfrequenz. Bei einer 24-Stunden-Messung werden rund 100.000 R-Zacken und ihre Abstände detektiert und möglichst viele Artefakte bereits jetzt durch geeignete Algorithmen ausgeschlossen. Mithilfe des Computers kann die RR-Intervalldauer über die Intervallzahl als sogenanntes Tachogramm dargestellt werden.
Die Rohdaten einer Messung, welche eine riesige Datenmenge darstellen, werden statistisch ausgewertet (Analyse im Zeitbereich). Zusätzlich sind Analysen mithilfe sogenannter spektraler Schätzer (eine Art mathematischer Frequenzmessung) möglich.

Nach diesem kleinen Exkurs in die Technik möchte ich Ihnen einige (allerdings künstlich generierte) Beispiele zeigen.

Bei jungen Menschen fällt oft eine atemabhängige Unregelmäßigkeit des EKG auf, die mit freiem Auge sichtbar ist. Wir sprechen von einer respiratorischen Sinusarrhythmie (RSA).

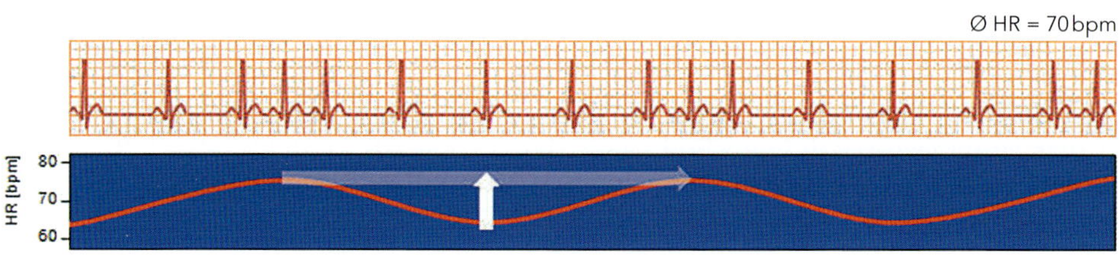

Abb.: RSA (Respiratorische Sinusarrhythmie), 1/0,25 = 4, Periodendauer 4sec. = 15 Schwingungen/min.

Sie erkennen die rhythmische Beeinflussung des Herzens durch die Atmung. Die Schwingung hat eine gewisse Periodendauer und eine gewisse Amplitude. Die Amplitude entspricht der Intensität der Schwingung. In unserem Fall (siehe nächste Abbildung) beträgt die Periodendauer vier Sekunden, was ungefähr 15 Schwingungen (= Atemfrequenz) pro Minute bedeutet. In der Frequenzanalyse bildet sich diese Schwingung bei 0,25 Hz mit der ihr entsprechenden Amplitude ab.

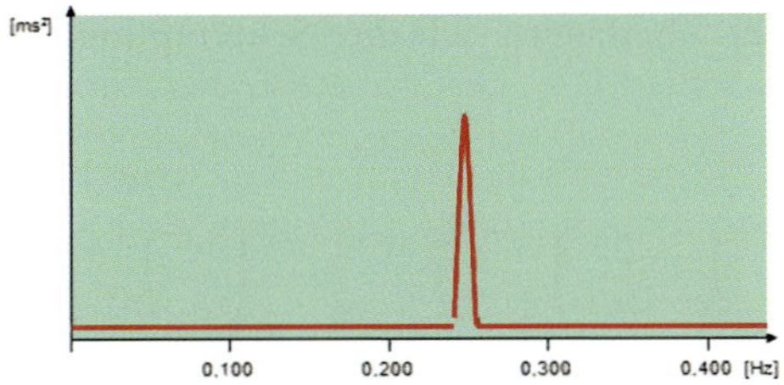

Abb.: Darstellung der Frequenzkurve, Einfluss der Atmung bei 0,25 Hz

Im nächsten Beispiel ist am EKG optisch bereits ein schwächerer Einfluss der Atmung wahrzunehmen. Alles ist gleich geblieben, lediglich die Amplitude dieser Schwingung ist geringer als beim ersten Beispiel.

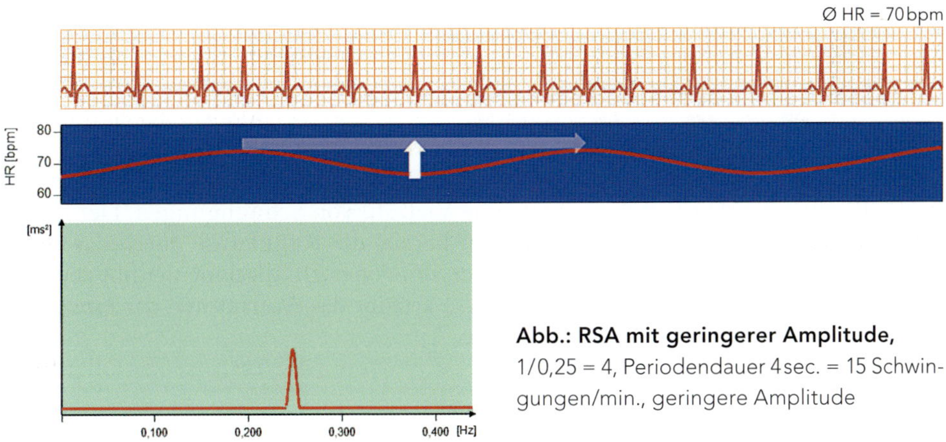

Abb.: RSA mit geringerer Amplitude, 1/0,25 = 4, Periodendauer 4 sec. = 15 Schwingungen/min., geringere Amplitude

Im Beispiel unten ist mit freiem Auge keine regelmäßige Beeinflussung des EKG mehr wahrnehmbar, es handelt sich um eine Schwingung mit einer wesentlich längeren Periodendauer. So wirkt sich der rhythmische Einfluss von Blutdruckreflexen aus.

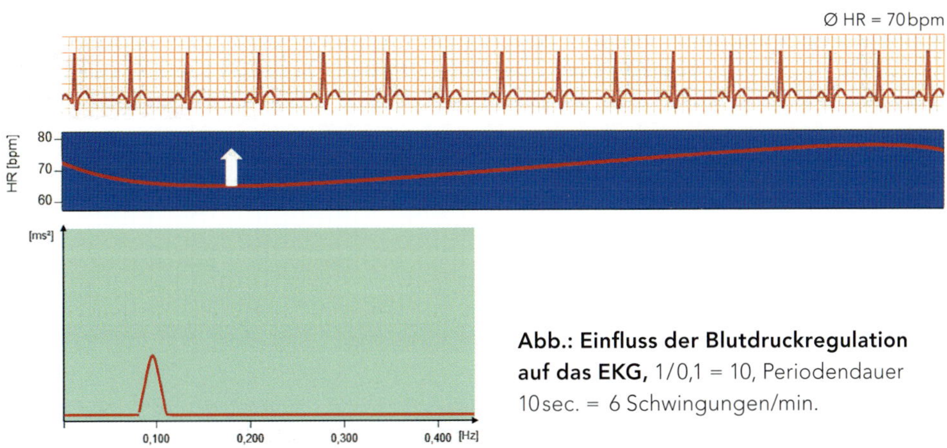

Abb.: Einfluss der Blutdruckregulation auf das EKG, 1/0,1 = 10, Periodendauer 10 sec. = 6 Schwingungen/min.

Legen wir die beiden Beispiele übereinander, überlagern sich ihre Schwingungen.

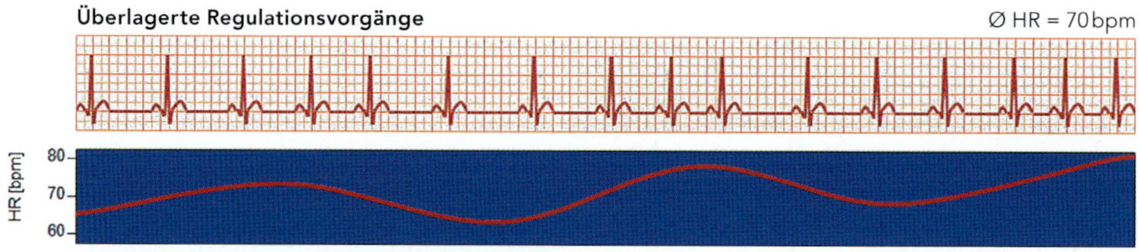

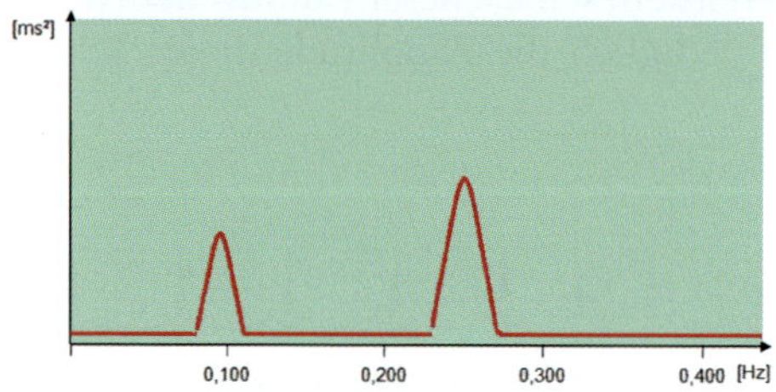

Abb.: Überlagerung von zwei Schwingungen, 1/0,25 = 4, Periodendauer 4 sec. = 15 Schwingungen/min., 1/0,1 = 10, Periodendauer 10 sec. = 6 Schwingungen/min.

In der Realität handelt es sich aber um eine Vielzahl von Schwingungen. Der Herzfrequenztrend über 24 Stunden zeigt zwar bereits die Regulation durch das autonome Nervensystem. Die Überlagerung verschiedener Oszillationen ergibt aber ein chaotisches Bild. Erst eine Frequenzanalyse erlaubt das Auftrennen der einzelnen Schwingungen und damit ihre Zuordnung.

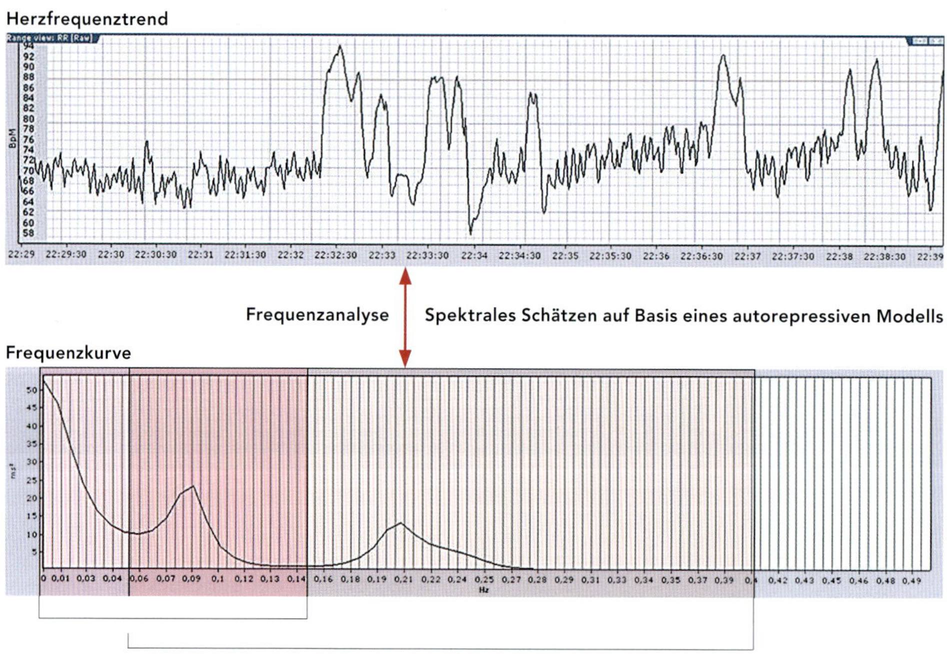

Abb.: Frequenzspektrum eines Fünf-Minuten-Intervalls

Die 24-Stunden-Messung wird vereinbarungsgemäß in Fünf-Minuten-Abstände unterteilt. Für jeden Abschnitt wird ein Spektrum berechnet und die Höhe der Amplituden farbig markiert. Die Fläche unter dem entsprechenden Abschnitt der Frequenzkurve entspricht der Intensität (Leistung) als Zahl in ms2.

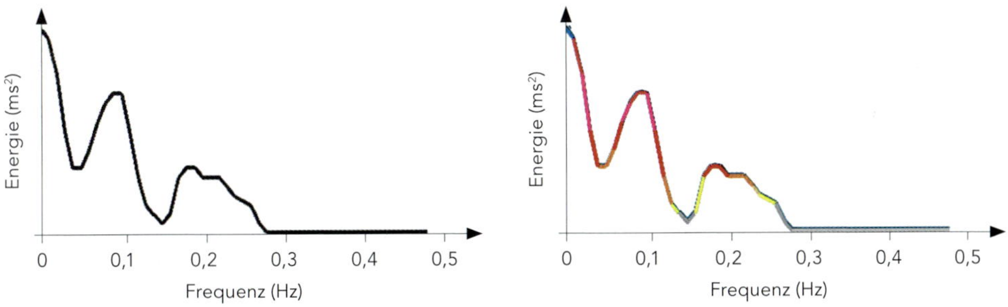

Abb.: Frequenzkurven mit farbmarkierten Amplituden

Durch die Aneinanderreihung der Spektren ergibt sich, aus der Vogelperspektive betrachtet, das HRV-Bild.

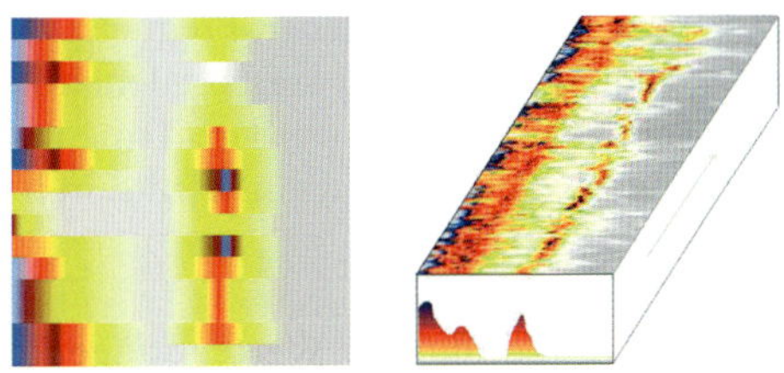

Abb.: Die Aneinanderreihung der Frequenzspektren ergibt das HRV-Bild

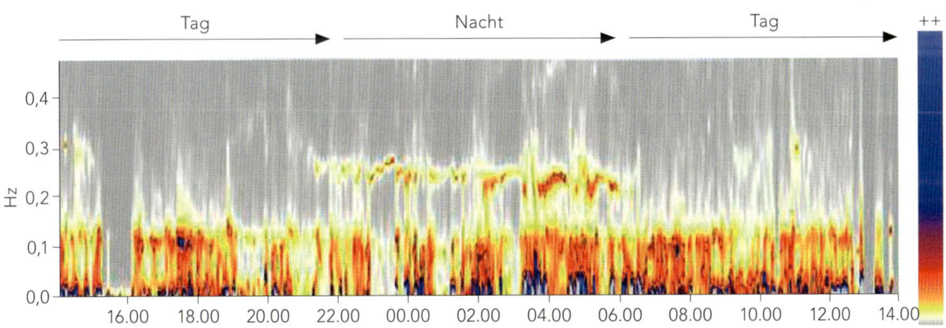

Abb.: Spektrogramm (24-Stunden-Messung)

Die Zeit wird auf der x-Achse, die Frequenz auf der y-Achse aufgetragen. Die Intensität (= Amplitude) der Schwingungen ist farbcodiert: weiß-gelb-rot-blau-hellblau (höchste Intensität). Die Unterschiede zwischen den einzelnen Farben sind nicht gering, da es sich um eine logarithmische Darstellung handelt und sich die Intensität mit jedem Farbsprung verzehnfacht.

4. AUSWERTUNGSMÖGLICHKEITEN DER HRV

Die Interpretation der HRV-Messung ist semiquantitativ und erfolgt einerseits durch ein Befundungsschema und andererseits natürlich durch Erfahrung, vergleichbar mit der Befundung von Röntgen- oder Ultraschallbildern. Je mehr Messungen man bereits gesehen hat, umso leichter fällt die Interpretation.

Im Befundungsschema werden auch ausgesuchte zeit- und frequenzbezogene Parameter herangezogen. Bei den **zeitbezogenen Parametern** (Time Domain Analysis) werden die Intervalle der Herzaktion über die Zeit gemessen und daraus Mittelwerte, Standardabweichung und andere Parameter ermittelt. Bei den **frequenzbezogenen Parametern** (Frequency Domain Analysis) werden Frequenzanalysen mittels einer mathematischen Transformation durch einen „spektralen Schätzer auf Basis eines autoregressiven Modells" durchgeführt. Dabei werden zeitbezogene in frequenzbezogene Daten umgewandelt und die Gesamtvariabilität in die zugrunde liegenden Rhythmen aufgeteilt, die verschiedenen Frequenzen zuzuordnen sind. Daraus baut sich das HRV-Spektrogramm auf. Die verschiedenen Frequenzen können intrinsischen periodischen Rhythmen zugeordnet werden. Time und Frequency Domains sind als gleichwertig zu betrachten, die Information wird durch das Wechseln der Domains weder vermehrt noch zerstört.

Wie stabil sind nun die Werte, die gemessen werden? Hat es einen Sinn, eine HRV-Messung an einem Tag durchzuführen, der weniger Stress und Aktivität in sich birgt, entgeht mir da vielleicht das wahre Ausmaß der Belastung? Wann sehe ich erste Veränderungen nach Interventionen?

In einem Versuch wurden 14 Gesunde im Alter zwischen 20 und 55 Jahren an bis zu 65 Tagen wiederholt gemessen. Dabei zeigte sich, dass vor allem Parameter des Parasympathikus (HF, pNN 50%, rMSSD), aber auch LF und Total Power hoch korrelierten ($r > 0{,}8$). Die intraindividuelle Reproduzierbarkeit ließ sich auch in anderen Studien zeigen.

Dies deckt sich auch mit meiner Erfahrung, dass Unterschiede im Tagesablauf die typische individuelle Struktur des Bildes nicht massiv verändern und dass eine Evaluierung im Rahmen von Therapien frühestens nach drei bis sechs Monaten erfolgen sollte. Kurz wirksame Einflüsse sind auszuschließen (siehe Kapitel 8.6).

4.1. Störfaktoren der Auswertung

- Detektion „falscher" Schläge (ein Artefakt wird für einen Normalschlag gerechnet) oder Nichterfassung normaler R-Zacken.
- Ausrichtungsfehler des Messpunktes.
- Ektopien und Überleitungsstörungen.

Die meisten Parameter der Frequency Domain, vor allem LF und HF, sind besonders empfindlich auf „Ausreißer". Für Langzeitmessungen ist dieser Umstand allerdings nicht so wichtig, da dadurch nur kurze Abschnitte betroffen sind, die die Grundcharakteristik des Ergebnisses (des HRV-Bildes) nicht beeinflussen. In Kurzzeitmessungen können einzelne Artefakte tatsächlich zu absurden Ergebnissen führen, da Artefakte (wie z. B. Extrasystolen) und/oder die ersatzweise eingefügten künstlichen Signale zusammen mit der realen Umgebung hochenergetische Anteile besitzen können, die die realen physiologischen Werte der autonomen Regelung nicht mehr widerspiegeln. Dafür gibt es aus mathematischer Sicht keine wirkliche Lösung. Als Grundregel gilt: Je kürzer der beobachtete Zeitraum ist, desto wichtiger ist die Artefaktfreiheit dieses Zeitraumes, um reale Ergebnisse zu erhalten.
In der 24-Stunden-Messung ersetzen einige Algorithmen Datenlücken, die durch die Bereinigung von Artefakten entstehen, durch ein künstliches variables Signal. In der hier verwendeten Software werden die Lücken durch die „letztgültige" Herzfrequenz aufgefüllt.
In beiden Fällen entstehen kalkuliert Fehler, da ja „zeitweise" ein künstliches Signal analysiert wird, das nichts mit der Realität zu tun haben kann.

Die Parameter der Time Domain sind wesentlich unempfindlicher. In der Realität der Messung wird in einer größeren Umgebung (Blocksize) eine artefaktbehaftete Stelle vollkommen ausgeblendet und geht nicht in die Berechnung statistischer Werte ein. Die dadurch fehlenden Daten sind vernachlässigbar, solange die Anzahl der Artefakte in Relation zur Gesamtzahl der Schläge klein ist.

4.1.1. Grundregeln für HRV-Messungen

- Achten Sie auf eine entsprechende Abtastfrequenz und RR-Zacken-Detektionsgenauigkeit.
- Verwenden Sie möglichst „perfekte" Daten – RR-Intervalle von Normalschlägen („Peak to Peak") – und korrigieren Sie manuell die Rohdaten nach, um Artefakte zu entfernen, die von der Software nicht erkannt wurden.
- Löschen Sie Unterbrechungen, und verknüpfen Sie die umgebenden Daten.
- Ein normaler Schlag vor und nach einer Ektopie soll ebenfalls ausgeschlossen werden.
- Interpolieren Sie fehlende Sinusschläge.
- Eine 24-Stunden-Messung wird übereinkunftsgemäß in kürzere Intervalle (fünf Minuten) unterteilt, innerhalb des Intervalls werden die Daten gemittelt.

4.1.2. Kurzzeit- versus 24-Stunden-Messung

Hier geht es um komplett verschiedene Ansätze, ja Weltanschauungen, die beide ihre Berechtigung besitzen. Auf der einen Seite steht das Paradigma der Physiologen und Neurologen: Die HRV-Daten werden 5 bis 20 Minuten mit oder ohne Interventionen unter sorgsam kontrollierten (Labor) Bedingungen aufgezeichnet (z. B. die Ewing-Batterie mit HRV-Messung in Ruhe, mit tiefer Atmung, Valsalva- und Kipptisch-Untersuchung). Auf der anderen Seite das Paradigma der Kliniker und Epidemiologen: Die HRV-Daten werden 24 Stunden unter „Real-Life"-Bedingungen aufgezeichnet. Neben der Beurteilung circadianer Rhythmen eignet sich die 24-Stunden-Messung auch sehr gut als Evaluierungsinstrument. Im vorliegenden

Buch werden 24-Stunden-Messungen entsprechend den Empfehlungen der Task Force verwendet, eine Ausnahme bilden Zwölf-Stunden-Nachtmessungen bei speziellen Fragestellungen.

4.1.3. Das Histogramm

Das Histogramm gibt einen Überblick über die Häufigkeit unterschiedlicher RR-Abstände. Je breiter die Verteilungskurve, umso größer ist die Gesamtvariabilität.

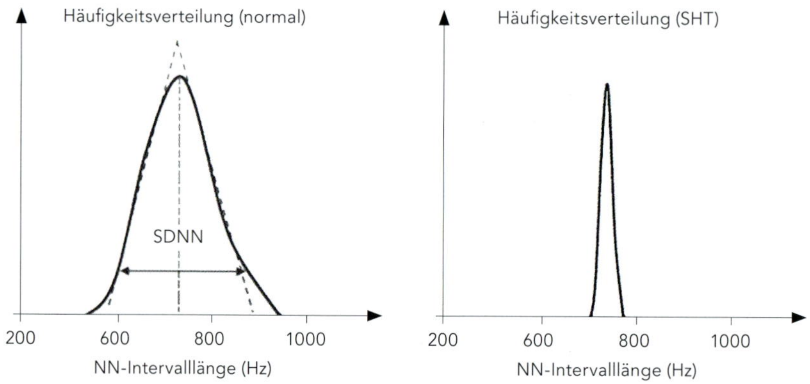

Abb.: Histogramm eines Gesunden und eines Patienten mit Schädel-Hirn-Trauma (nach: D. Hoyer, Zur Bedeutung und Analyse der Herzfrequenzvariabilität. Das Neurophysiologie-Labor, 2009; 31, 3: 158–171)

Die Zweigipfeligkeit des Histogramms entspricht dem Tag-Nacht-Unterschied. Wie viel Variabilität vorhanden ist, zeigt die Breite der Verteilungskurve.

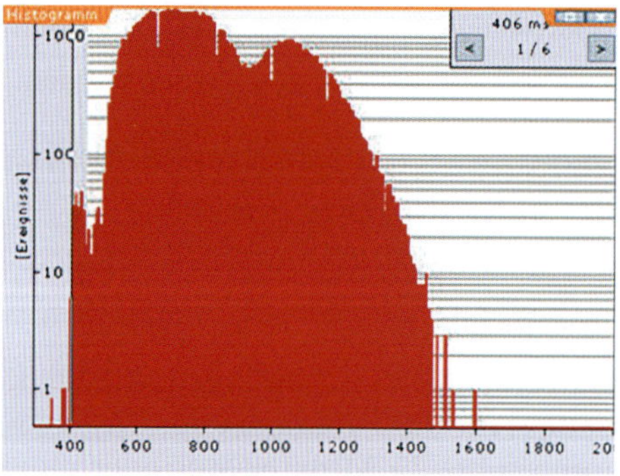

Abb.: Hohe Variabilität – der Cursor liegt im Bereich der kürzesten RR-Abstände.

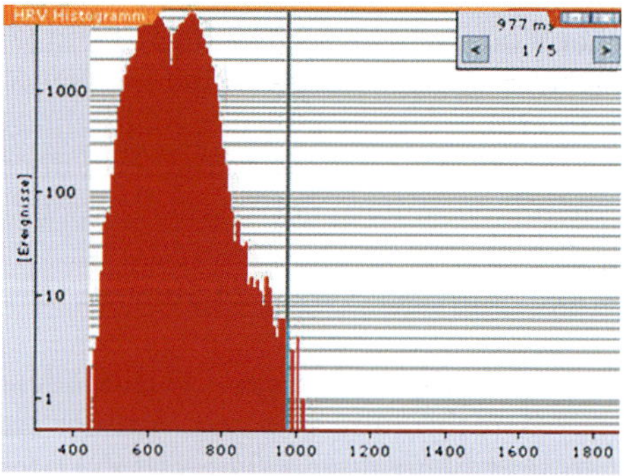

Abb.: Eingeschränkte Variabilität – der Cursor liegt im Bereich der weitesten RR-Abstände.

4.2. HRV-Analyse im Zeitbereich (Time Domain)

Es handelt sich dabei um eine beschreibende Statistik von sukzessiven RR-Intervallen und deren Differenzen. In Studien werden diverse Parameter angeführt, und es ist wesentlich, dies beim Vergleich und der Interpretation der Ergebnisse zu berücksichtigen. Nachfolgend sind einige etablierte Parameter der Time Domain aufgelistet:

- SDNN: Standardabweichung aller RR-Intervalle.
- SDNN-i: Mittelwert der Standardabweichungen aller RR-Intervalle für alle Fünf-Minuten-Abschnitte bei 24-Stunden-Aufzeichnung.
- SDANN-i: Standardabweichung des mittleren normalen RR-Intervalls für alle Fünf-Minuten-Abschnitte bei einer Aufzeichnung von 24 Stunden.
- r-MSSD: Quadratwurzel des quadratischen Mittelwertes der Summe aller Differenzen zwischen benachbarten RR-Intervallen (höhere Werte weisen auf vermehrte parasympathische Aktivität hin).
- pNN 50%: Prozentsatz der Intervalle mit mindestens 50 ms Abweichung vom vorausgehenden Intervall (höhere Werte weisen auf vermehrte parasympathische Aktivität hin).
- SDSD: Standardabweichung der Differenzen zwischen benachbarten RR-Intervallen.
- NN 50: Anzahl der Paare benachbarter RR-Intervalle, die mehr als 50 ms voneinander in der gesamten Aufzeichnung abweichen.

Für das empfohlene Befundungsschema greife ich im Folgenden die wesentlichen Parameter heraus; in jeder Studie wird die Standardabweichung angeführt.

4.2.1. SDNN

SDNN ist die Standardabweichung aller RR-Intervalle und sensitiv auf Veränderungen der mittleren Herzfrequenz durch Lage oder Aktivität. Die Standardabweichung spiegelt die autonome Aktivität insgesamt wider. Wesentlich ist, dass die SDNN nur bei gleicher Messungsdauer (definitionsgemäß 24 Stunden) und nur bei annähernd gleicher Aktivität verglichen werden darf! Je höher der Aktivitätslevel, umso höher ist die SDNN. Wie bei allen HRV-Parametern gibt es eine Altersabhängigkeit von SDNN.

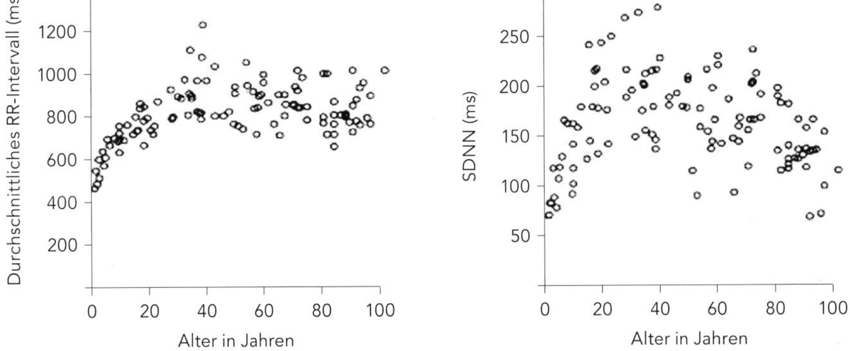

Abb.: Time Domain Measures (nach: Pikkujamsa et al. Circulation 1999; 100: 393–399)

Alter (Jahre)	SDNN (ms)
10–19	176 ± 38
20–29	153 ± 44
30–39	143 ± 32[1]
40–49	132 ± 30[1]
50–59	121 ± 27[1]
60–69	121 ± 32[1]
70–79	124 ± 22[1]
80–99	106 ± 23[123]

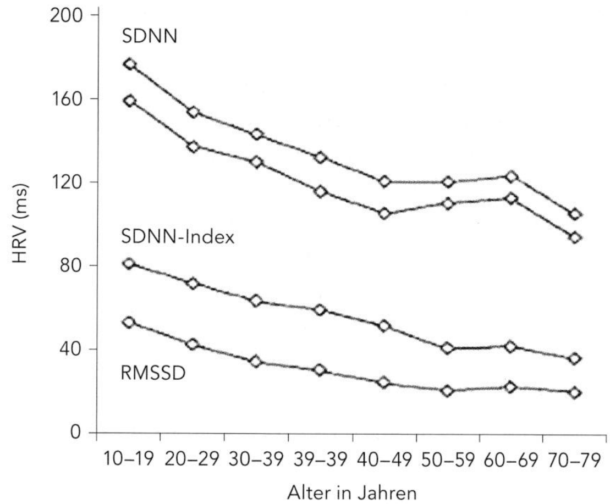

Abb.: 296 gesunde Personen (81 Frauen, 215 Männer), 47 ± 10 Jahre, SDNN 147 ± 36 ms
(nach: 24 Hour Time Domain HRV and Heart Rate: Relations on Age and Gender over 9 Decades; Ken Umetani et al., J. of the American College of Cardiology, 31, 3, 3/1998)

Aufgrund großer Studien wird SDNN nach Myokardinfarkt und bei Herzinsuffizienz als Prognosefaktor herangezogen. Die Multicenter-Post-Infarction-Research-Group-Studie (808 Infarktpatienten, Beobachtung bis zu vier Jahren) brachte 1987 folgende Ergebnisse:

- SDNN < 50 ms, Letalität 34,4 Prozent – starke Einschränkung der HRV
- SDNN < 100 ms, Letalität 9 Prozent – mittelgradige Einschränkung

Bei der ATRAMI Studie (La Rovere et al., 1998) mit 1.284 Patienten nach Herzinfarkt zeigten sich folgende Resultate:

- SDNN < 70 ms – 3,2-faches Sterblichkeitsrisiko
- Eingeschränkter Baroreflex – höheres Sterblichkeitsrisiko
- Herzinsuffizienz – jährliche Sterblichkeit 50 Prozent bei SDNN < 50 ms (5 Prozent bei SDNN > 100 ms) (Nolan et al., 1998).

Wie bereits erwähnt, ist der Aktivitätsgrad zu beachten, der jedoch unmittelbar nach einem kardialen Ereignis und bei höheren NYHA-Klassen nicht sehr hoch sein dürfte. Wenn die SDNN bei einer durchschnittlichen Alltagsaktivität allerdings bereits unter 100 ms liegt, ist dies auf jeden Fall als signifikante Einschränkung der HRV zu werten.

4.2.2. pNN 50%

- 1984: Ewing et al. führen den Parameter NN 50 ein (Anzahl der Paare benachbarter RR-Intervalle, die mehr als 50 ms voneinander in der gesamten Aufzeichnung abweichen).
- 1988: Bigger et al. führen pNN 50% ein (Prozentsatz der Intervalle mit mindestens 50 ms Abweichung vom vorausgehenden Intervall – Anzahl NN 50/Anzahl aller NN).
- 2002: Mietus et al. verwenden die pNNx-Familie.

pNN 50 % ist der Prozentsatz sukzessiver RR-Intervalle mit einem Unterschied von >50 ms im Vergleich zum Vorherigen, bezogen auf die Gesamtzahl von RR-Intervallen in einer bestimmten Zeiteinheit. Es gibt eine starke Korrelation zwischen dem High-Frequency-Bereich und pNN 50 %. Er ist somit ein gutes Maß für die Vagusaktivität, vor allem aber unempfindlich gegen Artefakte. pNN 50 % ist allerdings nur ein Mitglied der pNNx-Familie der HRV-Statistik. Unter manchen Umständen, zum Beispiel bei Patienten mit Herzinsuffizienz, kann eine pNN-Schwelle so niedrig wie 20 ms oder darunter sinnvoller sein als der klassische pNN 50 % (Quelle: The pNNx files: re-examining a widely used HRV measure; J.E. Mietus et al., Heart 2002; 88: 378–380).

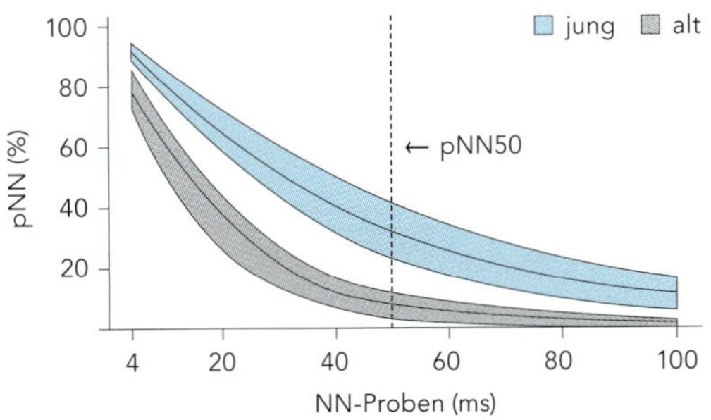

Abb.: pNN-Verteilung bei jüngeren (n = 20, Alter 21 bis 34 Jahre) und älteren Probanden (n = 20, Alter 68 bis 85 Jahre); (nach: http: //www.physionet.org/physiotools/pNNx)

4.2.3. rMSSD

rMSSD ist die Quadratwurzel des Mittelwertes der Summe der quadrierten Differenzen zwischen benachbarten RR-Intervallen und ebenfalls ein gutes und stabiles Maß für den Parasympathikus. rMSSD, pNN50 % und HF zeigen untereinander eine gute Korrelation.

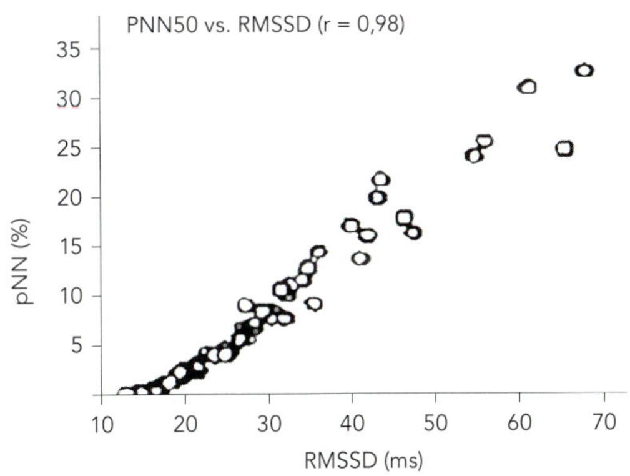

Abb.: Gute Korrelation zwischen pNN 50 vs. rMSSD (nach: http: //www.physionet.org/physiotools/pNNx)

Zusammenfassung: Folgende Parameter der Time Domain sind für die Befundung sinnvoll.

- SDNN (24 Stunden Messdauer! Aktivitätsabhängig!)
- pNN 50 %, rMSSD sind stabile Parasympathikusmarker

4.3. HRV-Analyse im Frequenzbereich

Statistiken sind für Wissenschaftler wie Laternenpfähle für Betrunkene: Sie geben Halt, aber keine Erleuchtung. Andrew Lang (1844–1912)

Diese beantwortet folgende Fragen: Was sind die zugrunde liegenden Rhythmen, und welche physiologischen Prozesse repräsentieren sie? Welche Intensität haben sie? Der Bereich der High Frequency (HF) reicht von 0,15 bis 0,4 Hz. Dies kommt einer Periodendauer von 2,5 bis 7 Sekunden gleich, was 8,5 bis 24 Schwingungen pro Minute bedeutet. Dieser Bereich entspricht ausschließlich der vagalen Modulation der Herzfrequenz in Zusammenhang mit der Atmung. Zwischen 0,2 und 0,3 Hz finden sich nachts und in Ruhe prominente Oszillationen, dieses Phänomen wird als respiratorische Sinusarrhythmie (RSA) bezeichnet.

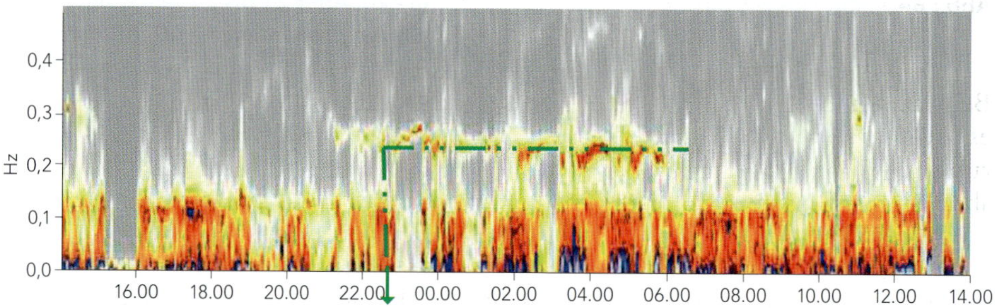

Abb.: Respiratorische Sinusarrhythmie (RSA)

Bereits 1733 beschrieb Stephen Hales eine atemsynchrone Herzfrequenzschwankung: Bei Einatmung kommt es zu einer Zunahme, bei Ausatmung zur Abnahme der Herzfrequenz. Die RSA ist vagal vermittelt und kann durch das Parasympatholytikum Atropin nahezu völlig unterdrückt werden (bis zu 80 Prozent). Eine sympathische Blockade führt zu keiner Änderung der RSA.

Katona und Mitarbeiter zeichneten die Aktivität vagaler Efferenzen bei spontan atmenden Hunden auf und zeigten, dass der Herzfrequenzanstieg bei Einatmung auf einen kompletten Stillstand der vagalen Efferenzen während der Inspirationsphase jedes Atemzyklus zurückzuführen ist.

Bei Expiration kommt es zu einer Zunahme der Vagusaktivität und einer Abnahme der Herzrate. Die Stärke der RSA ist abhängig vom vagalen Tonus und wird durch aufrechte Position, Alter und Medikamente, die muskarinische Rezeptoren beeinflussen, reduziert. Die Funktion der RSA ist die Maximierung des Gasaustausches durch das optimale Zusammenspiel von Perfusion und Ventilation bei jedem Atemzyklus.

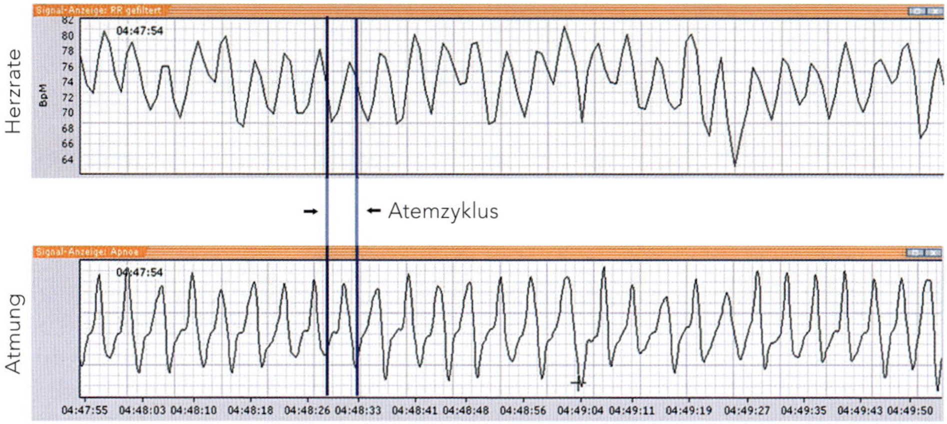

Abb.: Beziehung zwischen Herzrate und Atmung

Beim Ein- und Ausatmen kommt es zu alternierenden Veränderungen des intrathorakalen und abdominellen Druckes.

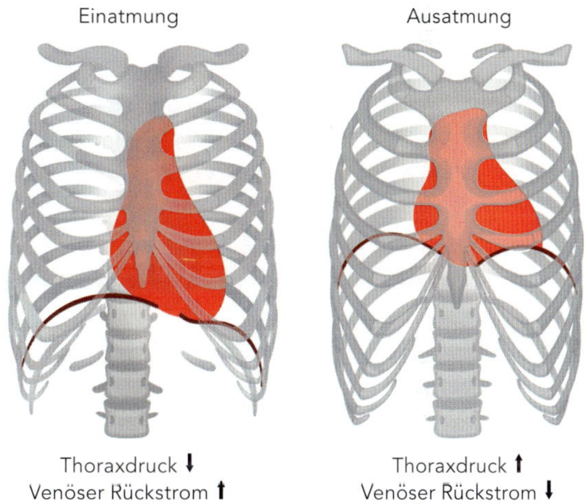

Abb.: Ein- und Ausatmung

Der erhöhte kardiale Füllungsdruck während der Inspiration aktiviert den Bainbridge-Reflex und verstärkt die respiratorische Sinusarrhythmie. Der erhöhte kardiale Füllungsdruck während der Inspiration erhöht jedoch auch das Schlagvolumen (= Frank-Starling-Mechanismus): Während der Einatmung verursacht ein größerer venöser Rückstrom (Preload) eine Zunahme des Schlagvolumens (SV). Während der Ausatmung verursacht ein verringerter venöser Rückstrom eine Abnahme des SV. Daher kommt es zu atemabhängigen Fluktuationen des Blutdrucks. Dies führt zu einer Aktivierung des Baroreflexes, der der Tachykardie des Bainbridge-Reflexes entgegensteuert und auch die RSA einschränkt.

Der Frequenzbereich der RSA entspricht normalerweise der Atemfrequenz. Beim gesunden Erwachsenen liegt er zwischen 0,2 und 0,3 Hz.

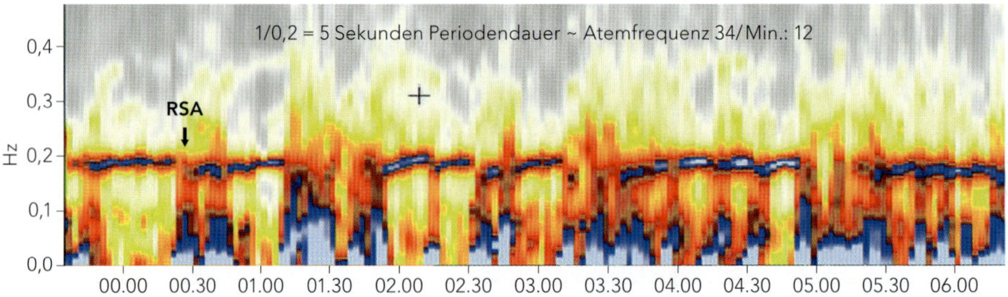

Abb.: Beispiel des Frequenzbereichs der RSA bei einer jungen Erwachsenen

Eine Ausnahme stellt das Cardiac Aliasing dar. Bei Menschen mit niedriger nächtlicher Herzfrequenz, wie dies bei Sportlern häufig der Fall ist, finden sich oberhalb der eigentlichen RSA nochmals Signale, die jedoch aus rein mathematischen Gründen zustande kommen und keine reell gemessenen Signale oder Resonanzphänomene darstellen.

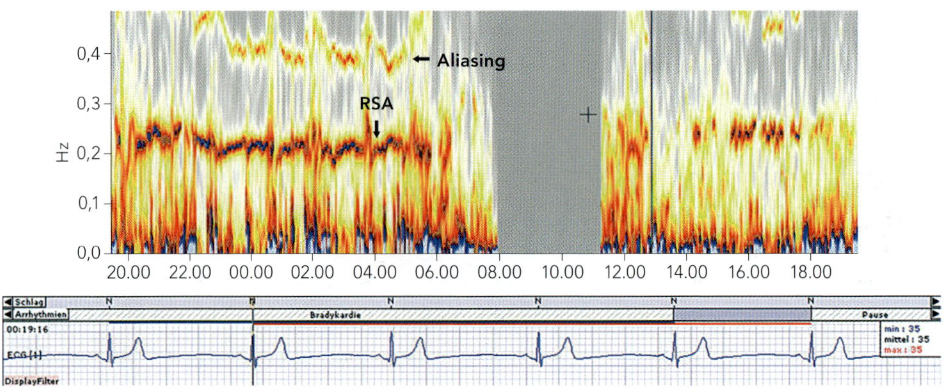

Abb.: Messung einer 22-jährigen Leistungssportlerin (Das Markierungskreuz liegt im Bereich, wo die Messung wegen einer MRT-Untersuchung bei Knieverletzung unterbrochen werden musste). Mittlere HF 35, 1/0,22 Hz = 4,5 sec. ~ Atemfrequenz/min.: 13

Die Leistung der RSA (das Integral dieses Frequenzbereichs) ist nicht nur vom Vagotonus, sondern auch von der Atemfrequenz und dem Atemzugvolumen abhängig. Eine Erhöhung der Atemfrequenz erhöht die Frequenz der RSA und vermindert die Amplitude der RSA. Eine Verminderung der Atemfrequenz vermindert die Frequenz der RSA und verstärkt die Amplitude der RSA (Maximum bei 0,07 bis 0,09 Hz). Eine Vertiefung der Atmung verstärkt die Amplitude der RSA geringfügig.

Die zentrale respiratorische Aktivität aus medullären Neuronen beeinflusst deutlich die vagalen Efferenzen zum Herz. Neurophysiologische Untersuchungen geben Hinweise auf die Existenz eines gemeinsamen neuronalen kardiorespiratorischen Netzwerkes, welches sich in der Medulla oblongata befindet. Die ausgeprägte Ähnlichkeit zwischen den Rhythmen der Atmung und der Herzfrequenz würde sich durch eine enge Kopplung beider Steuersysteme oder einen gemeinsamen zentralen Oszillator erklären.

Die RSA entsteht wahrscheinlich in diesem kardiorespiratorischen Netzwerk der Medulla oblongata. Die Annahme eines zentralen Ursprungs der RSA erklärt auch, warum die RSA der Atmung bei niedriger Atmungsfrequenz vorauslaufen kann.

Neurophysiologische Untersuchungen dieser kardiorespiratorischen Neurone unterstützen die Annahme einer Rhythmogenese und rhythmischen Interaktion im neuronalen Netzwerk des Hirnstamms, deren Ergebnis die Modulation der motorischen und vegetativen Efferenzen zur Atemmuskulatur beziehungsweise zum Herz sind. Diese werden vorrangig vagal vermittelt. Aber auch mechanische oder reflektorische Afferenzen von Dehnungsrezeptoren der Lunge tragen zu diesem Effekt bei.

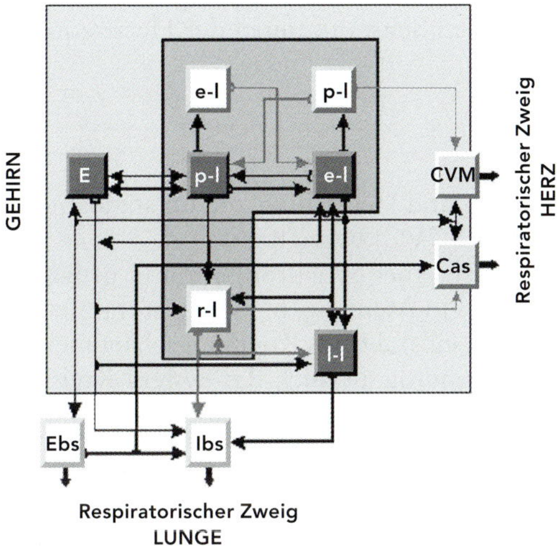

Abb.: Modell eines kombinierten kardiorespiratorischen Netzwerkes (nach: Richter und Spyer 1990). Dargestellt sind Verbindungen zwischen respiratorischen und kardiovaskulären Neuronen im unteren Hirnstamm der Katze. Eingänge höherer Hirnzentren in das Netzwerk bleiben ebenso wie diejenigen von peripheren Rezeptoren unberücksichtigt, welche das System modulieren.

e-I	frühinspiratorische Neurone
r-I	„ramp"-inspiratorische Neurone
p-I	postinspiratorische Neurone
I-I	spätinspiratorische Neurone
E	exspiratorische Neurone der Phase 2
CVM	kardiale vagale Motoneurone
CaS	kardiale sympathische Neurone
Ebs	exspiratorische Neurone
Ibs	inspiratorische bulbospinale Neurone

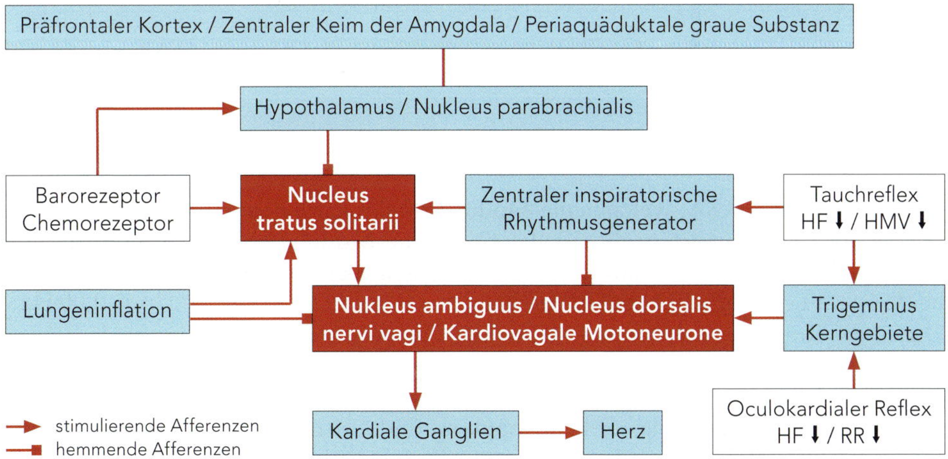

Abb.: Vagal-kardiale Motoneurone im Hirnstamm (nach: Tarja Haapaniemi, Autonomic dysfunction in Parkinson's disease and its correlates to medication and dopamine transporter binding, 2001)

Bei Patienten mit arterieller Hypertonie und Herzinsuffizienz können die Einflüsse der Atmung auf die autonome Funktion ausgeprägter sein. Bei allen Patienten mit einem schwachen Baroreflex können die direkten mechanischen Einflüsse der Atmung im HF-Bereich das Vorliegen eines gut ausgeprägten respiratorischen Baroreflexes vortäuschen, obwohl eine komplette Dysfunktion vorliegt (siehe Bereich der Low-Frequency-LF).
Die RSA ist nach Denervation des Herzens stark herabgesetzt, verschwindet aber nicht völlig – möglicherweise reagieren die Schrittmacherzellen des Sinusknotens auf atmungsbedingte Schwankungen des venösen Blutrückstroms (Verweis Bernardi). Nach Lungentransplantation sinkt die RSA nahezu so stark ab wie nach einer Herztransplantation und verliert ihre Abhängigkeit vom Atmungszugvolumen. Offensichtlich wirken zentrale Efferenzen und zahlreiche Afferenzen peripherer Rezeptoren bei der Ausprägung der atmungsbezogenen Schwankungen der Herzfrequenz im kardiorespiratorischen Netzwerk zusammen.

4.3.1. QPA – Puls-Atem-Quotient

Der QPA ist eine Interaktion zwischen Atmung und Herzschlag, die im angloamerikanischen Raum als cardioventilatory coupling (CVC) bezeichnet wird.
Es kommt zwischen Atmung und Herzschlag zu einer Synchronisation in ganzzahligen Verhältnissen (meist vier Herzschläge und ein Atemzug, bei sehr gut trainierten Menschen mit niedrigem Ruhepuls auch drei zu eins). Dieses Kopplungsphänomen ist dann sichtbar, wenn sich sowohl das System Atmung als auch das System Kreislauf möglichst in Ruhe befindet, also im Schlaf, bei Sedierung oder Anästhesie.

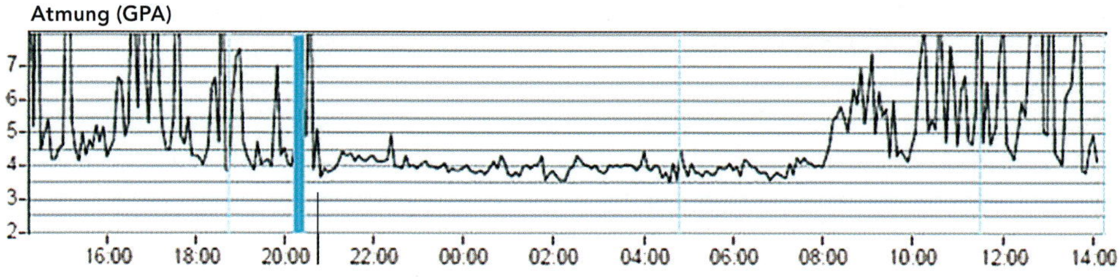

Abb.: QPA beim Schlafenden

Im Gegensatz zur RSA, welche eine Modulation des kardialen Timings durch Afferenzen aus der Lunge darstellt, ist der QPA eine Modulation des inspiratorischen Timings durch Afferenzen aus der Lunge. Erstmals beschrieben dies Coleman 1921 bei Säugern und Galli 1924 bei Menschen.
Durch die Kopplung werden die Herzschläge so positioniert, dass die vagale Beeinflussung der RSA maximiert wird. Fehlt die Kopplung, geschehen die Herzschläge aufs Geratewohl und sind der vagalen Beeinflussung im verschiedensten Ausmaß unterworfen. Bei Auftreten einer starken Kopplung findet sich das kürzest mögliche RR-Intervall während der späten Inspiration, das längstmögliche RR-Intervall unmittelbar vor dem Beginn der Inspiration. Möglicherweise spielt die kardioventilatorische Kopplung (QPA) eine physiologische Rolle, um die RSA und damit die nächtliche kardiopulmonale Leistungsfähigkeit während des Schlafes zu optimieren.

Erwähnenswert ist auch, dass sowohl RSA als auch QPA weniger häufig im REM- als im Non-REM-Schlaf auftreten und bei Männern und Frauen gleichermaßen ausgeprägt sind.
Während sich die RSA mit zunehmendem Alter verringert, bleibt die Kopplung bestehen und hilft, die maximale Beschleunigung der Herzfrequenz in der Inspiration zu erhalten, auch wenn das Ausmaß der RSA abnimmt.

4.3.2. Der Bereich der Low Frequency (LF)

Er reicht von 0,05 bis 0,15 Hz, dies entspricht einer Periodendauer von 20 bis 7 Sekunden und 3 bis 8,5 Schwingungen pro Minute.

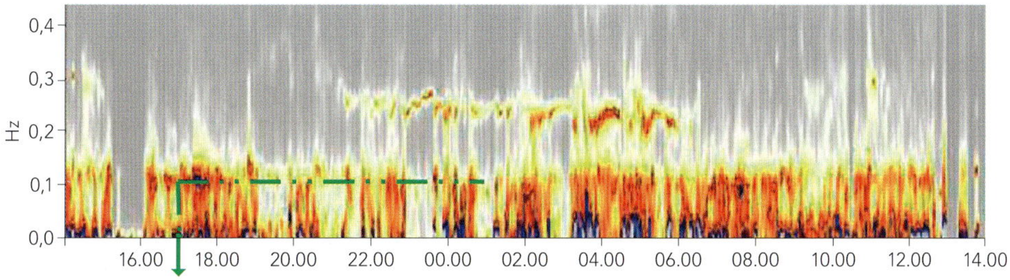

Abb.: Frequenzbereich des Barorezeptorreflexes

Die besonders prominenten Signale um 0,1 Hz werden auch als Mayer-Wellen-Sinusarrhythmie (MWSA) oder Traube-Hering-Wellen bezeichnet. Es handelt sich um Frequenzbereiche des Barorezeptorenreflexes. Dieser vermittelt Blutdruckanpassungsreaktionen und gibt Hinweise auf cerebrale Aktivierung. Die Baroreflex-Efferenzen zum Sinusknoten „übersetzen" die Blutdruckvariabilität in die Herzratenvariabilität. Die Kontraktionen der glatten Gefäßmuskulatur führen über den Barorezeptorenreflex und den Nucleus ambiguus zu einer Reduktion vagaler Aktivität und bewirken die Zehn-Sekunden-Wellen der Herzfrequenz. Die erwähnte Entstehung durch „Resonanz" im barorezeptorischen Regelkreis konnte durch Frequenzanalyse belegt werden: Die Resonanzfrequenz liegt bei 0,1 Hz. Damit kann der Regelkreis selbst derartige Fluktuationen erzeugen.

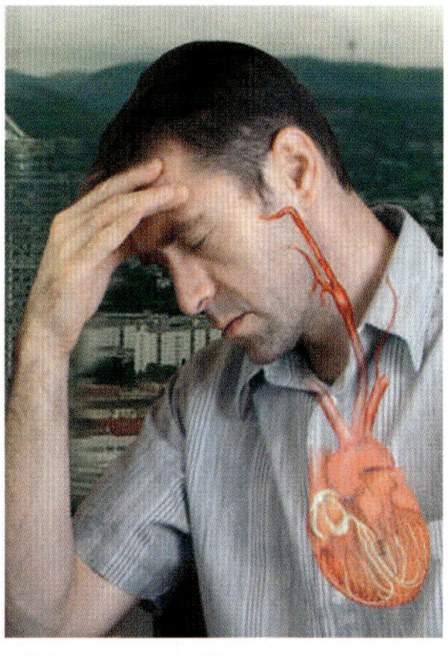

Abb.: Baroreflex

Der Baroreflex wird später noch im Detail besprochen. Im Groben lässt er sich so beschreiben: In der Gabelung der Halsschlagader befinden sich Druckrezeptoren; bei erhöhtem Blutdruck laufen Signale zu den Kernen des Parasympathikus im Stammhirn, diese aktivieren parasympathische Efferenzen zum Herz und hemmen gleichzeitig den Einfluss des Sympathikus.
Die Blutdruckvariabilität besteht aber nicht nur aus den reflexartigen Adaptationen bei 0,1 Hz im LF-Bereich, sondern auch aus atemabhängigen raschen Veränderungen der Blutdruckvariabilität im HF-Bereich.

Diese führen zu korrespondierenden Veränderungen des parasympathischen und sympathischen Outputs. Da die Veränderungen der Noradrenalinkonzentrationen am Sinusknoten für diese raschen Veränderungen zu langsam erfolgt, nehmen dabei ausschließlich parasympathische Entladungen Einfluss auf die HRV. Die Atmung moduliert außerdem den transmuralen atrialen Druck und beeinflusst so die sinoatriale Schrittmacherfrequenz.

Die Atmung beeinflusst die HRV nicht nur über Vermittlung des arteriellen Baroreflexes, sondern auch durch direkte mechanische Modulation der Schrittmacherfunktion des Sinusknoten.

Alle Interventionen, die die Sympathikusaktivität erhöhen, steigern auch den LF-Anteil der HRV, zum Beispiel Training oder mentaler (arithmetischer) Stress. Bei schwerer Herzinsuffizienz findet sich fast keine LF-Power, obwohl eine erhöhte Sympathikusaktivität und hohe Catecholaminspiegel vorliegen.

Unser Wissen über die Bedeutung von LF und log LF/HF verändert sich. Es gibt einen zunehmenden Konsens darüber, dass die LF-Domain die Modulation der kardialen autonomen Efferenzen über den Baroreflex und nicht die kardiale Sympathikusaktivität widerspiegelt. Unter anderem kann eine vagale Blockade die LF-Leistung um mehr als 90 Prozent reduzieren, während eine Blockade des Sympathikus nicht derartig signifikante Ergebnisse erzielt. Außerdem korrelieren LF-Werte nicht mit direkt im Herzen erfolgten Messungen von Noradrenalinspiegeln und anderen Markern.

Die derzeitigen Ergebnisse unterstreichen hingegen die Bedeutung des Parasympathikus. Das LF-Spektrum der HRV dürfte hauptsächlich durch das parasympathische Nervensystem bestimmt werden und der Einfluss des Parasympathikus in weit tiefere Frequenzbereiche reichen als angenommen. Die Baroreflex-Kontrolle der Herzfrequenz scheint dabei eine Hauptrolle zu spielen. Der Baroreflex passt durch Veränderung der vagalen Aktivität die Herzfrequenz kontinuierlich an Blutdruckschwankungen an. Allerdings beinhaltet der Baroreflex letztlich drei Feedback-Schleifen (die Herzfrequenz - HR, der Gefäßtonus – VT und das Auswurfvolumen – SV), von denen nur eine explizit mit der LF-Leistung in Verbindung gebracht wurde. Eine bedeutende, noch wenig erforschte Verbindung besteht im vaskulären Ast des Baroreflex, welcher primär alpha-adrenerg ist.

Die beste Evidenz, um LF bzw. LF/HF mit der Sympathikusaktivität in Verbindung zu bringen, stammt aus Kipptischuntersuchungen über Orthostase, wo die LF-Leistung ein Verhältnis zum Winkel der Neigung des Tisches zeigt. Die Kippung induziert eine alpha-adrenerg bedingte Vasokonstriktion passend zum erhöhten Blutdruck, der benötigt wird, um eine Synkope zu verhindern. Darum wäre die Aussage, dass LF generell nicht mit der Sympathikusaktivität in Verbindung steht, nicht im Einklang mit der komplexen Physiologie des sympathischen Nervensystems. In einer großen Studie von Männern im mittleren Lebensalter zeigte sich eine positive Korrelation von LF/HF, Cholesterinspiegel und nächtlicher Noradreanlinausscheidung im Harn (beta-adrenerge Aktivität). Daher sind erhöhte Werte des log LF/HF, ungeachtet der autonomen Ursprünge, als nachteilig anzusehen und widersprechen einer gesunden vagalen Modulation.

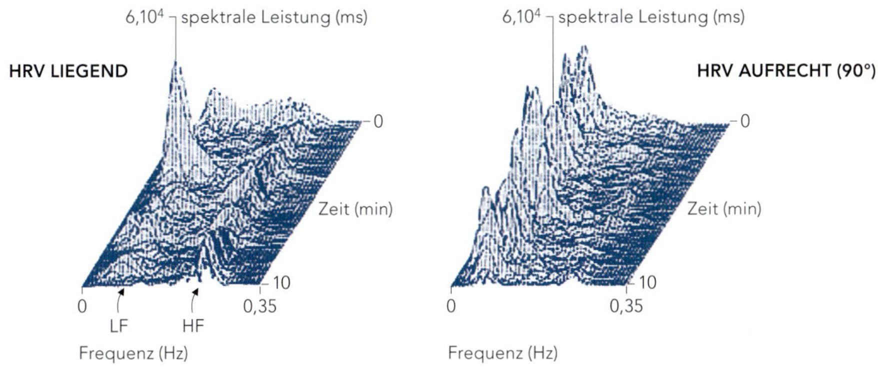

Abb.: LF-Leistung in der Instant Time/Frequency Domain Analysis (SPWVT) der Herzfrequenz während Kipptischuntersuchung. 3D-Darstellung der HRV von gesunden Probanden unter Metronom-Atmung (0,25 Hz), Aufrichtung des Tisches auf 90 Grad nach 20 Minuten Rückenlage. Links HRV während der ersten zehn Minuten liegend, rechts während der letzten zehn Minuten stehend. VLF-Signale wurden herausgefiltert (aus: Sylvain Jasson et al.: Instant Power Spectrum Analysis of Heart Rate Variability During Orthostatic Tilt Using a Time-/Frequency-Domain Method; Circulation. 1997; 96: 3521–3526).

4.3.3. Der Bereich der Very Low Frequency (VLF) und Ultra Low Frequency (ULF)

Er reicht von 0,0033 bis 0,05 Hz und entspricht einer Periodendauer von 20 Sekunden bis fünf Minuten. Dies sind 0,2 bis 3 Schwingungen pro Minute im VLF-Bereich. Im ULF-Bereich beträgt die Periodendauer fünf Minuten bis einmal pro 24 Stunden. Dieser Bereich ist der am schwierigsten zu interpretierende und darf nur in Langzeitmessungen überhaupt beurteilt werden (sofern ausreichend große Fenstergrößen >10 Min. gewählt wurden), da die Periodendauer für Kurzzeitmessungen zu lang wäre.

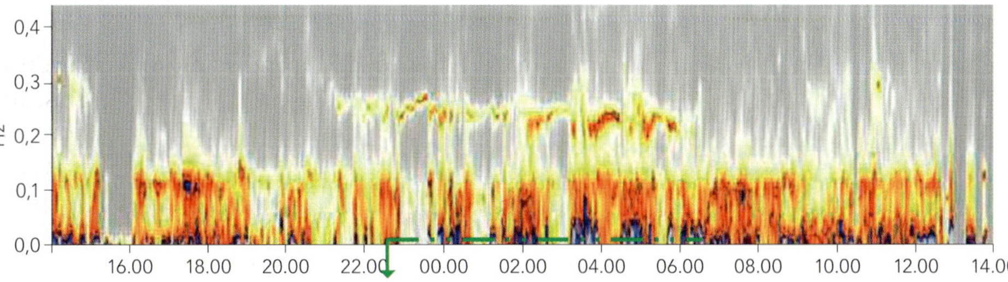

Abb.: Vorwiegend hormonelle und durch Thermoregulation vermittelte Einflüsse auf den Sinusknoten

Thermoregulation und hormonelle Einflüsse werden als Ursprung der VLF-Signale diskutiert. In letzter Zeit wird im Gegensatz zu früher auch hier ein Einfluss des Vagus angenommen. Auf diese Weise liefert die HRV mittels Resonanz-Phänomene cholinerger Signale am Sinusknoten Informationen über primär sympathische Einflüsse (Vasomotorischer Tonus, Renin-Angiotensin-Aldosteron-System).

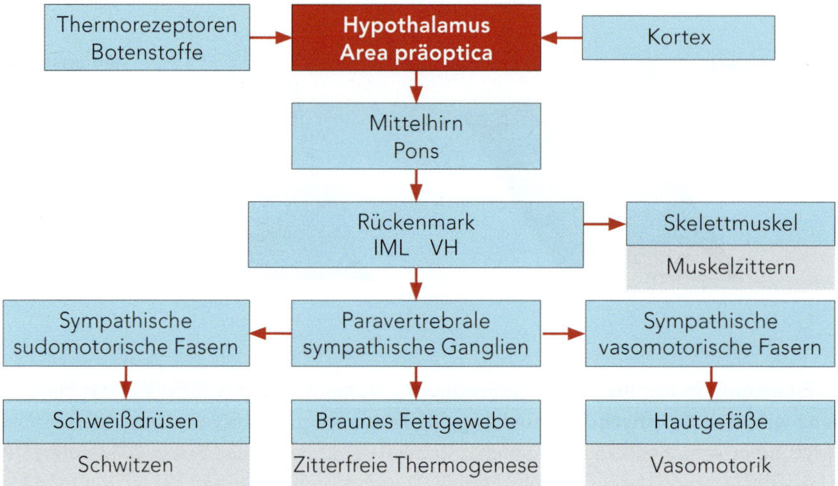

Abb.: Die Hauptkomponenten der Thermoregulation

Bei Inflammation mit erhöhten CRP- und IL-6-Werten im Plasma findet sich eine Reduktion der Aktivität von ULF und VLF. Eine VLF < 176 ms^2 im Rahmen einer 24-Stunden-HRV-Messung dürfte ein unabhängiger Prädiktor für potentiell tödliches Herzversagen darstellen und identifiziert möglicherweise Patienten, die nicht auf eine Cardiac Resynchronisation Therapy (CRT) ansprechen. In diesen Bereichen befindet sich auch die meiste nicht lineare Information der 24-Stunden-HRV.
Zu bedenken ist allerdings auch, dass sich hier alle Ereignisse zusammenfinden, die selten auftreten. Also auch Artefakte, die vorher nicht aus dem EKG entfernt wurden, sich dann im ULF/VLF-Bereich niederschlagen und möglicherweise einer falschen Interpretation zugeführt werden.

4.3.4. Die Total Power (TP)

Sie entspricht der Leistung im gesamten Spektrum und damit der Gesamtvariabilität.

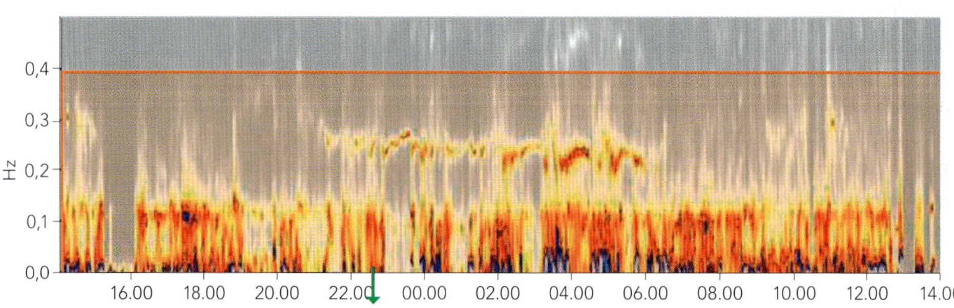

Abb.: Total Power

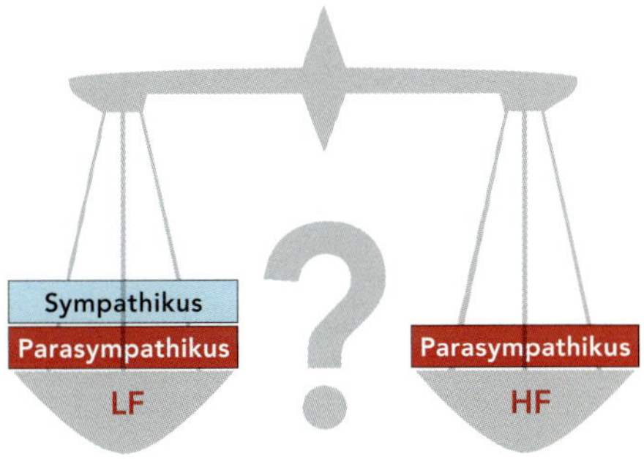

Abb.: LF/HF-Verhältnis (nach: H.M. Stauss, Physiologic Mechanisms of HRV. Rev Bras Hiperteus 2007; 14: 8–15)

4.3.5. log LF/HF

Die Berechnung der autonomen Balance aus der LF/HF-Ratio beruht auf der Annahme der autonomen Reziprozität, welche aber vom derzeitigen Stand des Wissens nicht mehr unterstützt wird. Demnach wäre die Aktivierung eines Anteils des autonomen Nervensystems von der Hemmung des anderen Anteils begleitet und es müsste eine Art Kontinuum zwischen Sympathikus- und Parasympathikus-Dominanz geben. Die zwei Anteile des autonomen Nervensystems verhalten sich aber zum Teil reziprok, teilweise simultan und teilweise völlig unabhängig voneinander.

Das Konzept des betonten Antagonismus von Thayer hebt die vagale Dominanz hinsichtlich der Herzfrequenz hervor. Tatsächlich ist es so, dass Effekte des Sympathikus durch eine starke vagale Aktivität, die gleichzeitig erfolgt, unterdrückt werden, während vagale Dezeleration durch hohe Sympathikusaktivität verstärkt wird. Log LF/HF ist auch von der Herzfrequenz selbst abhängig, geringer bei niedriger Herzfrequenz, stärker bei einer höheren Pulsrate. Die Herzfrequenz kann also unabhängig von autonomen Einflüssen das log-LF/HF-Verhältnis mit beeinflussen.
Insgesamt hat sich die Hypothese, dass LF/HF eine sympatho-vagale Balance quantifiziert, als falsch erwiesen. Grund dafür ist vor allem die komplexe Natur der LF-Domain, ihr nun nachgewiesener mangelnder Bezug zur kardialen Sympathikusaktivität und die non-linearen und oft nicht reziproken Interaktionen zwischen Parasympathikus- und Sympathikus-Aktivität. Diese beruhen auf den mechanischen Effekten der Atmung und der maßgeblichen Herzfrequenz und machen es unmöglich, log LF/HF als Balance-Faktor von Sympathikus und Parasympathikus heranzuziehen. Log-LF/HF-Ratio (und LF-Bereich) spiegeln jedoch die Baroreflex-Modulation und das kardiovaskuläre Risiko wider.
Ein ausgeglichenes Verhältnis wird bei manchen Autoren bei 1 angenommen, aufgrund eigener Erfahrung liegt dieses jedoch bei 0,5, wobei Werte > 1 bereits eine sehr deutliche Abweichung nahelegen.

Zusammenfassung: HRV ist ein Indikator für die vagale Funktion

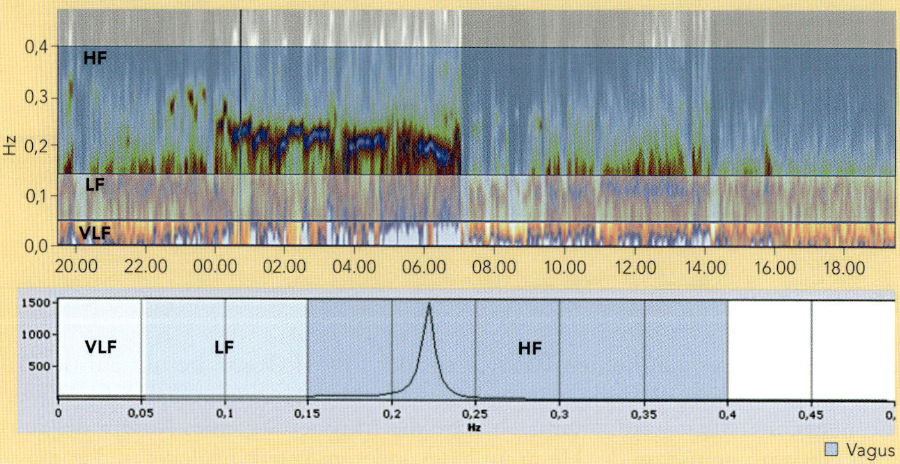

Zusammenfassung: Die Feststellung, dass alle Komponenten der HRV vorwiegend der vagalen Kontrolle unterstehen, bedeutet nicht, dass sie dieselbe Information über die autonome Regulation beinhalten. Obwohl die Efferenzen am Endorgan vorwiegend vagal sind, liefert jeder HRV-Bereich Informationen über verschiedene dahinterliegende physiologische Kontrollmechanismen.

4.4. Nonlineare Analyse (Poincare- oder Lorenz-Plot)

Die Analyse der HRV ist auch mittels zwei- oder mehrdimensionaler Punktwolkendarstellungen möglich. Dies bietet eine einfache Visualisierungsmöglichkeit: So bedeutet zum Beispiel eine breite Keule eine hohe Gesamtvariabilität. „Ausreißer" wie Artefakte oder ektopische Schläge lassen sich leicht identifizieren.

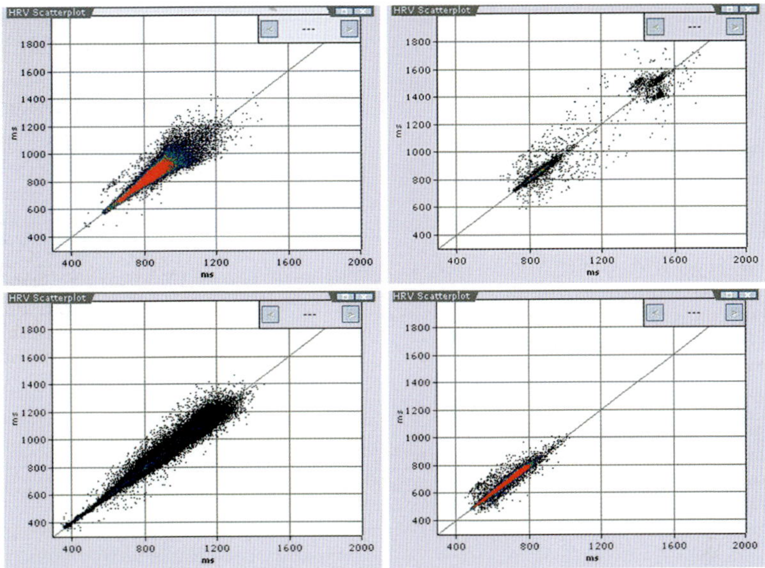

Abb.: a) Ektopische Schläge; b) intermittierendes VH-Flimmern, SDNN < 100 ms; c) gute Variabilität – Mann, circa 55 Jahre; d) eingeschränkte Variabilität – Mann, circa 55 Jahre, SDNN < 100 ms

LITERATUR

Angelone A, Coulter NA. Respiratory sinus arrhythmia: a frequency dependent phenomenon. J Appl Physiol 1964; 19: 479–482

Bernardi L, Keller F, Sanders M, Reddy PS, Griffith B, Meno F, Pinsky MR. Respiratory sinus arrhythmia in the denervated human heart. J Appl Physiol 1989; 67 (4): 1447–1455

Cooley RL et al. Evidence for a Central Origin of the Low-Frequency Oscillation in RR-Interval Variability. Circulation 1998; 98: 556–561

Eckberg DL. Physiological basis for human autonomic rhythms. Ann Med. 2000 Jul; 32(5): 341-9.

Eckberg DL et al. Point: Counterpoint "Respiratory sinus arrhythmia is due to a central mechanism vs. Respiratory sinus arrhythmia is due to the baroreflex mechanism." J Appl Physiol 2009; 106: 1740–1744

Goldstein DS et al. LF power of heart rate variability is not a measure of cardiac sympathetic tone but may be a measure of modulation of cardiac autonomic outflows by baroreflexes; Exp Physiol. 2011 December; 96(12): 1255–1261

Hayano J, Yasuma F et al. Respiratory sinus arrhythmia: a phenomen improving pulmonary gas exchange and circulatory efficiency. Circulation 1996; 94: 842–847

Jasson S et al. Instant Power Spectrum Analysis of Heart Rate Variability During Orthostatic Tilt Using a Time-/Frequency-Domain Method; Circulation. 1997; 96: 3521-3526

Katona PG et al. Cardiac vagal efferent activity and heart period in carotid sinus reflex. Am J Physiolog 1970; 218: 1030–1037

Kleiger RE et al. Stability over time of variables measuring HRV in normal subjects. Am J Cardiol 1991; 68 (6): 626–630

Koepchen HP. Zentralnervöse und reflektorische Steuerung der Herzfrequenz. Brisse B, Bender F. Autonome Innervation des Herzens. Darmstadt 1982: 66–82

Mietus JE et al. The pNNx files: re-examining a widely used HRV measure. Heart 2002; 88: 378–380

Rahman AF et al. LF Power Reflects Baroreflex Function, Not Cardiac Sympathetic Innervation; Clin Auton Res. 2011 June; 21(3): 133–141

Reyes del Paso GA. The utility of low frequency heart rate variability as an index of sympathetic cardiac tone: A review with emphasis on a reanalysis of previous studies; Psychophysiology, 50(2013), 477–487

Richter DW, Speyer KM. Cardiorespiratory control. In: Loewy AD, Speyer KM (eds.). Central regulation of autonomic functions. New York 1990: 187–207

Richter DW, Spyer KM, Gilbey MP, Lwason EE, Bainton CR, Wilhelm Z. On the existence of a common cardiorespiratory network. In: Koepchen H-P, Huopaniemi T (Ed.): Cardiorespiratory and motor coordination. Berlin, Heidelberg, New York, Tokyo. 1991

Romanovsky A. Thermoregulation: some concepts have changed. Functional architecture of the thermoregulatory system; American Journal of Physiology – Regulatory, Integrative and Comparative Physiology Jan 2007, 292 (1) R37–R46

Sherazi S et al. Very Low Frequency Heart Rate Variability Identifies Clinical and Echocardiographic Non-Responders to Cardiac Resynchronization Therapy in MADIT-CRT; Circulation.2013; 128: A15331

Sosnowski M, MacFarlane PW, Czyz Z, Skrzypek-Wanha J, Boczkowska-Gaika E, Tendera M. Age-adjustment of HRV measures and its prognostic value for risk assessment in patients late after myocardial infarction. International Journal of Cardiology 2002; 86 (3): 249

Swenne CA. Baroreflex sensitivity: mechanisms and measurement, Neth Heart J (2013) 21:58–60

Taha BH, Simon PM, Dempsey JA, Skatrud JB, Iber C. Respiratory sinus arrhythmia in humans: an obligatory role for vagal feedback from the lungs. J Appl Physiol 1995; 78 (2): 638–645

Thayer JF, Fischer JE. Heart rate variability, overnight urinary norepinephrine, and plasmacholesterol in apparently healthy human adults. Int J Cardiol. 2013; 162: 240–244

Tripathi KK. Very low frequency oscillations in the power spectra of heart rate variability during dry supine immersion and exposure to non-hypoxic hypobaria; Physiological 06/2011; 32(6): 717-29

Tzeng YC, Larsen PD, Galletly DC. Cardioventilatory coupling in resting human subjects. Experimental Physiology 2003; 88: 775–782

Umetani MD et al. Hour Time Domain HRV and Heart Rate: Relations to Age and Gender over 9 Decades. J of the American College of Cardiology 1998; 31, 3

Ziegler D et al. Normal ranges and reproducibility of statistical, geometric, frequencydomain and non-linear measures of 24-hour HRV. Horm Metab Res 1999; 31 (12): 672–679

5. DAS VEGETATIVE NERVENSYSTEM

Die Einteilung in sympathisches und parasympathisches Nervensystem ist ein sehr vereinfachendes Konzept, wie wir noch feststellen werden. Trotzdem werden wir es aus didaktischen Gründen weiterverfolgen.

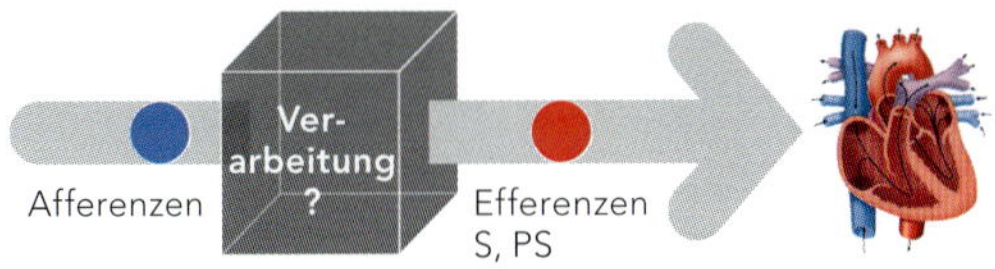

5.1. Zentrales autonomes Netzwerk

Wie bereits angesprochen, ist das komplexe zentrale autonome Zentrum ein gleichzeitig hierarchisches und dynamisches nonlineares System. Einerseits sind gewisse Strukturen für das Funktionieren autonomer Reflexbögen essentiell, während andere diese modulieren und integrieren. Außerdem erfolgt die Verarbeitung vegetativer Informationen in Hirnbereichen, welche gleichzeitig für die efferente vegetative Kontrolle des inneren Milieus zuständig sowie auch an Prozessen der Emotionsverarbeitung beteiligt sind.

Im vegetativen Nervensystem gibt es dreimal so viele afferente wie efferente Fasern. Der Input der verschiedensten Sensoren wie Schmerzrezeptoren, Barorezeptoren, Chemorezeptoren, Osmorezeptoren und Thermorezeptoren erreicht das Gehirn über verschiedene Bahnen.
Spinale sympathische viszerale Afferenzen werden zusammen mit Schmerzreizen im Thalamus umgeschaltet. Dies ist von Bedeutung, da sich vor allem wirbelsäulennahe Schmerzen als Sympathikusaktivierung im HRV-Bild niederschlagen könnten.

Generell sollte man meinen, dass alle Gesetzmäßigkeiten des Zentralnervensystems auch für das zentrale autonome Netzwerk gelten. Dazu zählt unter anderem die Lateralität: Es wurde eine Linkshirndominanz für die parasympathische Regulation und eine Rechtshirndominanz für die sympathische Kontrolle angenommen. Bestätigt wurde dies auch durch zahlreiche Studien: Die Inaktivierung der linken Hemisphäre verringert die Baroreflexsensitivität, erhöht die Herzfrequenz, den Blutdruck und den LF-Anteil der HRV. Im Gegensatz dazu führt eine Inaktivierung der rechten Hemisphäre zu einer Blutdrucksenkung und einem höheren HF-Anteil der HRV. Die Atmung war jeweils unverändert, sodass diese kein Faktor der beobachteten Veränderungen sein konnte.

Das bihemisphärische autonome Modell geht von einer relativen Symmetrie beider Hemisphären als optimalen Zustand der autonomen Funktion aus. Dabei fluktuieren Sympathikus und Parasympathikus in natürlicher Weise in Abhängigkeit zu den herrschenden Bedürfnissen und unterschiedlichen Anforderungen in einer Art autonomer Auto-Kalibrierung. Jedes Ungleichgewicht, welches kurzfristig adaptiv richtigerweise bei entsprechenden Situationen auftritt, würde langfristig ohne entsprechenden verursachenden Kontext zu einer „Fehlanpassung“ führen.

Neuroimaging-Studien widersprechen einer expliziten Lateralisation mit Ausnahme der Amygdala und Abschnitten der Insula und zeigen ein weit gestreutes autonomes Netzwerk ohne Seitendominanz.

Wie können wir uns also den weiteren Weg der Information vom Hirnstamm zum Kortex vorstellen? Mit welchen Mitspielern haben wir es zu tun, und welche Rollen übernehmen sie? Erlauben Sie mir nachfolgend eine Vereinfachung, die der Verständlichkeit dient.

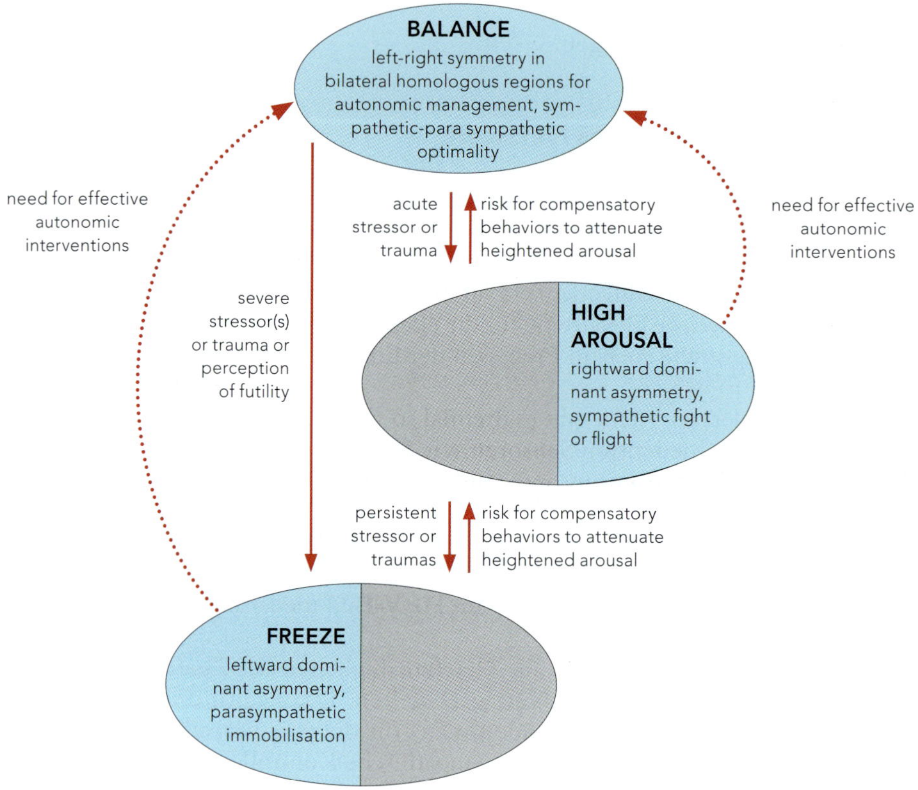

Abb.: Bihemisphärsches autonomes Model (BHAM); (nach: Sung W. Lee et al; A bihemispheric autonomic model for traumatic stress effects on health and behavior; Front Psychol. 2014; 5: 843)

5.1.1. Thalamus – das „Tor zum Bewusstsein"

Ab hier ist die bewusste Wahrnehmung möglich. Thalamische Kerne besitzen Einfluss auf kognitive, motivationale, emotionale und interozeptive Prozesse.

5.1.2. Hypothalamus – „Integrator viszeraler Inputs"

Der Hypothalamus hat in diesem Netzwerk eine ganz zentrale Rolle. Er ist die Struktur der vegetativen Regulation schlechthin. Hier laufen die Informationen aus dem ganzen Körper zusammen. Er erhält wichtige afferente Informationen über die Sinnesorgane und aus dem inneren Milieu, sei es über Bluttemperatur, Salz- oder Hormonkonzentration (Schmidt 1987). Hierher gelangen ebenfalls direkte Projektionen aus dem Rückenmark und dem Hirnstamm wie zum Beispiel Schmerzreize. Natürlich gibt es auf dieser Ebene bereits Verbindungen zum Limbischen System und damit zu Emotionen und Gedächtnis.

5.1.3. Cerebellum – „der Bordcomputer, der immer Bescheid weiß"

Das Kleinhirn erhält sozusagen immer eine Kopie von allen Vorgängen und ist auch an klassischen Konditionierungen beteiligt.

5.1.4. Amygdala – „Kupplung"

Die Mandelkerne verbinden eingehende Afferenzen mit emotionalen Attributen – zum Beispiel führen peripher manipulierte Veränderungen der Herzrate zu einer Aktivierung der Amygdala (Henderson et al. 2002).
Die Amygdala sind insbesondere für die Evaluation aversiver Stimuli bekannt und dadurch mit der Sympathikus-Regulation verbunden. Ihre nun neu entdeckte Rolle in der Parasympathikus-Regulation ist vor allem diesbezüglich interessant. Auffallend ist auch eine Linkslateralisation der Amygdala-Funktion, deren Aufgabe sich auch auf die Modulation kognitiver Funktionen einschließlich Aufmerksamkeit, Wahrnehmung und explizites Gedächtnis (Wissensgedächtnis) erstreckt.

5.1.5. Insula – „Material me" des Menschen (Craig 2004)

Die Insula ist eindeutig die wesentlichste Struktur des zentralen autonomen Netzwerkes und eine evolutionäre Spezialisierung, die es nur bei Primaten gibt. Hier ist der Ort des „feeling self", der inneren Körperwahrnehmung des Menschen. Dieses tief gelagerte Rindengebiet hat sowohl viszeromotorische als auch viszerosensible Funktionen und eine deutliche somatotopische Organisation (Cameron 2002, Cechetto 1987). Es existieren zahlreiche efferente und reziproke Verbindungen zu Hypothalamus Amygdala, Hippocampus, Riechhirn etc. sowie zu allen Kerngebieten im Hirnstamm. Zudem wurde ein direkter Einfluss auf autonom-nervöse Regulationsvorgänge am Herzen wie chronotrope Veränderungen und Blutdruckveränderungen nachgewiesen (Cechetto 1990). Bei Stimulationsversuchen konnten die Sekretion von Katecholaminen, respiratorische Veränderungen, Übelkeit etc. ausgelöst werden.
Critchley et al. konnten 2000 zeigen, dass es bei körperlicher und kognitiver Belastung zu einer verstärkten regionalen Durchblutung der rechten Insula kommt. Williamson et al. hatten ein Jahr zuvor eine Beeinflussung der Insula-Aktivierung durch subjektive Erschöpfung nachgewiesen. Die rechte Insula repräsentiert viszerale Reaktionen, welche bewusst wahrgenommen werden können (z. B. Herzwahrnehmung). Sie steht direkt mit dem Auftreten von kardiovaskulären Arousals in Zusammenhang. Es handelt sich um den Hauptschalter zwischen vegetativen Prozessen und Emotion.

5.1.6. Gyrus cinguli – integriert Informationen von innen und außen

Der Gyrus cinguli an der Innenseite des Temporallappens wird zum Limbischen System gezählt und gilt als Übergangsstruktur und damit Informationsaustauschsystem zwischen alten und neuen Teilen des Hirnmantels. Der vordere Anteil unterstützt affektive, der dorsale kognitive Funktionen. Hier soll die Wahrnehmung von Angina pectoris und stillen Ischämien stattfinden (Rosen et al. 1996, 1994).

5.1.7. Somatosensorischer Kortex – sensible Repräsentation des Körpers

Bekannt geworden sind in diesem Hirnbereich die Spiegel-Neurone. Mentale Simulation leitet unser Wissen darüber, was im Denken und Fühlen anderer vor sich geht (Newen et al. 2001, Singer 2004).

5.1.8. Präfrontaler Kortex – emotionale Evaluierung viszeraler Signale

Hier entstehen Planung, Problemlösung, Konzentration, emotionale Kontrolle und Antrieb. Dieses Rindengebiet ist Ziel des dopaminergen Belohnungssystems. Der orbitofrontale Anteil ist bei der Regulation kardiovaskulärer Prozesse involviert, seine Schädigung führt zu Arrhythmien und sympathisch vermittelter Myokardschädigung.

5.1.9 Neuroimaging

Viele Regionen der autonomen Verarbeitung, welche mit Neuroimaging gefunden wurden, decken sich mit den Strukturen, die im autonomen zentralen Netzwerk beschrieben wurden. Andere Bereiche wie der Gyrus angularis, das Pulvinar und der Precuneus sind in diesem Zusammenhang erst mithilfe der Bildgebung in den Bereich des Interesses gerückt. Getrennte Analysen der Sympathikus- und Parasympathikus-Regulation ergaben weitgehend divergente Netzwerke, die an unterschiedlichen affektiven, kognitiven und somatosensorisch-motorischen Aufgaben beteiligt sind. In nur ganz wenigen Bereichen, wie zum Beispiel der linken Amygdala, kommt es zur Überlappung beider Systeme. Neuroimaging-Meta-Analysen konnten ständig aktivierte Areale im Bereich der linken Amygdala, der rechten vorderen und linken hinteren Insula und des Cingulum feststellen, welche sozusagen den Kern des zentralen autonomen Netzwerkes darstellen. Eine Meta-Analyse untersuchte rezente Neuroimaging-Studien im Kontext mit HRV-Messungen und cerebraler Durchblutung. Dabei konnten eine Reihe von korrespondierenden Gehirnregionen, unter anderem die Amygdala und der ventromediale Cortex identifiziert werden.

Zusammenfassung:

- Das autonome Netzwerk ist sehr weit gestreut und komplex.
- Sympathikus und Parasympathikus verwenden durchwegs unterschiedliche Netzwerke, diese sind aufgabenspezifisch.
- Eine explizite Lateralisation scheint es nur in bestimmten Bereichen zu geben (Amygdala, Insula).

In diesem komplexen Netzwerk gelten einerseits hierarchische Strukturen und die Gehirnareale wie Amygdala und der mediale präfrontale Cortex sind an der Wahrnehmung und Verarbeitung von Bedrohung und Sicherheit beteiligt, welche ebenso mit der HRV assoziiert sind. Das Gehirn ist nicht nur über das autonome Nervensystem mit dem Herzen im Sinne einer direkten Achse engstens verbunden, sondern Potentiale im Gehirn reflektieren auch die kardiale Funktion. Wir sehen, dass auch hier das Ganze mehr ist als die Summe seiner Teile und wir letztendlich im HRV-Bild nur das Endergebnis dieses Zusammenspiels auf der Bühne des Herzens wahrnehmen können. Voraussetzung dafür ist natürlich die Intaktheit der Strukturen.

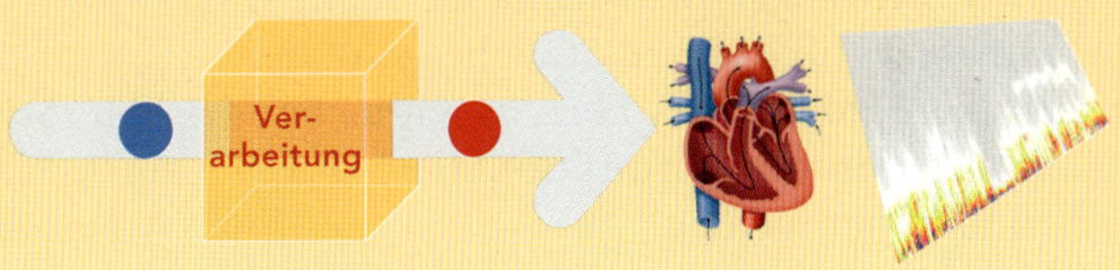

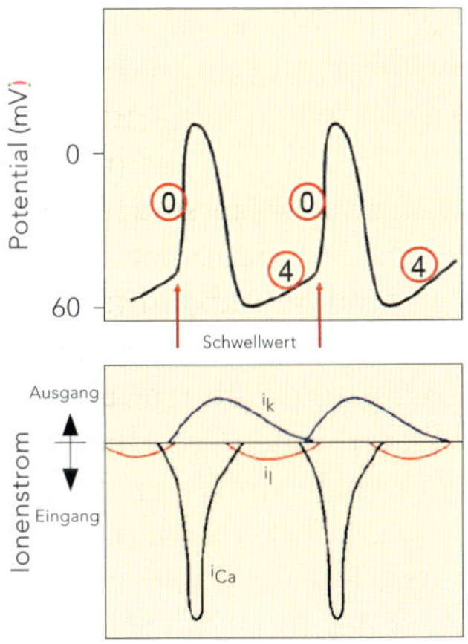

Das langsame Aktionspotential im Sinusknoten ist durch eine langsame, spontane Depolarisation des Membranpotentials während der Phase 4 des Aktionspotentials gekennzeichnet. Ist das Schwellenpotential einmal erreicht, wird die Phase des nächsten Aktionspotentials initiiert. Die wichtigen Ströme sind iCa, if und iK. iCa verursacht die Depolarisation, iK die Repolarisation, if (vor allem Na^{+}) ist für die langsame Depolarisation in Phase 4 verantwortlich.

Abb.: Schrittmacheraktivität der Sinusknotenzellen
(nach: Harald M. Stauss, Physiologic Mechanisms of Heart Rate Variability, The University of Iowa, Vortrag 2006)

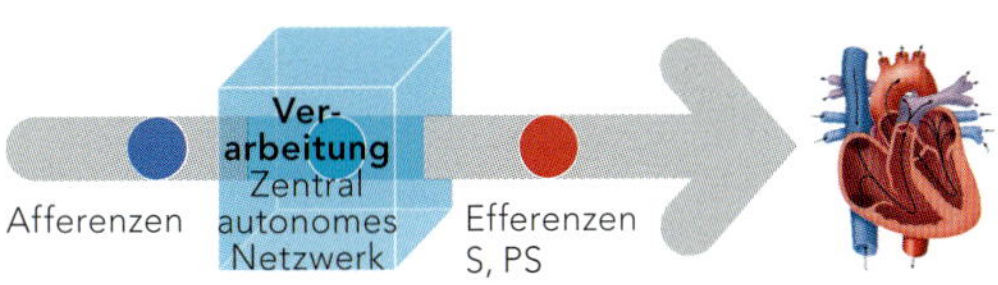

5.2. Parasympathikus

Die präganglionären Neurone des Parasympathikus befinden sich im Hirnstamm und im sakralen Rückenmarksbereich. Für uns relevant ist vor allem das kraniale parasympathische System, da von hieraus die Verbindungen zum Herz gelangen.
Allerdings scheinen zwischen dem kranialen (N. vagus) und kaudalen Parasympathikus anatomische Verbindungen zu bestehen, da es Evidenzen für einen Rückenmarksbypass über den Vagus-Nerv gibt. Frauen mit hohem kompletten Querschnitt berichten über Orgasmen durch vaginale Selbststimulation, fühlen Menstruationsschmerz und Spüren im Falle einer Schwangerschaft Kindesbewegungen. Hinweise für eine zusätzliche genitale sensorische Afferenz des Nervus vagus bei Frauen konnten durch funktionelle MRI-Studien bestätigt werden.

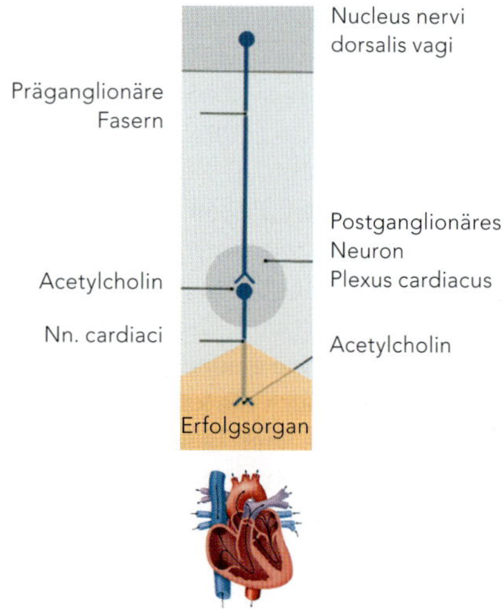

Abb.: Schaltschema Parasympathikus (nach: Prometheus, Lernatlas der Anatomie, Thieme, 2. Auflage 2007)

5.2.1. Nervus vagus

Die präganglionären Axone des kranialen parasympathischen Systems ziehen mit den Hirnnerven III (N. trigeminus), VII (N. facialis), IX (N. glossopharyngeus) und X (N. vagus) zu Ganglien im Kopfbereich und von dort postganglionär zu den Zielorganen Augen und Tränendrüsen, Speicheldrüsen, Herz, Lunge sowie Magen-Darm-Trakt.
Der von Darwin (1872) als „pneumogastrischer" Nerv bezeichnete Nervus vagus ist dabei nicht nur irgendein Nerv: er ist scheinbar der Wächter aller wichtiger Grenzflächen zwischen uns und unserer Umwelt und der direkte Draht zwischen Immunsystem und Gehirn. Er verbindet den gesamten Darm bis zur linken Colonflexur mit dem 4. Ventrikel des Hirnstamms. Er schützt die Darmbarriere, die Barriere zwischen Lunge und Umwelt sowie die Blut-Hirn-Schranke. Er verbindet das „digitale" mit dem „analogen" System im Gehirn (circadiane Lichtsignale und Signale der Nahrungsaufnahme).
Der Nervus vagus besteht aus größeren myelinisierten A- und B-Fasern und kleineren unmyelinisierten C-Fasern. Diese machen rund 80 Prozent der 100.000 Fasern des Vagus aus. 80 Prozent der Nervenfasern sind afferent. Das Verhältnis von A-, B- und C-Fasern wird bei Afferenzen und Efferenzen als gleich angenommen.
Die Myelinisierung beginnt im 3. Trimester der Schwangerschaft. Der Grund, warum die Leitungsgeschwindigkeit der umyelinisierten Fasern im Rahmen der Alterung stabil bleibt, liegt darin, dass vor allem die Fasern mit Myelinscheiden altern.

5.2.1.1. Polyvagale Theorie

Stephen Porges teilt den Parasympathikus aufgrund entwicklungsgeschichtlicher Überlegungen in einen dorsalen und ventralen Vagus, welche ganz unterschiedliche Funktionen erfüllen. Der myelinisierte (ventrale, im Ncl. Ambiguus verschaltete) Anteil, der nur bei Säugetieren existiert und den Gesichtsausdruck, das Schlucken, die Atmung und die Stimmbildung kontrolliert, steht damit in engem Zusammenhang mit sozialer Interaktion. Der nicht myelinisierte (dorsale, im dorsalen vagalen Komplex), verschaltete Anteil übernimmt alle Reaktionen im Zusammenhang mit dem Energiesparmodus des Körpers.

Ein besonders wichtiges Kerngebiet sind die Vagus-Kerne in der Medulla oblongata; vor allem der Nucleus dorsalis nervi vagi entsendet die meisten parasympathischen Efferenzen. Er ist zusammmen mit dem Nucleus ambiguus mit der Verarbeitung der Baroreflexe befasst. Die Nn. cardiaci ziehen gemeinsam mit den sympathischen Fasern zum Herz.

	ANS component	*Behavioral function*	*Lower motor neurons*
III	myelinated vagus (ventral vagal complex)	social communication, self-soothing and calming, inhibit "arousal"	nucleus ambiguus
II	sympathetic-adrenalin system	mobilisation (active avoidance)	spinal cord
I	unmyelinated vagus (dorsal vagal complex)	immobilisation (death feigning, passive avoidance)	dorsal motor nucleus of the vagus

Tab.: Phylogenetic stages of the Polyvagal Theory (aus: Biol Psychol. 2007 Feb; 74(2): 116–143)

5.2.1.2. Die „Mikrobiota-Darm-Vagus-Gehirn-Achse"

Vor allem der Magen-Darm-Trakt wird dicht afferent und efferent durch den Vagus versorgt und spielt damit für Nahrungsaufnahme, Verdauung und Darmbarriere eine wichtige Rolle. Zusätzlich übernimmt er immunmodulatorische Eigenschaften. Inzwischen gibt es zunehmend Studien, die zeigen, dass Mikrobiota und entzündliche Zustände in unserem Darm auf diesem Weg offensichtlich unser Gehirn und unsere Stimmung beeinflussen. Ein Beispiel dafür ist die anxiolytische und antidepressive Wirkung von Lactobacillus rhamnosus.

5.2.1.3. Der „pulmonale parasympathische inflammatorische Reflex"

Wie die Afferenzen des Nervus vagus durch Inflammation aktiviert werden und seine Efferenzen das Immunsystem modulieren, ist noch in Forschung. Ein interessantes Arbeitsmodell ist der „Pulmonary Parasympathetic Inflammatory Reflex" in Anlehnung an den Cholinergen Antiinflammorischen Reflex. Dabei beginnt der afferente Pfad in den terminalen Bronchioli oder Alveolen, wo zahlreiche Rezeptoren sitzen. Auch die neuroendokrinen Zellen in der Lunge sind komplexe Sensoren, die vorwiegend von vagalen Afferenzen aus dem Ganglion nodosum versorgt werden. Die afferenten Signale erreichen den Ncl. Tractus solitarii im Hirnstamm, wo die Zuordnung und Verarbeitung erfolgt. Der efferente Reflexbogen innerviert die distalen Lungenepithelzellen, wobei es nicht klar ist, wie die Alveolen erreicht werden. Die vagalen Nervenenden setzen Acetylcholin frei, welches die alpha 7 nikotinischen Rezeptoren (α7 nAChR) proinflammatorischer Zellen oder Epithelzellen aktiviert, um die Produktion entzündungsfördernder Zytokine zu modulieren.

5.2.1.4. Blut-Hirn-Schranke und Hirndruck

Die Blut-Hirn-Schranke ist ein hochselektiver Filter zum Schutz des Gehirns. Eine periphere Entzündung, auch wenn sie nur minimal ist, betrifft auch das Gehirn. Hauptvermittler ist der Vagus über den Cholinergen Antiinflammatorischen Reflex. Entzündungsmediatoren können aber auch auf anderen Wegen ins Gehirn gelangen: im Bereich der Circumventriculären Organe, durch aktiven Transport, über Aktivierung des Endothels und durch Infiltration. Neben seiner Aufgabe als Bremser von entzündlichen Vorgängen könnte der Vagus im Gehirn noch eine andere Funktion übernehmen. Es gibt Hinweise, dass der Vagus auch Afferenzen aus dem Schädelinneren erhält. Die Granulationes arachnoidales sind der Produktionsort der Cerebrospinalflüssigkeit. Es besteht die Überlegung, dass die Information einer in Abhängigkeit zum aktuellen Hirndruck erfolgenden NO-Produktion (oder anderer Botenstoffe) in den Granulationen durch den am Foramen ovale subendothelial befindlichen Nervus vagus empfangen werden könnte. Der Hirnstamm könnte so in diesem rein intracranialem System über den venösen Widerstand Schwankungen des intracranialen Druckes unmittelbar ausgleichen.

5.2.1.5. Herz-Gehirn-Achse und emotionale Kontrolle

1865 hielt Claude Bernard an der Sorbonne eine Vorlesung über die Physiologie des Herzens und seine Verbindungen mit dem Gehirn. Die Studien, die seither – zuletzt unter Hilfestellung der Bildgebung – erfolgt sind, bestätigen diese gegenseitigen Einflüsse zwischen Herz und Gehirn über das autonome Nervensystem. Der Nervus vagus nimmt hier eine besondere Stellung ein. Die Bedeutung seiner hemmenden Einflüsse zeigt sich daran, dass unter normalen Bedingungen die Amygdala prinzipiell unter tonischer, hemmender Kontrolle präfrontaler vagaler Fasern steht und dadurch das System des Sympathikus gehemmt wird.

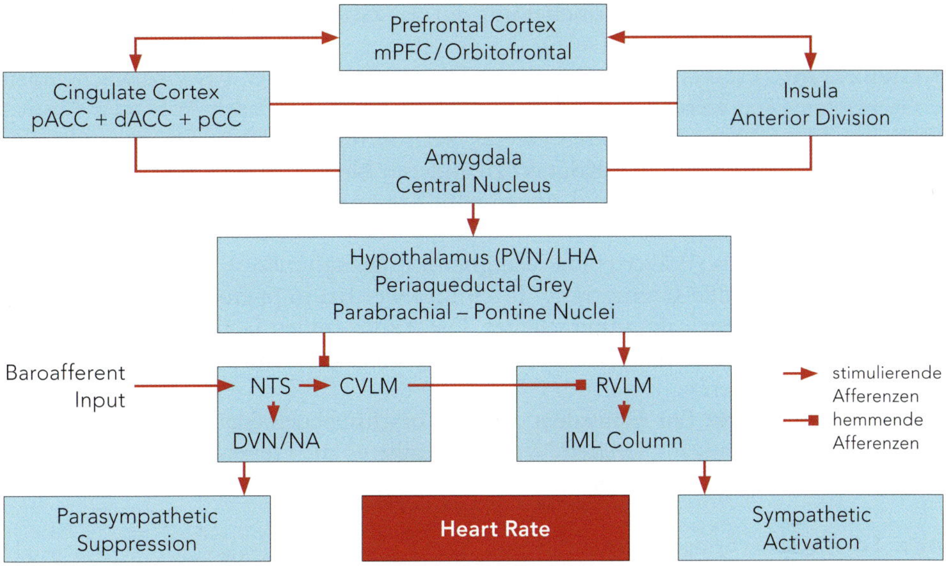

Abb.: Achse zwischen Herz (Variabilität der Herzfrequenz) und Gehirn (nach: Thayer J.F., Lane R.D.; Claude Bernard and the heart–brain connection: Further elaboration of a model of neurovisceral integration; Neuroscience and Biobehavioral Reviews 33 (2009); 81–88)

5.2.2. Acetylcholin

Der primäre Neurotransmitter der postganglionären parasympathischen Neurone ist Acetylcholin. Diese Neurone enthalten jedoch oft auch noch andere Botenstoffe wie Adenosintriphosphat (ATP), die die Effekte von Acetylcholin modifizieren können. Auch postsynaptisch verwendet der Parasympathikus Acetylcholin als Botenstoff.
Acetylcholin bindet an muskarinerge Rezeptoren der Schrittmacherzellen des Sinusknotens. Über Signaltransduktion kommt es zur Verlangsamung der spontanen Depolarisation des für den Schrittmacherstrom zuständigen Ionenkanalstroms. Der Kaliumkanal iK Ach vermittelt die Verlangsamung der Herzfrequenz. Parasympathische M2-muskarinische Rezeptor-Stimulation erhöht iK und senkt if und iCa.
Der Sinusknoten ist reich an Acetylcholinesterase, diese bewirkt einen raschen Abbau im Sinne einer Hydrolyse.

5.3. Sympathikus und Herz-Kreislauf-System

Die präganglionären sympathischen Neurone liegen im Rückenmark von Th1 bis L2 im Seitenstrang lokalisiert, der sich ausschließlich aus diesen Neuronen bildet. Der Transmitter ist Acetylcholin. Die präganglionären Axone sind myelinisiert und verlassen das Rückenmark über die Vorderwurzel).

Die Ganglien, in denen die Umschaltung auf das zweite Neuron erfolgt, werden in drei Gruppen eingeteilt:

- **Grenzstrang** (Paravertebrale Ganglien): Die präganglionären Fasern erreichen den Grenzstrang und werden entweder auf gleicher Höhe oder nach Auf- oder Abstieg über mehrere Segmente auf das zweite Neuron umgeschaltet. Dabei ergibt sich ein zahlreicher synaptischer Kontakt zu anderen Neuronen. Die postganglionären Axone sind unmyelinisiert und ziehen zum Kopf und mit den peripheren Nerven zu den Extremitäten.
- **Autonome Plexus** (Prävertebrale Ganglien): Präganglionäre Fasern aus Th5/6 bis L2 laufen durch den Grenzstrang durch und werden in prävertebralen Ganglien (z.B. Ganglion cervicale) umgeschaltet. Die Axone bilden Geflechte, die den anatomischen Strukturen der Gefäße zu den Organen wie dem Herz folgen und deren Funktion modulieren.
- **Nebennierenmark:** Ein Äquivalent der oben beschriebenen Ganglien ist das Nebennierenmark. Die präganglionären Neurone regulieren die Freisetzung von Adrenalin.

Abb.: Schaltschema Sympathikus
(nach: Prometheus, Lernatlas der Anatomie, Thieme, 2. Auflage 2007)

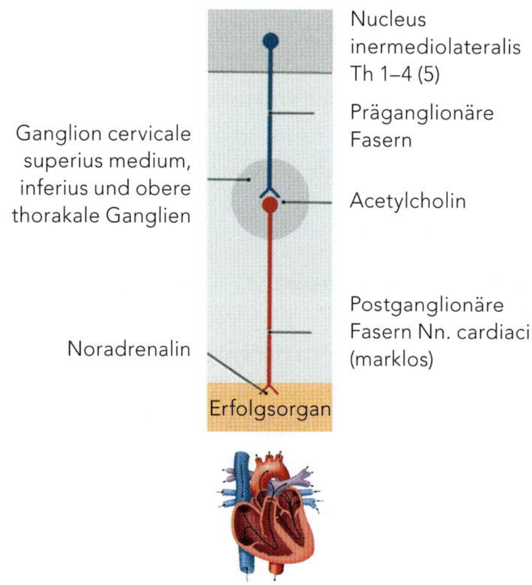

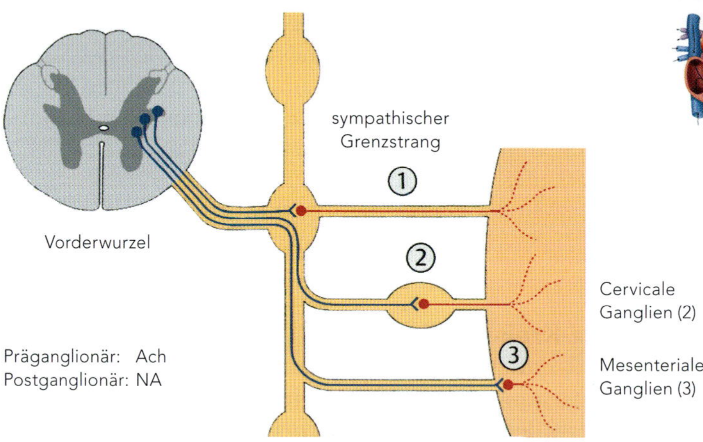

Abb.: Orte der Umschaltung von prä- auf das postganglionäre Neuron im Sympathikus (nach: Prometheus, Lernatlas der Anatomie, Thieme, 2. Auflage 2007)

5.3.1. Noradrenalin

Noradrenalin ist der wichtigste Neurotransmitter der postganglionären Neurone und wird wie Serotonin oder Dopamin aus Speichervesikel in den synaptischen Spalt freigesetzt. Noradrenalin diffundiert und bindet an prä- und postsynaptische Rezeptoren. Wie bereits erwähnt, erlaubt der Noradrenalin-Transporter mittels eines aktiven Co-Transports entlang eines Na^+/Cl-Gradienten die Wiederaufnahme zum Recycling.

Die Rezeptortypen, die für die Herz-Kreislauf-Regulation relevant sind, sind Alpha-1- und Alpha-2-Rezeptoren sowie Beta-1- und Beta-2-Rezeptoren. Am Herzen sorgt die Stimulation von Beta-1-Rezeptoren für die positiv chronotrope (herzfrequenzsteigernde), positiv inotrope (Steigerung der Kontraktilität) und positiv bathmotrope Wirkung (Verbesserung der Überleitung). Über eine intrazelluläre Signaltransduktion kommt es zur Zunahme der Depolarisation des Schrittmacherstromes. Der Schrittmacherstrom in den Zellen des Herzens erfolgt über mindestens fünf Ionenkanalklassen. Für die Sympathikuswirkung sind die Isoformen 1–4 der sogenannten HCN-Kanäle zuständig (**H**yperpolarisation-activated, **C**yclic **N**ucleotide gated channel). Die Isoform HCN4 überwiegt im menschlichen Herzen und vermittelt primär die Steigerung der Herzfrequenz. Bei Sympathikusaktivierung nimmt die Herzrate durch Zunahme von if($Na^{+)}$ zu.

Neben der lokalen Wirkung des Noradrenalins am Herzen gibt es auch eine systemische: Ein kleiner Teil des freigesetzten Botenstoffes (1/7–1/10) gelangt ins Blut und erhöht den Plasmaspiegel von freiem Noradrenalin. Dies wird als „spill over" bezeichnet und gilt als Maß zwischen Freisetzung und Wiederaufnahme des Transmitters. Im Bereich der arteriellen Widerstandsgefäße wird die Stimulation des Sympathikus über Alpha-1- und Alpha-2-Rezeptoren an die glatte Gefäßmuskulatur vermittelt und führt zur Konstriktion (Verengung). Alpha-2-Rezeptoren führen außerdem zum Ansprechen von präsynaptischen Autorezeptoren, die die Ausschüttung von Noradrenalin hemmen. Wir haben es hier also mit einer klassischen Feedback-Schleife zu tun, die eine Selbstregulation ermöglicht. Ebenso gibt es noch andere Botenstoffe wie ATP und Neuropeptid Y, die von postganglionären sympathischen Nerven freigesetzt werden und ebenfalls der Modulation der Noradrenalin-Effekte dienen.

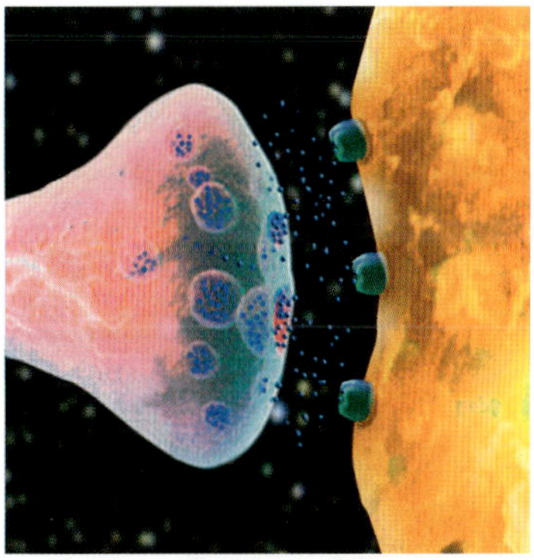

Abb.: Synapse (Design of Life)

Zusammenfassung

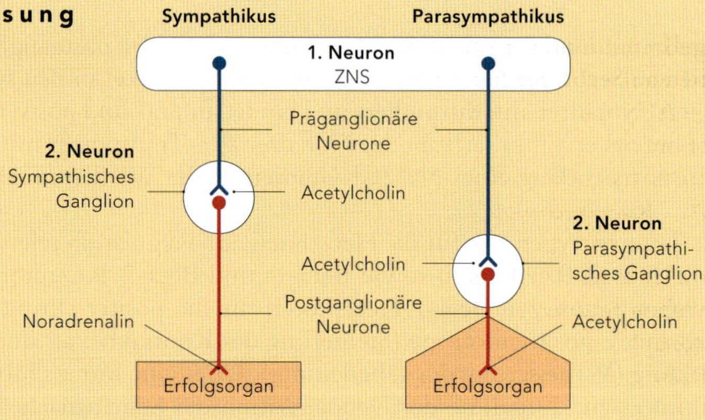

Abb.: Übersicht zur Architektur der vegetativen Efferenzen
(nach: Prometheus, Lernatlas der Anatomie, Thieme, 2. Auflage 2007)

5.4. Autonome Kontrolle der Herzfrequenz

Es lassen sich drei Haupteffekte des vegetativen Nervensystems auf die Herzaktivität unterscheiden:

- Gesteigerte Herzfrequenz und Schlagkraft durch eine erhöhte sympathische Aktivität und eine verminderte Herzfrequenz durch verstärkte parasympathische Innervierung des Herzens (chronotrope Wirkung).
- Verminderung der AV-Reizleitungszeit durch sympathische Aktivität, Erhöhung der AV-Reizleitungszeit durch parasympathische Innervierung (dromotrope Wirkung).
- Steigerung der Schlagkraft des Herzens, vermittelt durch erhöhte sympathische Innervierung (inotrope Wirkung).

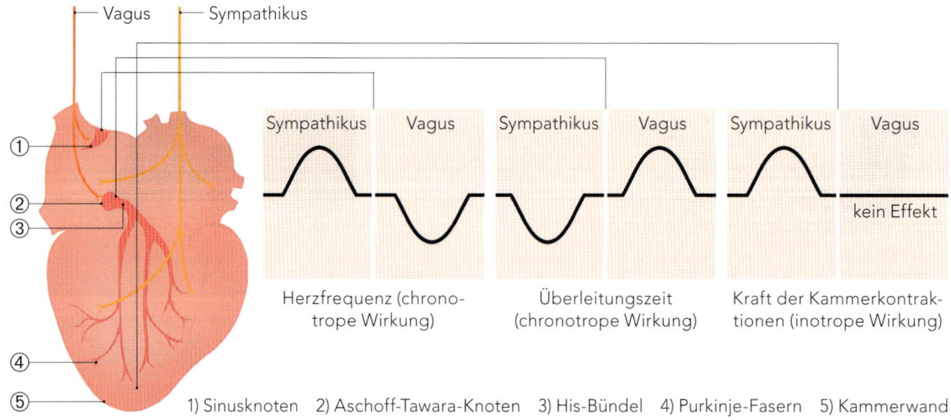

Abb.: Primäre Innervationsbereiche im Herz durch Vagus und Sympathikus – links; drei Haupteffekte der vagalen und sympathischen Innervation auf die Herzaktivität – rechts (nach: Ahlheim K.H., Hrsg., Wie funktioniert das? Gesund und fit bleiben, Meyers Lexikon Verlag, 1980, S. 33)

5.5. Autonome Reflexbögen

Regelkreise halten trotz äußerer Einflüsse ein für den Körper erforderliches inneres Milieu aufrecht. Sie funktionieren nach folgendem Grundprinzip: Spezialisierter Sensor – Afferenz – zentrale Verarbeitung – Efferenz – Stellglied. Ein Beispiel dafür ist der Baroreflex.

5.5.1. Kurzzeitregulation des Blutdrucks durch den Baroreflex

Das Ziel dieses Reflexbogens ist die Sicherstellung einer dem Bedarf entsprechenden Gewebe- und Organdurchblutung. Damit dies erreicht ist, ist ein entsprechender Blutdruck erforderlich. Das autonome Nervensystem ist an dessen Regulation durch zwei Arten von Baroreflexen beteiligt.

Der arterielle oder Hochdruck-Baroreflex
Die Rezeptoren befinden sich im arteriellen System im Karotissinus und im Aortenbogen. Die Rezeptoren im Bereich der Halsschlagader besitzen eher dynamische Sensoren und reagieren auf kurzfristige Veränderungen, während die Rezeptoren des Aortenbogens eher statisch sind und auf mittelfristige Veränderungen ansprechen. Eine Barorezeptorstimulation führt zu einer Erregung der vagalen kardiomotorischen Neurone im Ncl. ambiguus (NA) und zu einer reflektorischen Bradykardie. Die zentrale Latenz beträgt lediglich 20–110 ms.
Bei Blutdruck- beziehungsweise Pulsdruckanstieg gelangen Signale zum Ncl. tractus solitarii (NTS), es erfolgt eine Projektion zum Ncl. dorsalis (DMV) des Nervus vagus und zum Ncl. ambiguus (NA), von dort ziehen die Efferenzen zum Herz. Gleichzeitig erfolgt auch immer die gegensinnige Beeinflussung des Gegenspielers.

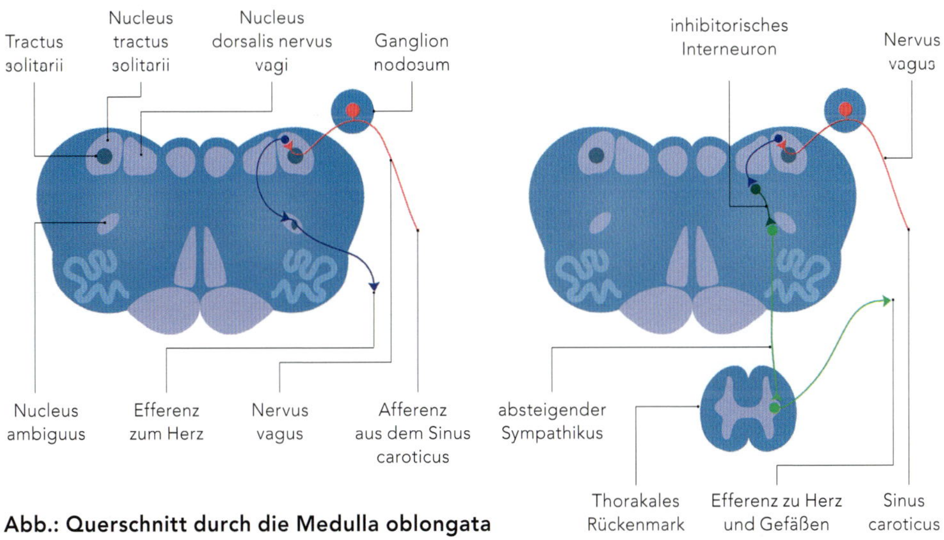

Abb.: Querschnitt durch die Medulla oblongata

Durch die Hemmung des Sympathikus fällt dessen Aktivität im Bereich der Widerstandsgefäße weg, und es kommt zusätzlich zu den Vaguseffekten am Herz zu einer Erweiterung der Arterien. Interessant ist, dass die Vaguswirkung nicht linear ist, da ein Barorezeptorreiz je nach vorherrschendem Vagotonus zu einer unterschiedlichen HF-Abnahme führt (Eckberg 1980). Die Barorezeptorsensitivität (BRS) nimmt mit dem Alter ab. Ebenfalls sind Veränderungen der BRS beim Übergang vom Wachzustand in den Schlaf, in Abhängigkeit von der Schlaftiefe und bei Erkrankungen wie bei Bluthochdruck oder einem obstruktiven Schlafapnoesyndrom (OSAS) bekannt.

Neben dem Barorezeptorreflex gibt es auch andere regulierende Einflüsse, die den Parasympathikus stimulieren:

- Beim Bezold-Jarisch-Reflex signalisieren Rezeptoren im Bereich der Koronararterien eine erhöhte Menge an CO_2 und Laktat, dies führt mittels Parasympathikusaktivierung zu einer Verminderung der Herzfrequenz und zu einer Blutdrucksenkung. Der Reflex dient der Erholung des Herzmuskels. Im Bereich des Glomus caroticum und aorticum befinden sich Chemorezeptoren, die bei Zunahme des CO_2 über eine Hemmung der Vagus- und die Anregung sympathischer Zentren zu einer Steigerung der Herzfrequenz und des Blutdrucks führen. Die Reaktionsfähigkeit der Rezeptoren nimmt mit steigender Belastung zu. Der O_2- und Nährstoffverbrauch im Herzmuskel nimmt zu und das Ruhepotential des Erregungsbildungssystems ab.
- Der Bainbridge-Reflex wird durch einen Blutdruckanstieg im rechten Vorhof ausgelöst und führt zu einer Beschleunigung der Herztätigkeit. Der erhöhte kardiale Füllungsdruck während der Inspiration aktiviert den Bainbridge-Reflex und verstärkt dadurch die respiratorische Sinusarrhythmie.
- Der erhöhte kardiale Füllungsdruck während der Inspiration erhöht jedoch auch das Schlagvolumnen (Frank-Starling-Mechanismus) und den Blutdruck. Dies führt zu einer Aktivierung des Baroreflexes, welcher der Tachykardie des Bainbridge-Reflexes entgegenwirkt und auch die RSA einschränkt. Welche Wirkung überwiegt, hängt von der aktuellen Kreislaufsituation – insbesondere dem Blutvolumen – ab. Die gestörte nächtliche Barorezeptorsensitivität bei Patienten mit einem milden bis moderaten OSAS ist Folge einer Abnahme des Vagotonus im NREM-Schlaf (auch in apnoefreien Intervallen) und spiegelt das nächtliche Herz-Kreislauf-Risiko bei diesen Patienten wider.

Der venöse oder Niederdruck-Baroreflex

Er wird über Druckrezeptoren in der Lunge und im rechten Herzen aktiviert, die die vorherrschenden Volumenveränderungen und damit einen Abfall des zentralvenösen Druckes feststellen können. Die Information wird ebenfalls über den Nervus vagus an den Hirnstamm gemeldet und über dieselben oben beschriebenen Verschaltungen verarbeitet. Die längerfristige Blutdruckregulation erfolgt über zwei hormonelle Systeme:

- Renin-Angiotensin-Aldosteron-System,
- Antidiuretisches Hormon (ADH), welches bei Hypovolämie und Hyperosmolarität des Blutes aus der Hypophyse freigesetzt wird.

5.6. Renin-Angiotensin-Aldosteron-System (RAAS)

Das RAAS wird bei niedrigem Blutdruck, vermindertem Blutvolumen, einer Hyponatriämie und Sympathikusstimulierung aktiviert. Der juxtaglomuläre Apparat in den Nieren stellt bei einem Blutdruckabfall eine Abnahme der Nierendurchblutung fest. Postganglionäre sympathische Fasern ziehen zu den juxtaglomulären Zellen in der Wand der afferenten Arteriolen der Niere. Ihre erhöhte Aktivität führt über β1-adrenerge Rezeptoren zur Ausschüttung von Renin. Vermittelt über Angiotensin II kommt es zur Vasokonstriktion, Blutdruckerhöhung und zur Freisetzung von Catecholaminen. Aldosteron verursacht Flüssigkeits- und Natriumretention und Ausscheidung von Kaliumionen und Protonen. Eine Aktivierung des RAAS führt zur Erhöhung des Blutvolumens und des Blutdrucks.

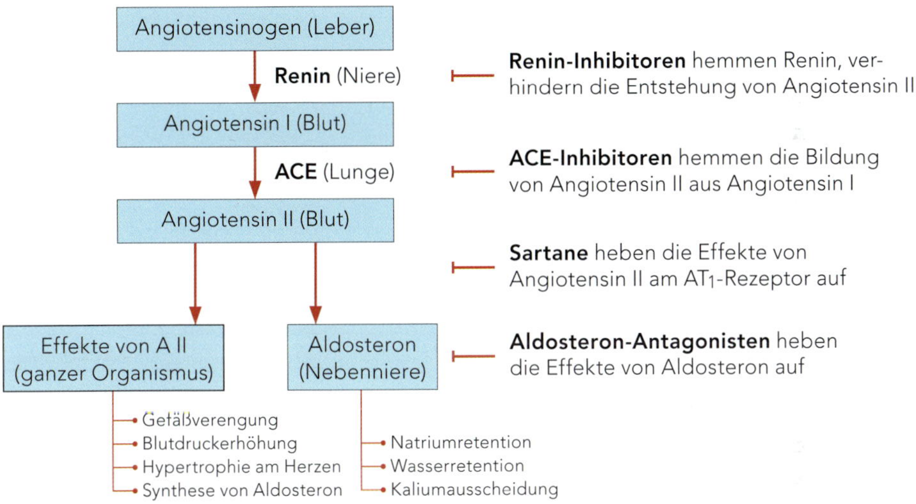

Abb.: Übersicht über das RAAS
(nach: www.pharmawiki.ch/wiki/index.php?wiki=Renin-Angiotensin-System)

Die Interaktion zwischen dem Renin-Angiotensin-Aldosteron-System (RAAS) und dem sympathischen Nervensystem (SNS) lässt sich folgendermaßen umreißen:

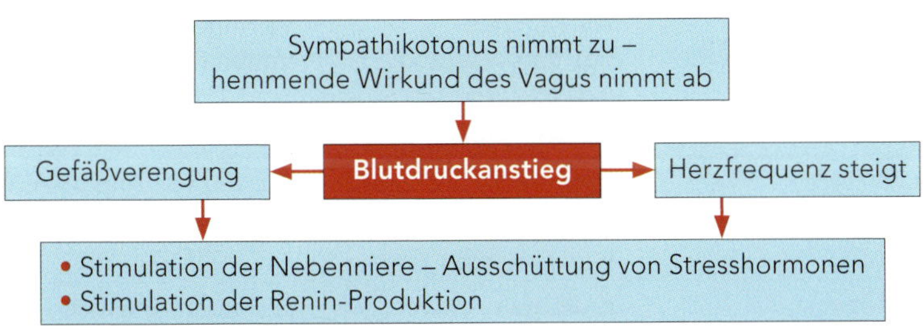

Abb.: Interaktion von RAAS und SNS (mod. nach: Grassi G., Renin-Angiotensin-Sympathetic crosstalks in hypertension: reappraising the relevance of peripheral interactions. J Hypertens. 2001)

Angiotensin II verstärkt den sympathischen Einfluss auf das Herz, gleichzeitig kommt es zu einer Abnahme der Baroreflex-Sensitivität. Zusätzlich verstärkt Angiotensin II die Sympathikusaktivität sowohl auf der Ebene der Ganglien und Nervenendigungen als auch zentral über die zirkumventrikulären Organe. ACE-Inhibitoren, Sartane und Renin-Antagonisten verbessern die Baroreflex-Sensitiviät und reduzieren die sympathische Aktivität.
Aldosteron hemmt den Baroreflex und potenziert den Effekt der Catecholamine. Die Gabe von Spironolacton als Antagonist von Aldosteron reduziert die Herzfrequenz und verbessert die HRV, vor allem zwischen 6.00 und 10.00 Uhr morgens. (In dieser Zeit ist auch die Ausschüttung von Aldosteron am höchsten.) Spironolacton verbessert die Synthese von NO durch das Endothel.
In einer Studie mit herzinsuffizienten Patienten konnte durch Spironolacton in einer vergleichsweise kurzen Zeit von vier Wochen eine Verbesserung der parasympathischen Parameter gezeigt werden.

Parameter	Routine (n = 12)		Spironolactone (n = 12)	
	W0	W4	W0	W4
HR (Schläge/min.)	84 ± 11	72 ± 11*	86 ± 13	71± 12*
K* (mmol/l)	3,95 ± 0,6	3,7 ± 0,5	3,85 ± 0,6	4,3 ± 0,4*
LF (ms^2)	252,5 ± 59	269 ± 65	251,7 ± 57	272 ± 61
HF (ms^2)	243,9 ± 41	257 ± 43	241,3 ± 38	281± 45*
NN (ms)	697 ± 112	733 ± 127	690 ± 106	794 ± 107*
SDNN (ms)	75,8 ± 13	77 ± 15	76,2 ± 14	79 ± 13
SDANN (ms)	60,8 ± 23	59 ± 27	59,2 ± 22	60 ± 23
RMSSD (ms)	15,7 ± 5	17 ± 6	16,3 ± 5	18 ± 5
PNN 50%	1,7 ± 1,3	1,9 ± 1,8	1,5 ± 1,6	2,2 ± 1,9

* P <0,05 vs. Vorbehandlung

Tab.: Wirkung von Spironolacton auf die HRV und auf circadiane Rhythmen von Patienten mit Herzinsuffizienz (nach: Zhang Yu, Journal of Chinese Medicine; 2006, 10, Vol. 1, No. 5)

Unterschiedliche Zeitverzögerungen der Blutdruckkontrolle verursachen Oszillationen auf unterschiedlichen Frequenzen.

Endothelial. NO-System (HF)	Baroreflex (LV)	Renin-Angiotensin-System (VLF)
Messung des Scherstresses	Antwortzeit des Barorezeptors	Verringerung der Na-Konzentration im distalen Tubulus
Freisetzung von NO aus dem Endothel	Afferente Nervenleitung	Renin-Freisetzung
Diffusion von NO	Zentrale Verarbeitung	Bildung von Angiotensin I
Bildung von cGMP	Efferente Nervenleitung	Bildung von Angiotensin II
Endorgan-Antwort, z. B. Vasodilatation	Endorgan-Antwort, z. B. Vasokonstriktion	Endorgan-Antwort, z. B. Vasokonstriktion

Tab.: Einflussgrößen der Blutdruckkontrolle in den unterschiedlichen Frequenzbereichen

5.7. Stressachse

Die Hypothalamus-Hypophysen-Nebennierenrinden-Achse (Kortisolachse) reguliert die adrenale Kortisolsynthese durch übergeordnete Zentren und Feedback-Mechanismen.

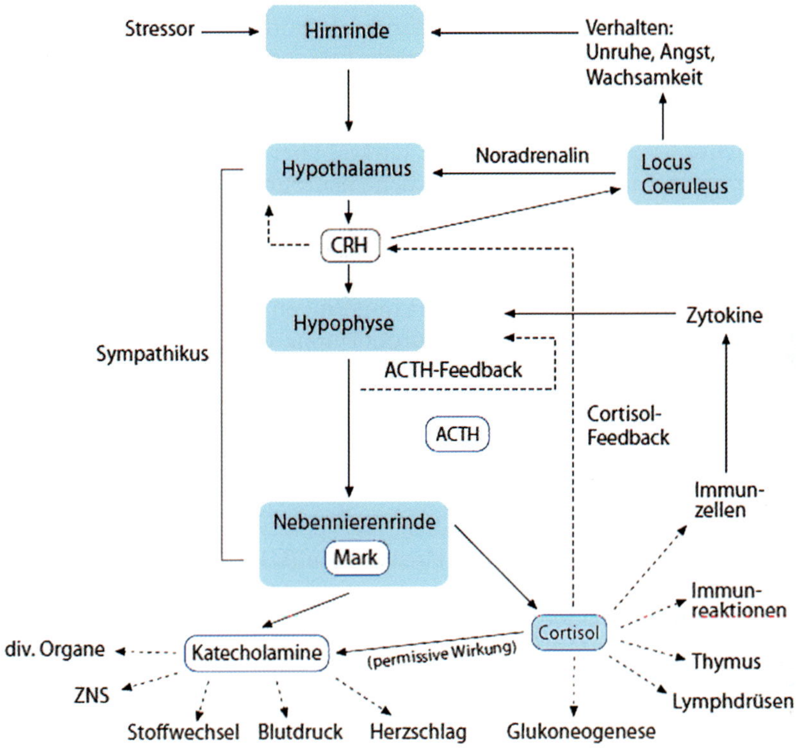

Abb.: Kortisol – Anpassung des Organismus in Stresssituationen (aus: Kirkamm R., Labor Ganzimmun, Mainz 2007, Fachbroschüre 0017)

Die Hypothalamus-Hypophysen-Nebennierenrinden-Achse (HPA axis) wird durch „Stressoren" aktiviert und durch zirkadiane Oszillatoren reguliert. Maximale Aktivität zeigt sie in den frühen Morgenstunden, während das System in den ersten Stunden des Schlafs einer ausgeprägten Hemmung unterliegt.
Die Stressachse ist eine dreistufige Kaskade der Hormonfreisetzung, an der der Hypothalamus, die Hypophyse und die Nebennierenrinde beteiligt sind. Übergeordnet unterliegt die Stressachse einer Regulation durch limbische Strukturen, insbesondere des Hippocampus und der Amygdala.
„Stressoren" führen auf hypothalamischer Ebene zur Freisetzung von Corticotropin-releasing-Hormone (CRH) und Vasopressin aus neurosekretorischen Zellen des Nucleus paraventricularis. Diese Releasing-Hormone wiederum bewirken im Vorderlappen der Hypophyse die Ausschüttung von ACTH (adrenokortikotropes Hormon oder Kortikotropin), aber auch anderer Peptidhormone wie zum Beispiel Endorphin,

die von demselben Vorläufermolekül, Proopiomelanokortin (POMC), abstammen. ACTH gelangt über die Blutbahn in den Körper und führt dort in der Nebennierenrinde zur Freisetzung von Kortisol. Kortisol entfaltet metabolische (Glukoneogenese, Lipolyse, Proteolyse, Insulinresistenz) und immunologische Wirkungen (Entzündungshemmung, Reduzierung der Immunabwehr). Es wirkt außerdem auf hypophysärer und auf hypothalamischer Ebene im Sinne eines negativen Feedbacks auf die Freisetzung von ACTH beziehungsweise CRH zurück. Wahrscheinlich übt dabei auch ACTH negative Feedback-Wirkungen auf die hypothalamischen Releasing-Hormone aus. Durch das vegetative Nervensystem kommt es durch sympathogene Aktivierung zur Freisetzung von Catecholaminen.

Die an der Stressachse beteiligten Substanzen wirken über Rezeptoren im Gehirn auch auf zentralnervöse Strukturen, die verschiedene neurophysiologische Funktionen vermitteln. Das Kortisol übt einen sehr direkten Einfluss auf zentralnervöse Rezeptoren aus, da es wegen seiner Lipophilität die Blut-Hirn-Schranke relativ leicht überwindet. Für Peptidhormone wie ACTH und CRH gilt dies nicht. Peripher freigesetztes ACTH kann allerdings durch aktiven Transport in geringen Mengen die Blut-Hirn-Schranke passieren. Die hypothalamischen Neurohormone wie CRH und Vasopressin entfalten ihre Wirkungen primär durch direkte Freisetzung als Neuropeptide in bestimmten Hirnstukturen. Stress und zirkadiane Faktoren wirken über diese hypothalamischen Neurone einerseits auf die beschriebenen endokrinen und andererseits auf übergeordnete kognitive und emotionale Prozesse ein.

Kortisol bindet im Gehirn an zwei verschiedene Rezeptortypen: die Mineralkortikoidrezeptoren (MR) und die Glukokortikoidrezeptoren (GR). Während letztere in Neuronen und Gliazellen fast aller Gehirnregionen nachzuweisen sind, konzentrieren sich MR stark auf limbische Regionen, insbesondere auf den Hippocampus. Als Gehirnregion, in der sowohl GR als auch MR in hoher Zahl vorhanden sind, kommt dem Hippocampus somit eine Schlüsselstellung im Hinblick auf zentralnervöse Kortikosteroidwirkungen zu. Der Schwerpunkt der Wirkungen von Kortisol liegt im Bereich der Gedächtnisbildung, obwohl dieses Steroid auch als Modulator von Emotionen und Stimmungen eine Rolle spielt. Bei chronischer Stressbelastung und Depression kommt es zu einer Verkleinerung der Hippocampus-Region durch Zelltod.
ACTH und verwandte Peptide beeinflussen insbesondere Aufmerksamkeitsfunktionen, während CRH-Wirkungen vor allem im Zusammenhang mit emotionalen Funktionen gefunden wurden.

5.8. Schmerz und HRV

Im HRV-Bild treten bei nächtlichen chronischen und wirbelsäulennahen Schmerzen auffallende Oszillationen mit hoher Amplitude im Bereich um 0,05 Hz auf, die an die zehn Minuten anhalten und immer wieder auftreten.
Diese Oszillationen zeigen eine Periodendauer von 20 Sekunden, das bedeutet, sie treten dreimal pro Minute auf. Bei allen Personen, die diese Oszillationen in der Nacht zeigen und subjektiv schmerzfrei sind, ist entweder eine Depression bekannt, die medikamentös nicht optimal eingestellt ist, oder es handelt sich um eine nächtliche Atemstörung mit Arousals, was in der Atmungsanalyse leicht zu unterscheiden ist.

Beispiel: 56 Jahre alte Frau, wirbelsäulenbedingte chronische nächtliche Schmerzen bei Retrolisthese C5/6, Gleitinstabilität C4/5 und Osteoporose. Sie erhält Physikalische Therapie und Heilgymnastik, eine Schmerzmedikation wird von der Patientin nicht gewünscht.

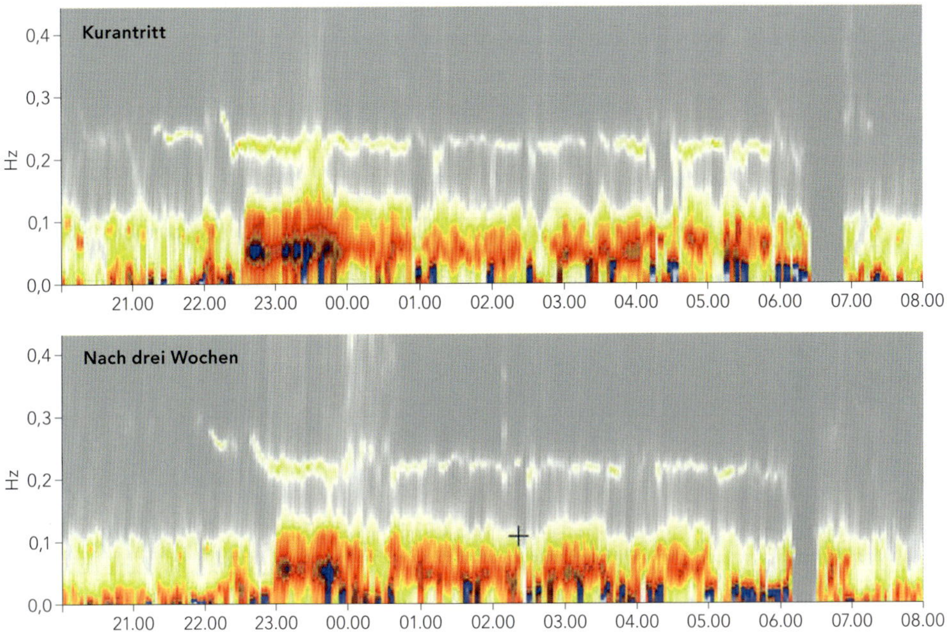

Abb.: Zwölf-Stunden-Nachtmessung, auffallende Oszillationen hoher Amplitude (blau) bei 0,05 Hz

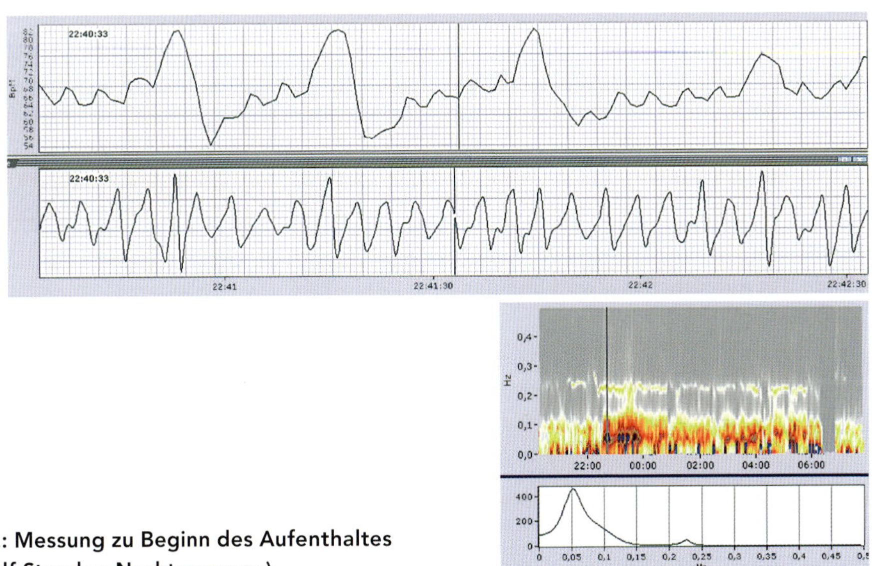

Abb.: Messung zu Beginn des Aufenthaltes (Zwölf-Stunden-Nachtmessung)

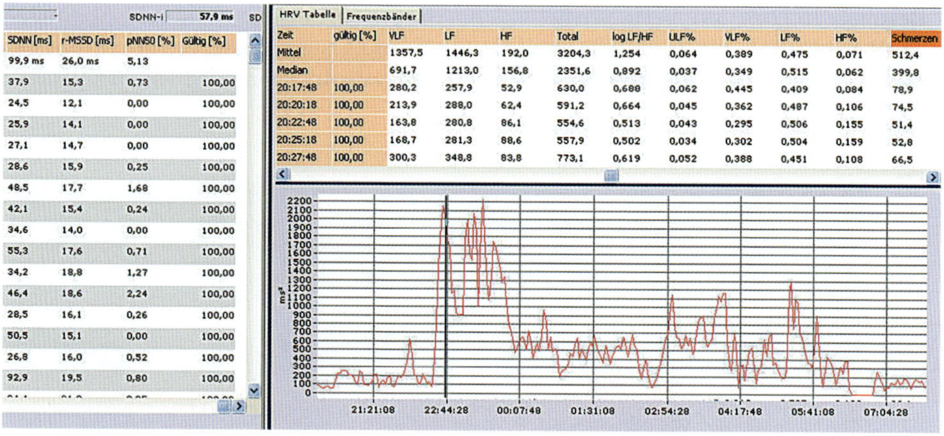

SDNN [ms]	r-MSSD [ms]	pNN50 [%]	Gültig [%]
99,9 ms	26,0 ms	5,13	
37,9	15,3	0,73	100,00
24,5	12,1	0,00	100,00
25,9	14,1	0,00	100,00
27,1	14,7	0,00	100,00
28,6	15,9	0,25	100,00
48,5	17,7	1,68	100,00
42,1	15,4	0,24	100,00
34,6	14,0	0,00	100,00
55,3	17,6	0,71	100,00
34,2	18,8	1,27	100,00
46,4	18,6	2,24	100,00
28,5	16,1	0,26	100,00
50,5	15,1	0,00	100,00
26,8	16,0	0,52	100,00
92,9	19,5	0,80	100,00

Zeit	gültig [%]	VLF	LF	HF	Total	log LF/HF	ULF%	VLF%	LF%	HF%	Schmerzen
Mittel		1357,5	1446,3	192,0	3204,3	1,254	0,064	0,389	0,475	0,071	512,4
Median		691,7	1213,0	156,8	2351,6	0,892	0,037	0,349	0,515	0,062	399,8
20:17:48	100,00	280,2	257,9	52,9	630,0	0,688	0,062	0,445	0,409	0,084	78,9
20:20:18	100,00	213,9	288,0	62,4	591,2	0,664	0,045	0,362	0,487	0,106	74,5
20:22:48	100,00	163,8	280,8	86,1	554,6	0,513	0,043	0,295	0,506	0,155	51,4
20:25:18	100,00	168,7	281,3	88,6	557,9	0,502	0,034	0,302	0,504	0,159	52,8
20:27:48	100,00	300,3	348,8	83,8	773,1	0,619	0,052	0,388	0,451	0,108	66,5

Abb.: Die Bande „Schmerzen" wurde für den Bereich 0,04 bis 0,06 Hz definiert.

Pulskurve

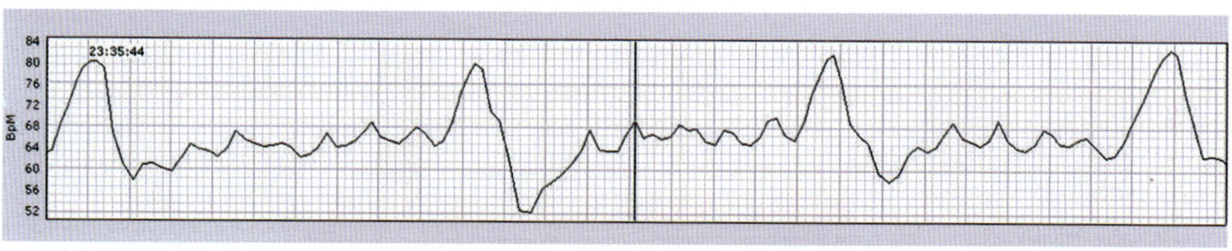

Atemkurve

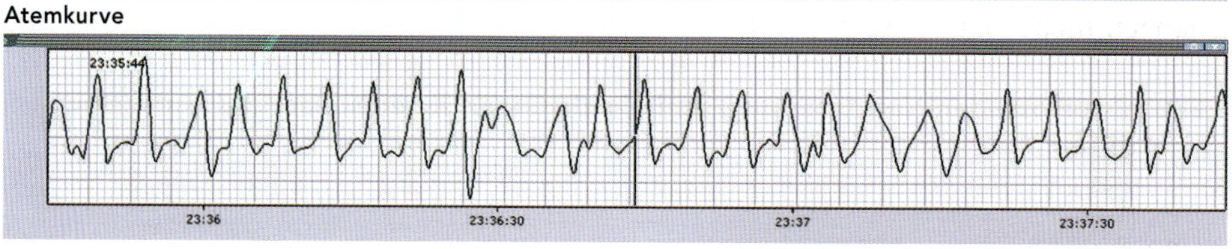

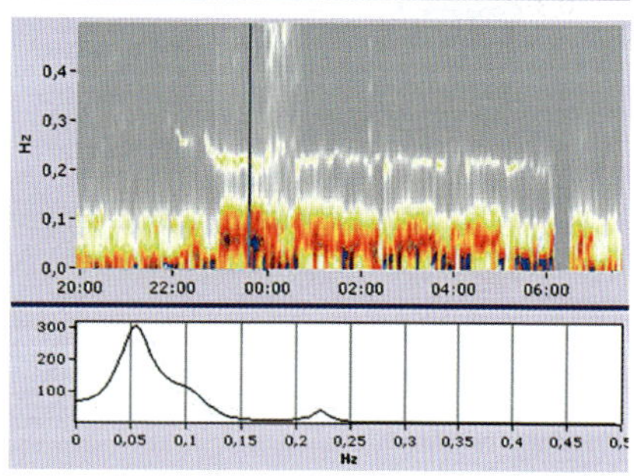

Abb.: Messung nach knapp drei Wochen am Ende des Aufenthaltes (Zwölf-Stunden-Nachtmessung)

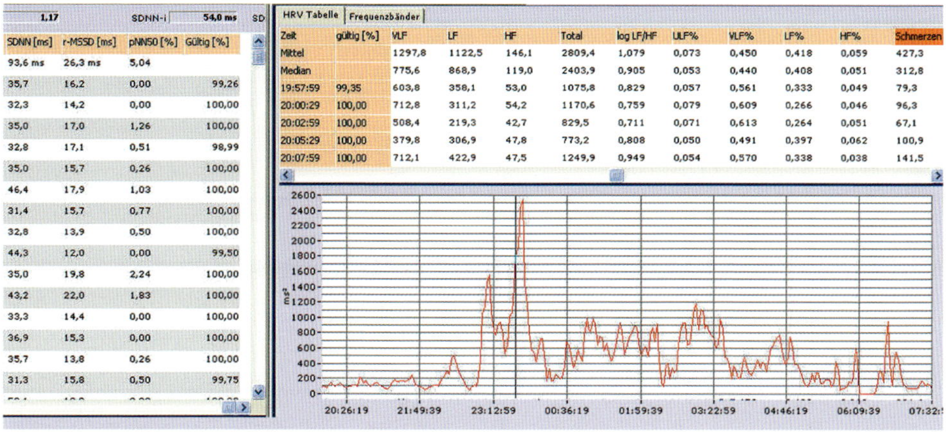

Abb.: Es ist zu einer tendenziellen Abnahme von log LF/HF gekommen, subjektiv wird von der Patientin eine leichte Besserung angegeben.

Ein 44-jähriger Mann mit jahrelangem Nikotinabusus und hoher Stressbelastung wurde nach zwei Notarzteinsätzen wegen akutem Thoraxschmerz komplett kardiologisch abgeklärt. Das Ergebnis war unauffällig. Aufgrund der Zwölf-Stunden-Nachtmessung mit dem Hinweis auf eine Aktivierung im Bereich 0,05 Hz wurde bei anamnestisch bekannter degenerativer Spondylopathie und St.p. M. Scheuermann mit einer Physio- und NSAID-Therapie begonnen, die akute Schmerzsymptomatik ist danach nicht mehr aufgetreten.

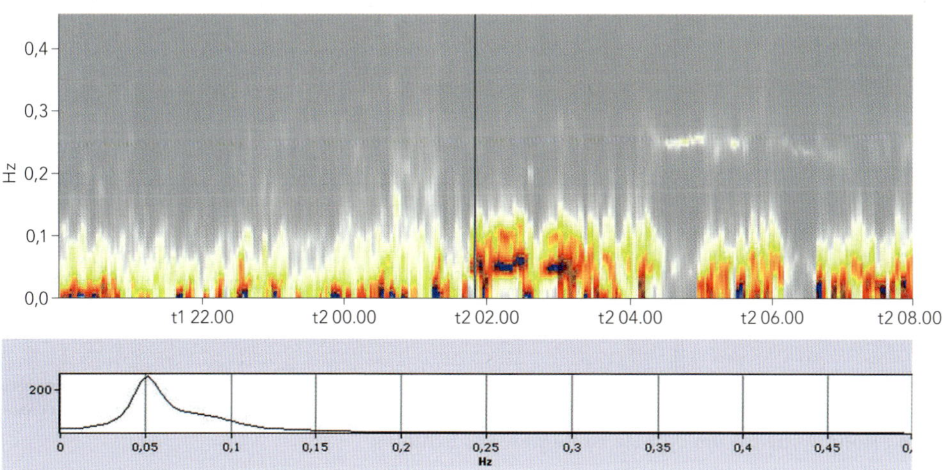

Abb.: 81: Zwölf-Stunden-Nachtmessung mit auffälliger Aktivität um 0,05 Hz zu Beginn des Schlafes (Patient geht um 2.00 Uhr ins Bett)

Pulskurve

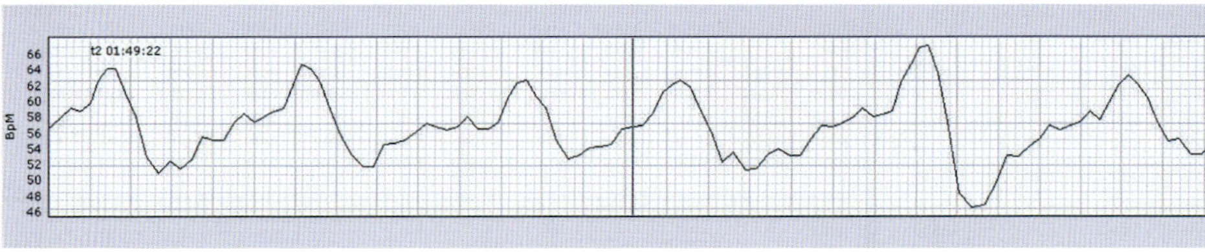

Atemkurve

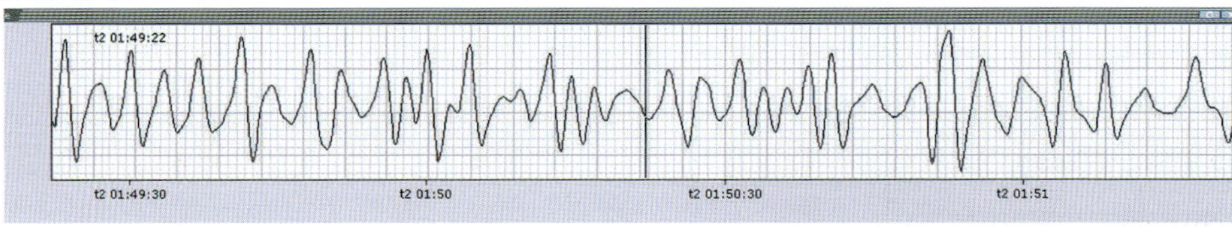

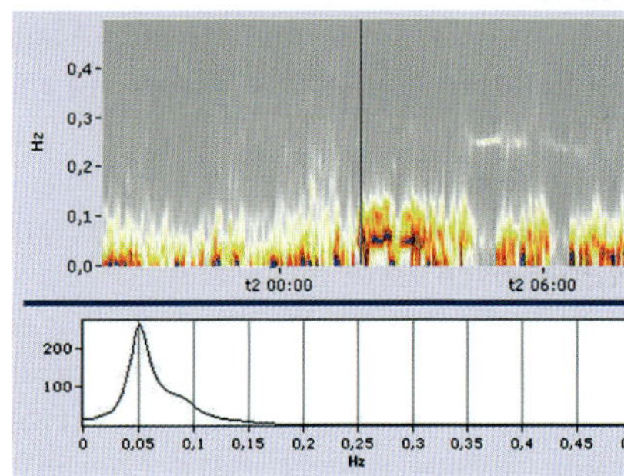

Abb.: Puls und Atemkurve beim selben Patienten

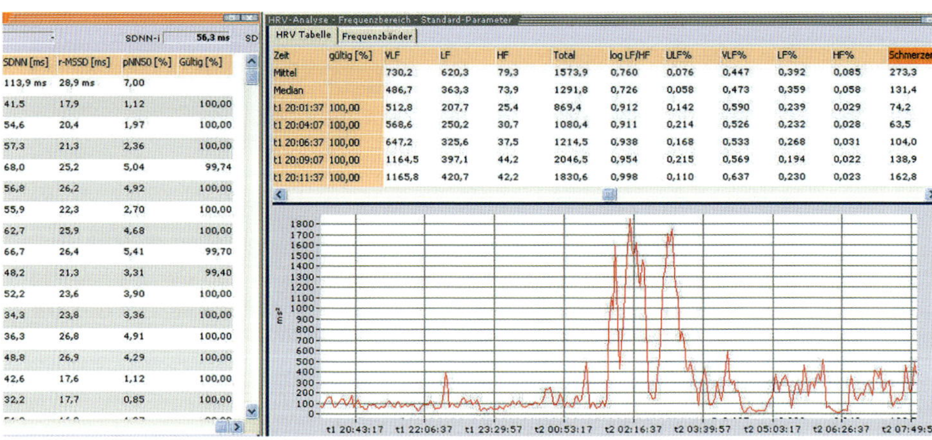

Abb.: Hohe Aktivität um 0,05 Hz zu Beginn des Schlafes

Schmerz ist eine der Afferenzen, die über den Nervus vagus vermittelt wird. Inflammation, eine Komponente des Schmerz, verhält sich invers zur HRV beziehungsweise zur vagalen Aktivität. Häufig finden sich in Studien über Schmerz und HRV eine Zunahme von LF als Ausdruck einer verstärkten Baroreflex-Aktivität – unabhängig vom Geschlecht der Probanden und Untersucher – sowie eine Abnahme von HF als Ausdruck der Verringerung der vagalen Kontrolle. Beschrieben wird dieser Zusammenhang unter anderem für komplexe Schmerzsyndrome, Fibromyalgie, chronisches Cervicalsyndrom, Reizdarmsyndrom, Cephalea sowie schmerzbedingte Krankenstände. Verglichen mit der großen Studienanzahl zum Thema chronischer Schmerz und wiederholten Schmerzzuständen gibt es wenige Untersuchungen der HRV mit gesunden Probanden und Schmerzstimuli. Im Tiermodell führt die Vagotomie zu diffusen Schmerzzuständen in der Muskulatur, die ansonsten kein Substrat aufweisen. Umgekehrt beeinflusst die Vagusstimulation die Schmerzwahrnehmung und Schmerzverarbeitung vor allem bei depressiven Patienten sehr positiv.

Letztendlich schließt sich nun der Kreis aus Afferenzen, Verarbeitung im zentralen autonomen Netzwerk und Efferenzen in Form von Parasympathikus und Sympathikusfasern, die zum Erfolgsorgan Herz ziehen. Hier werden die Datenmengen aufgezeichnet und aufgeschlüsselt, die letztendlich im HRV-Bild und zu Zahlen komprimiert vorliegen.

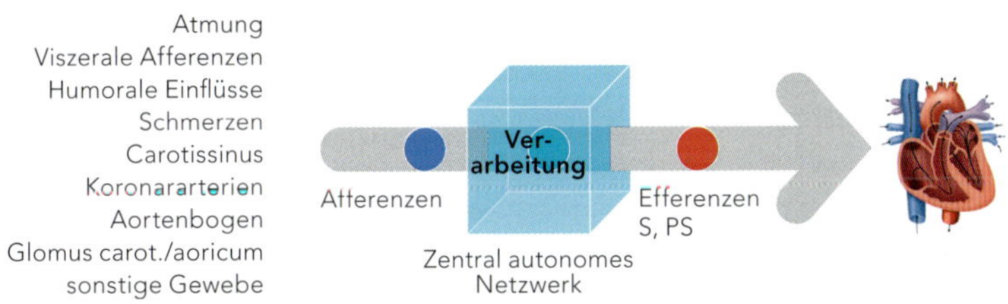

Abb.: Überblick über Afferenzen, Verarbeitung und Efferenzen, die das Zielorgan Herz erreichen

Insgesamt dienen alle Reflexe und hormonellen Regelkreise der Anpassung an verschiedenste Anforderungen. Körperliche Belastung erfordert zum Beispiel eine Erhöhung der Herzfrequenz und der Pumpleistung des Herzens. Erreicht wird dies durch eine Abnahme der Vagushemmung, durch eine verstärkte Bindung von Adrenalin und Noradrenalin an die Rezeptoren des Herzmuskels und einen stärkeren Blutfluss zum Herzen.

LITERATUR

Avnon Y, Nitzan M, Sprecher E, Rogowski Z, Yarnitsky D. Autonomic asymmetry in migraine: augmented parasympathetic activation in left unilateral migraineurs. Brain Brain 2004; 127: 2099–2108

Beissner F. The Autonomic Brain: An Activation Likelihood Estimation Meta-Analysis for Central Processing of Autonomic Function; The Journal of Neuroscience, June 19, 2013; 33(25): 10503–10511

Benarroch EE. The central autonomic network: functional organization, dysfunction, and perspective, Mayo Clinic Proceedings (Impact Factor: 5.81). 11/1993; 68(10): 988–1001

Bernard C. 1867. Lecture on the physiology of the heart and its connections withthe brain, delivered at the Sorbonne, the 27th March, 1865. Tr. By J.S. Morel,Savannah, Purse.

Busch V, Zeman F, Heckel A, Menne F, Ellrich J, Eichhammer P. The effect of transcutaneous vagus nerve stimulation on pain perception – an experimental study. Brain Stimul, 6(2), 2013, 202–209. doi: 10.1016/j.brs.2012.04.006

Cameron OG. Visceral Sensory Neuroscience Interoception. New York 2002

Campbell LC, Clauw DJ, Keefe FJ. Persistent pain and depression: a biopsychosocial perspective. Biological Psychiatry 2003; 54 (3): 399–409

Cechetto DF, Saper CB. Evidence for a viscerotropic sensory representation in the cortex and thalamus in the rat. J Comp Neurol 1987; 262: 27–15

Critchley HD et al. Cerebral correlates of autonomic cardiovascular arousal: a functional neuroimaging investigation. Journal of Physiology 2000; 523: 259–270

Darwin C. The Expression of Emotions in Man and Animals. London 1872: John Murray. doi: 10.1037/10001-000

Eckberg DL. Parasympathetic cardiovascular control in human disease: a critical review of methods and results. Am J Physiol 1980; 239: 581–593

Enck P et al. Heart rate variability in the irritable bowel syndrome: a review of the literature. Neurogastroenterol Motil 2012 Vol 24 (206–216)

Forsythe P. Gut microbes as modulators of the neuro-immuno-endocrine system; PharmaNutrition Volume 1, Issue 4, October 2013, Pages 115–122

Furuta S, Shimizu T, Narita M, Matsumoto K, Kuzumaki N, Horie S, Narita M. Subdiaphragmatic vagotomy promotes nociceptive sensitivity of deep tissue in rats. Neuroscience, 164(3), 2009, 1252–1262. doi: 10.1016/j.neuroscience. 2009.09.021Gray MA et al. A cortical potential reflecting cardiac function; PNAS, April 17, 2007, vol. 104 no. 16

Gudmundsson G. Intracranial Pressure and the Role of the Vagus Nerve: A Hypothesis; World Journal of Neuroscience, 2014, 4, 164–169

Hagemann D et al. Central and autonomic nervous system integration in emotion. Brain and cognition 2003; 52 (1): 79–87

Haiya W, Ling L, and Xiao S. "Vagus Nerve through 7 nAChR Modulates Lung Infection and Inflammation: Models, Cells, and Signals", BioMed Research International, vol. 2014, Article ID 283525, 20 pages, 2014. doi: 10.1155/2014/283525

Harrison NA et al. Central autonomic network mediates cardiovascular responses to acute inflammation: Relevance to increased cardiovascular risk in depression? Brain, Behavior, and Immunity Volume 31, July 2013, Pages 189–196

Henderson LA et al. Brain responses associated with the Valsalva Maneuver Revealed by Functional Magnetic Resonance Imaging. J Neurophysiology 2002; 88: 3477–3486

Hilz MJ et al. Hemispheric influence on autonomic modulation and baroreflex sensitivity. Ann Neurol 2001; 49: 575–584

Koenig J et al. Lower Resting State Heart Rate Variability Relates to High Pain Catastrophizing in Patients with Chronic Whiplash Associated Disorders and Healthy Controls; Article in Pain Practice in press, July 2015

Koenig J, Jarczok MN, Ellis RJ, Hillecke TK, Thayer JF. Heart rate variability and experimentally induced pain in healthy adults: a systematic review. Eur J Pain, 18(3), 2014, 301–314. doi: 10.1002/j.1532–2149.2013.00379.x

Komisaruk BR, Whipple B. Functional MRI of the Brain During Orgasm In Women; Annu Rev Sex Res. 2005; 16: 62–86

Lee SW et al. A bihemispheric autonomic model for traumatic stress effects on health and behavior; Front Psychol. 2014; 5: 843

Lerma C, Martinez A, Ruiz N, Vargas A, Infante O, Martinez-Lavin M. Nocturnal heart rate variability parameters as potential fibromyalgia biomarker: correlation with symptoms severity. Arthritis Research & Therapy, 13(6), 2011, R185–R185. doi: 10.1186/ar3513

Malpas SC. What sets the long-term level of sympathetic nerve activity: is there a role for arterial baroreceptors? Am J Physiol Regul Integr Comp Physiol 2004; 286: R1–R12

Montiel-Castro AJ et al. The microbiota-gut-brain axis: neurobehavioral correlates, health and sociality; Frontiers in Integrative Neuroscience, October 2013; Volume 7: 70

Mork PJ, Nilsson J, Lorås Håvard W, Riva R, Lundberg U, Westgaard RH. Heart rate variability in fibromyalgia patients and healthy controls during non-REM and REM sleep: a case-control study. Scandinavian Journal of Rheumatology. vol. 42 (6), 2013

Newen A, Vogeley K. Selbst und Gehirn. Paderborn 2001

Ohayon MM. Specific characteristics of the pain/depression association in the general popu-lation. J Chin Psychiatry 2004; 65 suppl 12: 5–9

Park G, Thayer JF. From the heart to the mind: cardiac vagal tone modulate stop-down and bottom-up visual perception and attention to emotional stimuli, Frontiers in Psychology, May 2014, Volume 5, Article 278

Perez-Burgos A et al. Psychoactive bacteria Lactobacillus rhamnosus(JB-1) elicits rapid frequency facilitation in vagal afferents; Am J Physiol Gastrointest Liver Physiol 304: G211–G220, 2013.

Powley TL. Vagal afferent innervation of the proximal gastrointestinal tract mucosa: Chemoreceptor and mechanoreceptor architecture

Powley TL. Vagal input to the enteric nervous system, Gut2000; (Suppl IV) 47: iv30–iv32

Riganello F. Heart Rate Variability and the Two-way Interaction Between Cns and the Central Autonomic Network, Exp Clin Cardiol Vol 20 Issue 9, pages 5584–5595/2014

Rosen HJ et al. Central nervous pathways mediating angina pectoris. The Lancet 1994; 344 (8916): 147–150

Rosen SD et al. Silent Ischemia as a Central Problem: Regional Brain Activation Compared in Silent and Painful Myocardial Ischemia. Annals of Internal Medicine 1996; 124 (11): 939–949

Sato A et al. Aging effects on conduction velocities of myelinated and unmyelinated fibers of peripheral nerves; Neuroscience Letters, Volume 53, Issue 1, 7 January 1985, Pages 15–20

Schandry R. Vom Herz zum Hirn. Deutsche Med Wochenschrift 2003; 128: 2707–2711

Schmidt RF. Grundriß der Neurophysiologie. Berlin 1987

Singer T et al. Empathy for pain involves the affective but not sensory components of pain. Science 2004; 302: 290–299

Stakenborg N et al. The versatile role oft he vagus nerve in the gastrointestinal trakt; EMJ Gastroenterol. 2013; 1: 106–114.

Thayer JF. A meta-analysis of heart rate variability and neuroimaging studies: Implications for heart rate variability as a marker of stress and health; Neuroscience and Biobehavioral Reviews 36 (2012) 747–756

Williamson JW et al. Activation of the insular cortex in affected by the intensity of exercise. Journal of Applied Physiology 1999; 87: 1213–1219

6. CHRONOBIOLOGIE

Unser ältester Rhythmusgeber ist das Licht. Sonnenauf- und Untergang bestimmen den Tag-Nacht-Zyklus, der uns ein biologisches Zeitraster vorgibt, welches auch unser Verhalten mitbeeinflusst. Rhythmen haben bereits das Leben unserer frühen Vorfahren bestimmt, bevor es ihnen gelang, ein Konzept von der Zeit zu entwickeln.
Wir Menschen verbrachten den überwiegenden Teil unserer Existenz als Jäger und Sammler. Diese Lebensform bedingt eine gewisse soziale Organisation, deren Rahmenbedingungen unsere physischen, geistigen und emotionalen Eigenschaften geformt haben, die noch heute unsere Baupläne bestimmen. Die charakteristische Dynamik dieser Überlebensgemeinschaft spiegelt sich in Zeitstrukturen wider. Anthropologische Feldstudien in einer Jäger-Sammler-Gemeinschaft (Meier-Koll 1992) zeigen, dass sich Mitglieder einer Gruppe in periodischen Abständen von circa zwei Stunden versammeln, um zu essen oder zu ruhen und dann wieder verschiedenen Beschäftigungen nachgehen. Dies wiederholt sich mehrmals am Tag. Das Leben einer Gruppe erscheint als periodisches Pulsieren im Sinne von Ruhe-Aktivitäts-Zyklen. Treffen mehrere Gruppen zusammen, synchronisieren sich diese Zyklen, um Arbeiten zu koordinieren und gleichzeitig den Wechsel von physischer Anstrengung und Erholung zu optimieren.

Auch heute würde, wenn wir dies zulassen, eine 90 bis 120 Minuten dauernde Aktivitätsphase (Leistungshoch) von einer circa 20-minütigen Regenerationsphase (Müdigkeit) abgelöst werden. Der BRAC (basic rest activity cycle) entspricht der Fortsetzung der nächtlichen Schlafarchitektur. Während der Leistungsphase sind andere Regulationsvorgänge erforderlich als in Ruhephasen.

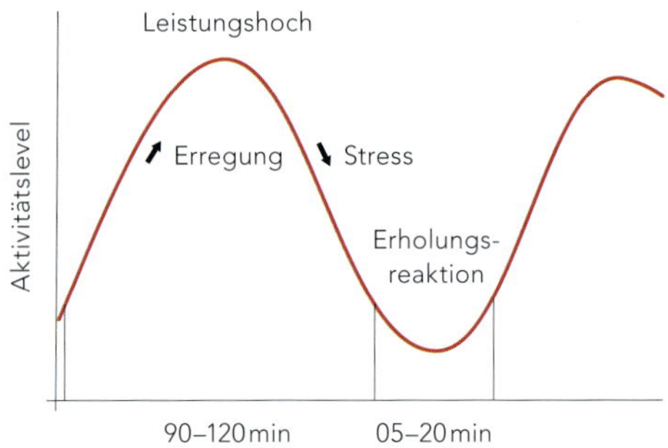

Abb.: Der ultradiane Leistungsrhythmus

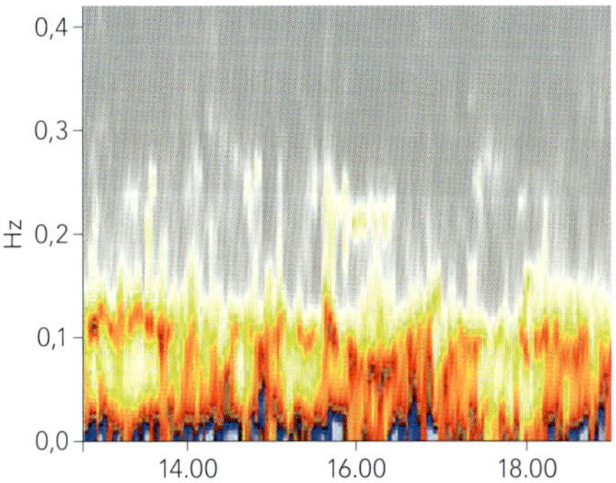

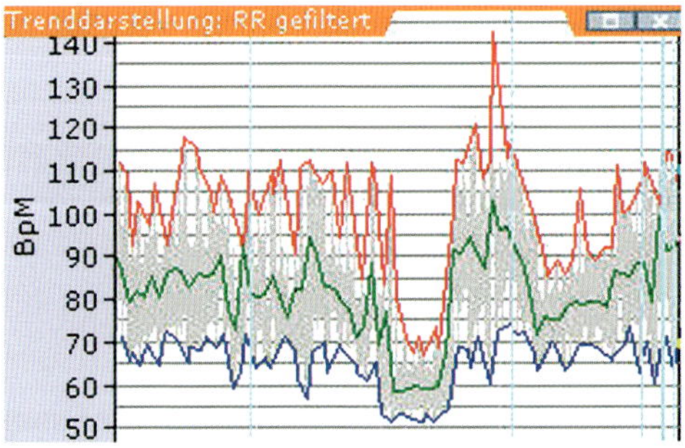

Abb.: Beispiel für eine effektive Erholungsreaktion bei 16.00 Uhr

6.1. Die Tag-Nacht-Regulation

Die Herzfrequenz, der mittlere Blutdruck und die renale Sympathikusaktivität werden drei Wochen nach Implantation eines Katheters und Elektroden in einen Hasen aufgezeichnet. Dabei zeigt sich eine deutliche Tag-Nacht-Periodizität der Herzrate, des Blutdrucks und der sympathischen Aktivität.

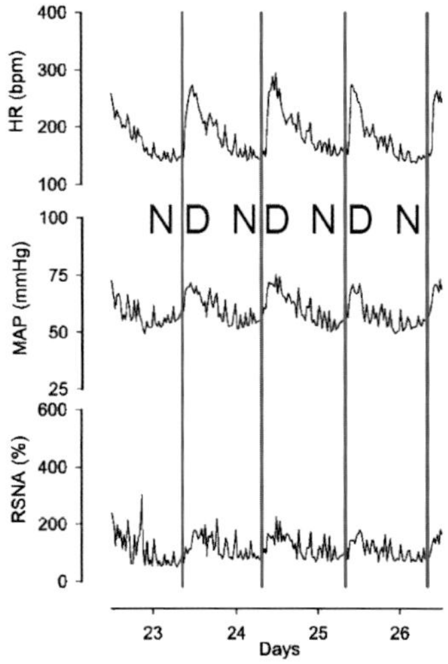

Abb.: Die Tag-Nacht-Periodizität wird durch Schwankungen im autonomen Nervensystem verursacht
(nach: Malpas S.C., What sets the long-therm level of sympathetic nerve activity: is there a role for arterial vasoreceptors? Am J Physiol Regul Integr Comp, Physiol. 2004 Jun.; 286 (1): R1–R12).

Auch beim Menschen ist der auffälligste Rhythmus der Tag-Nacht-Rhythmus. Dass dieser von einer biologischen Uhr gesteuert wird, die unabhängig von äußeren Zeitgebern funktioniert, bewiesen zahlreiche Bunkerexperimente, wobei die Probanden mehrere Wochen ohne Zeitinformation lebten. Der durchschnittliche Proband zeigte eine frei laufende Tagesperiodik von 25 Stunden, das heißt, dass er regelmäßig eine Stunde länger in den nächsten Tag hinein schlief. Je länger die Isolation andauerte, umso chaotischer wurden die Schlaf-Wach-Rhythmen und die vererbte Neigung zum Morgen- oder Abendmenschen kam immer mehr zum Durchbruch.

1729 machte der Astronom Jean Jacques d'Ortous de Mairan die Beobachtung, dass die Mimose auf seinem Fensterbrett jeden Morgen ihre Blätter öffnete und am Abend pünktlich bei Sonnenuntergang schloss. Auch ohne Lichteinfluss in der völligen Dunkelheit eines Schrankes öffneten sich die Blätter ebenfalls unbeirrt jeden Morgen und schlossen sich zur Abendzeit. Er dachte folgerichtig an einen inneren Rhythmusgeber, der die Zeit misst und sich auf Sonnenaufgänge und -untergänge vorbereitet. Dies war der Beginn der Chronobiologie.
Ähnliche Berichte stammen auch von G. Ch. Lichtenberg, Ch. W. Hufeland, Charles Darwin und C. von Linné. Letzterer erstellte eine Blumenuhr, nach der er sich richtete und die sich von herkömmlichen Uhren nur um fünf Minuten Genauigkeit unterschied.

Erst im 20. Jahrhundert begann die wissenschaftliche Erforschung chronobiologischer Phänomene. Erwin Bünning entwarf in den 30er Jahren ein Modell, demzufolge Pflanzen aufgrund einer physiologischen Uhr das Länger- und Kürzerwerden der Tage bestimmen können, sodass sie über Jahreszeiten Bescheid wussten. Der kanadische Ornithologe William Rowan zeigte Ähnliches bei Zugvögeln.

Als das „Triumvirat der Chronobiologie" werden neben Erwin Bünning auch Colin Pittendrih, ein Biologe aus Princeton, und Jürgen Aschoff, der Leiter der Bunkerexperimente, bezeichnet. Pittendrih entdeckte 1954, dass Fliegen unabhängig von der

Außentemperatur immer zur gleichen Zeit schlüpfen, dies erst macht die biologische Uhr zu einem ernst zu nehmenden Zeitmesser. Diese Uhren öffnen auch Zeitfenster zu Abläufen, die nur einmalig im Leben auftreten. Die meisten davon wurden bei Wirbeltieren nachgewiesen: die Körpertemperatur, der Stoffwechsel, der Hormonhaushalt, der Blutdruck, Zellwachstum usw. sind Vorgänge, die Rhythmen folgen. Bis zu den Bakterien hinunter wurden innere Uhren nachgewiesen, die einzige Gruppe, bei der dies bis dato nicht gelungen ist, sind die Archebakterien. Die erste Uhr aber ist fast so alt wie das Leben selbst: Vor 3,5 Millionen Jahren vererbten Cyanobakterien sie erstmals weiter. So entstand auch der Mensch als rhythmisches Wesen.

Lerchen gehen früh schlafen und werden früh wach, Eulen hingegen sind nachtaktiv, gehen spät schlafen und wachen spät auf. Auch bei den Menschen gibt es eine genetische Prädisposition für Morningness-Typen und Eveningness-Typen. Varianten der circadianen Gene sind für diese Präferenz verantwortlich.

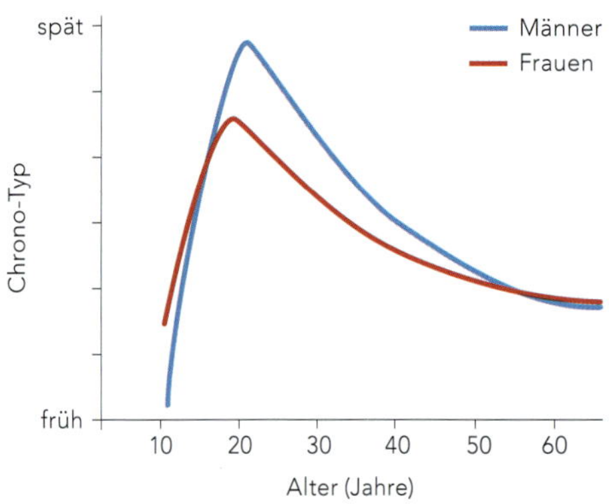

Abb.: Mittelwerte der Selbsteinschätzung „Lerche" versus „Eule" von insgesamt 25.000 befragten Personen. Kinder und alte Menschen zählen eher zu den „Lerchen", junge Erwachsene um 20 Jahre eher zu den Eulen (nach: Spitzer M., Nervenheilkunde 10/2005)

Der echte Morgentyp wird auch als FASPS-Typ (Familial Advanced Sleep Phase Syndrome) bezeichnet. Bei Menschen mit dieser Variante geht die innere Uhr sozusagen ständig vor: Sie werden abends regelmäßig schon um 18.00 Uhr müde und sind dafür bereits gegen 04.00 Uhr wieder fit. Das dafür verantwortliche mutierte Gen, PERIOD 2, wurde bereits 1999 entdeckt. Die innere Uhr läuft bei den FASPS-Betroffenen quasi schneller. Würden sie nicht gesellschaftlich in ein Zeitkorsett gezwungen werden, würde der Tag für sie nur 21 bis 22 Stunden dauern und sich somit ständig nach vorn verlagern. Die Mutation des PERIOD-2-Gens bremst normalerweise durch Phosphorylisierung die Akkumulation von „Wecker-Proteinen". Die daraus resultierende beschleunigte Anhäufung derartiger Proteine stellt die innere Uhr vor und führt zu vorzeitigem Aufwachen.

Im Gegensatz dazu gibt es die „Eulen"- oder Eveningness-Typen, die verzögerte Schlafphasen besitzen – Delayed Sleep Phase Syndrome (DSPS). Diese Menschen tendieren dazu, erst nach Mitternacht müde zu werden und bis in den Vormittag schlafen zu können. Genetische Varianten: PERIOD 3, CLOCK. Die Länge von PERIOD 3 ist bei „Eulen" geringer.

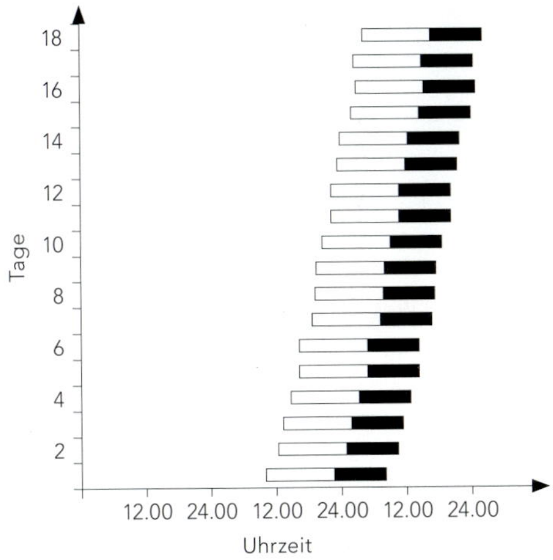

Abb.: Schematische Darstellung der Aktivitätsprofile einer „Eule" unter der Bedingung des Freilaufs, das bedeutet ohne äußere Einflüsse. Der Rhythmus verschiebt sich zunehmend nach rechts, sie wacht also immer später auf und schläft immer später ein. Jugendliche in den Schulferien sind dafür ein gutes Beispiel. (nach: Spitzer M., Nervenheilkunde 10/2005)

In der HRV-Messung sind Eveningness- und Morningness-Typen gut ersichtlich.

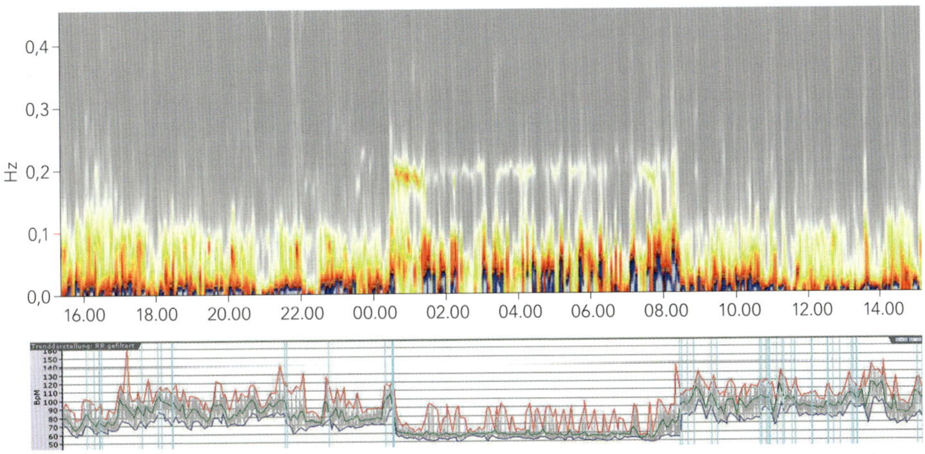

Abb.: 63-jährige Frau, „lebenslanger" Eveningness-Typ mit deutlicher Tag-Nacht-Regulation (wannenförmige Absenkung der Herzfrequenz in der Nacht). Am Abend sind im HF-Bereich keine Müdigkeitszeichen im Sinne einer Parasympathikusaktivierung ersichtlich.

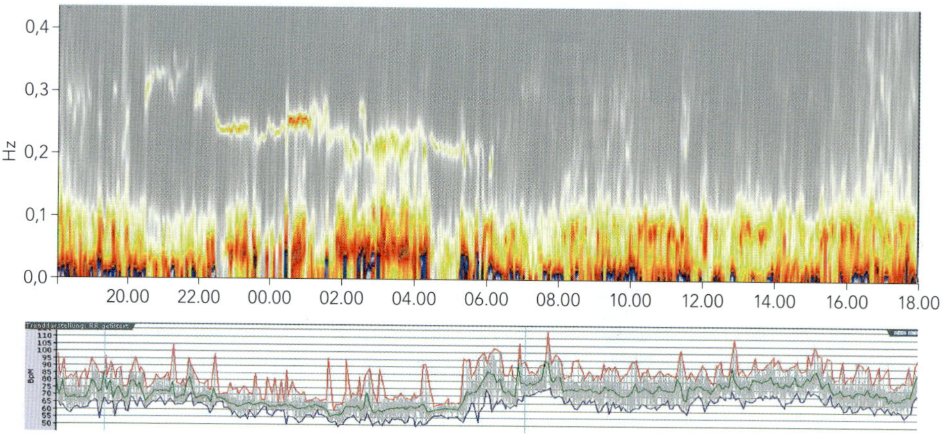

Abb.: 46-jähriger Mann, Morningness-Typ mit ersten Müdigkeitszeichen am Nachmittag und deutlichen Müdigkeitszeichen ab 20.30 Uhr. Er geht jedoch erst gegen 22.30 Uhr ins Bett. Erwachen um 5.00 Uhr.

Die meisten Menschen sind Mischtypen, besitzen ausgewogene Polymorphismen und können sich dadurch in die von Wirtschaft und Gesellschaft vorgegebenen Zeitstrukturen im Großen und Ganzen einfinden.
Vorwiegend in Richtung Eveningness-Typ tendierende Menschen sind hinsichtlich des Nachtschlafes flexibler, da sie ihren Schlaf „hinausschieben" können und einfach länger in den Morgen hinein schlafen, wenn sie später ins Bett gekommen sind. Vorwiegende Morningness-Typen hingegen werden immer zur selben Zeit munter, egal wann sie schlafen gegangen sind. Morningness-Typen sind auf Grund dessen für Berufe mit Schicht- und Nachtdienst schlechter geeignet.

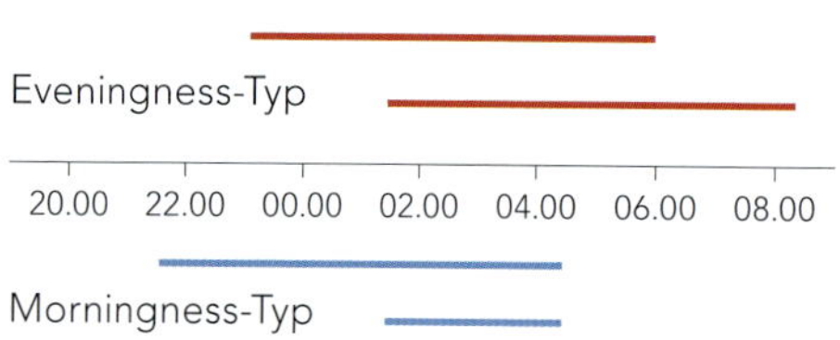

Abb.: Eveningness-Typen können ihre Schlafperiode quasi verschieben. Geht der Morningness-Typ später als sonst schlafen, erwacht er trotzdem zum üblichen Zeitpunkt.

Als zentraler Rhythmusgeber dient der Nucleus suprachiasmaticus (SCN), der sich beidseits angelegt im vorderen Bereich des Hypothalamus befindet, wo sich die Sehnerven kreuzen. Ratten besitzen einen circadianen Rhythmus mit fraktaler Struktur der Herzrate, der dem des Menschen zeitlich sehr ähnlich ist, obwohl die zwei Spezies unterschiedliche Ruhe-/Aktivitätszyklen besitzen. Der Nucleus suprachiasmaticus verursacht diesen endogenen Rhythmus.

Unser Dirigent sitzt ungefähr 10 cm hinter den Augen. Die Synchronisation dieser zentralen Uhr erfolgt durch äußere „Zeitgeber“ über Fasern des retinothalamischen Trakts, die Afferenzen vom optischen System weiterleiten. Die Ganglienzellen in der Retina nehmen durch das fotorezeptive Pigment Melanopsin Licht auf. Diese Art von Zellen wurde erst 2002 entdeckt.

Die Wirkung von Licht auf Müdigkeit, Thermoregulation und Herzfrequenz ist von der Wellenlänge des Lichtes abhängig. Eine Wellenlänge von 460 nm, als blau wahrgenommen, aktiviert, hält munter und verzögert das Absinken der Herzfrequenz und der Körpertemperatur. Dies erfolgt nicht nur über die Hemmung von Melatonin, sondern wird über die Area präoptica des Hypothalamus direkt vermittelt.

Indirekte visuelle Signale gelangen über den geniculohypothalamischen Trakt zum Nucleus suprachiasmaticus, und eine serotonerge Afferenz stammt vom Raphe-Kern. Eine wichtige Aufgabe des Kerngebiets ist die sympathikusvermittelte Bildung von Melatonin (N-Acetyl-5-Methoxytryptamin) in der Zirbeldrüse. Die Epiphyse ist der Nebenniere insofern ähnlich, als dass sie Signale des autonomen Nervensystems in hormonelle Signale umsetzt.

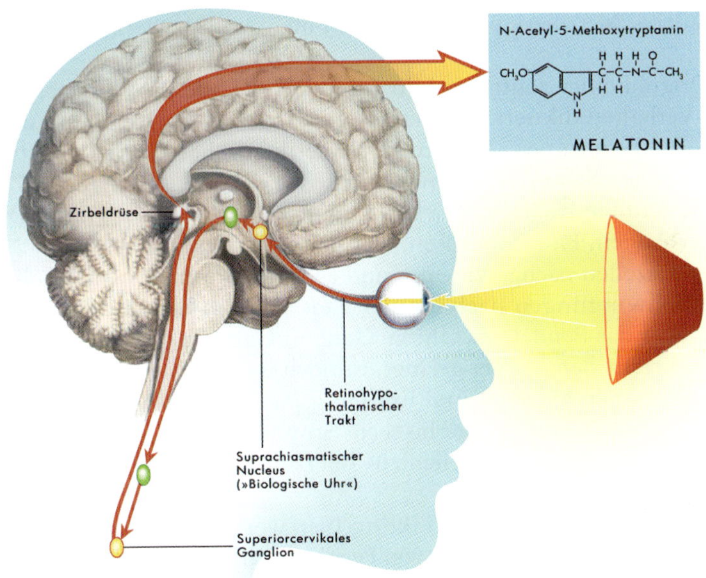

Abb.: Die biologische Uhr des Menschen und ihre Beeinflussung über das Licht
(adaptiert nach: Scheer F.A.J.L., Chronobiologic Aspects of Heart Rate Variability; fscheer@rics.bwh.harvard.edu)

6.2. Genetische Grundlagen der inneren Rhythmen

CLOCK-Gene (CLOCK, PER1, PER2, PER3, CRY1, CRY2, TIM, ARNTL/BMALI, NPAS2) sind Transkriptionsfaktoren. Sie entscheiden, welche Gene abgelesen werden, und bestimmen damit, welches Eiweiß in welcher Menge in der Zelle produziert wird. Das Uhrwerk der Natur ist also so etwas wie ein Pendel in den Genen. Die Uhren-Gene werden abgelesen und ein Eiweiß produziert, ab einer gewissen Menge kommt es zu einer Hemmung der Uhren-Gene im Sinne einer klassischen Feedbackschleife.

Die Kriterien für CLOCK-Gene sind die Aufrechterhaltung der Rhythmizität ohne äußeren Rhythmusgeber sowie die Möglichkeit der Synchronisation mit einer abweichenden Tag-Nacht-Abfolge. Beim single nukleotid polymorphismus (SNP) 471 des NPAS2-Genes zeigt sich eine erhöhte Anfälligkeit für saisonal abhängige Depression (SAD).

Nachdem in Wirklichkeit noch alles viel komplizierter ist, schlagen die Münchner Forscher Till Roenneberg und Martha Merrow ein neues Modell vor: *„Wenn wir die Uhren-Gene und ihre Produkte als individuelle, miteinander vernetzte und aneinander gebundene Regelkreise betrachten, erhalten wir neue Einblicke in ein enorm plastisches System."* Dieses zirkadiane Netzwerk postuliert gleich mehrere Uhrwerke in einer Zelle.

Auch das Dogma einer zentralen Uhr im SCN, die allen rhythmischen Zellen im Körper ihr Verhalten diktiert, ist gefallen. Im Gegenteil, man könnte sie als „Resonanznetzwerk" bezeichnen. Jay Dunlap, amerikanischer Chronogenetiker, spricht von umfangreichen Sammlungen oszillatorischer Zellen in vielzelligen Organismen. Uhren-Gene wurden bis jetzt in Leber, Lungen, Nieren, Herz, Darm, Blutgefäßen, Netzhaut der Augen, Hormondrüsen, Gehirnanteilen außerhalb des SCN und sogar in Bindegewebszellen nachgewiesen – und es werden immer mehr. Isoliert man sie, laufen ihre Schwingungen nach einiger Zeit aus, das bedeutet, dass der zentrale Rhythmusgeber das Pendel der Uhren-Gene in Gang hält. Wie dieser Impuls vom Gehirn in den restlichen Körper gelangt, ist noch unklar. Vielleicht erfolgt die Steuerung ja indirekt über Aktivität und Erholungsphasen. Eines weiß man jedoch: Die peripheren Uhren gehen rund vier bis sechs Stunden nach! So lange dauert es, bis die Eiweißkonzentrationen in den Zellen zu- oder abgenommen haben.

Der SCN gibt die Stärke und den Takt im Netzwerk an und reagiert auf Reize von außen. Gleichzeitig wird er im Sinne von Feedbackschleifen von den peripheren Uhren beeinflusst. Keine Zelle im Körper kann sich dem Einfluss der zahlreichen Rhythmus-Generatoren entziehen.

Erst heute, in einer Gesellschaft, die sich durch elektrisches Licht, Blaulicht emittierende Bildschirme, Fernreisen, Nacht- und Schichtarbeit immer mehr den natürlichen, seit Millionen von Jahren gebildeten Rhythmen der Natur entzieht, wird klar, mit welchen Folgen wir zu rechnen haben. Das Wissen um diese inneren Rhythmen kann helfen, Krankheiten zu überwinden und unser Arbeitsleben vernünftiger zu organisieren.

6.3. Hormonsekretion im Tagesverlauf

Zahlreiche hormonelle Sekretionsprozesse haben einen tageszeitlichen Verlauf und passen sich an umweltbedingte Erfordernisse an. Im Gegensatz dazu ist das Stresssystem in der Lage, sich an situative Anforderungen anzupassen. Es kommt dabei zu Interaktionen zwischen beiden Systemen.

Melatonin als endogener Signalgeber innerhalb des zirkadianen Systems wird über den primären Oszillator gesteuert und in einer jahreszeitlich abhängigen Intensität sezerniert. Kommt es in der Nacht zu Lichtexposition, wird die Produktion von Melatonin bei Säugetieren unterdrückt. Ebenfalls unter dem Einfluss des primären Oszillators steht die Bildung des körpereigenen Cortisols (siehe nachfolgende Abbildung). Im Gegensatz dazu wird die Ausschüttung von Prolaktin und des Wachstumshormons vom Schlaf beeinflusst.

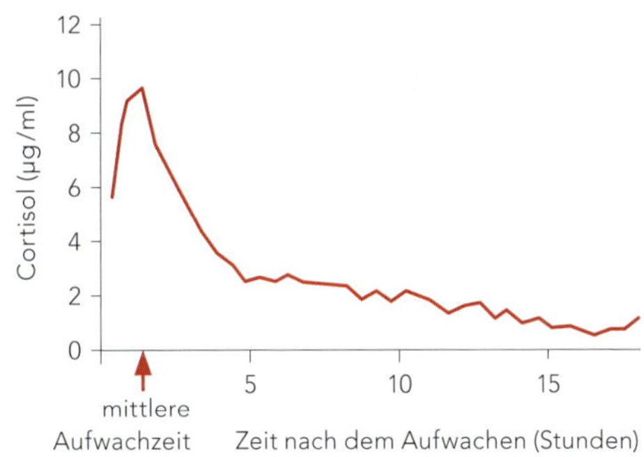

Abb.: Tagesrhythmus von Speichel-Cortisol bezogen auf die mittlere Aufwachzeit (nach: Kirkamm R., Labor Ganzimmun, Mainz, 2007)

Im Rahmen von psychischen Erkrankungen kommt es zu Veränderung des Sekretionsmusters von Hormonen wie Cortisol, Noradrenalin, Melatonin und TSH, wobei es sich meist um eine Amplitudenabflachung der sinusförmigen Sekretionsmuster handelt. Chronische Stressbelastung (Distress) kann zur Überaktivierung der Hypothalamus-Hypophysen-Nebennieren-Achse und einer dauerhaften Cortisolerhöhung führen. Dauerhaft hohe Stressniveaus sind signifikant mit verschiedenen Erkrankungen (u. a. kardiovaskuläre, neurodegenerative und gastrointestinale Erkrankungen, viszerale Adipositas, Tumorerkrankungen) assoziiert. Aber auch Cortisolmangel (Hypocortisolismus) kann krankheitsrelevant sein. 20 bis 25 Prozent der von chronischem Stress Betroffenen entwickeln nach längerer Zeit einen relativen Hypocortisolismus.

Auch Erkrankungen weisen Rhythmen auf. Epidemiologische Daten zeigen zum Beispiel ein Tag-Nacht-Muster bezüglich der Infarktinzidenz mit einem Gipfel um 9.00 Uhr morgens.

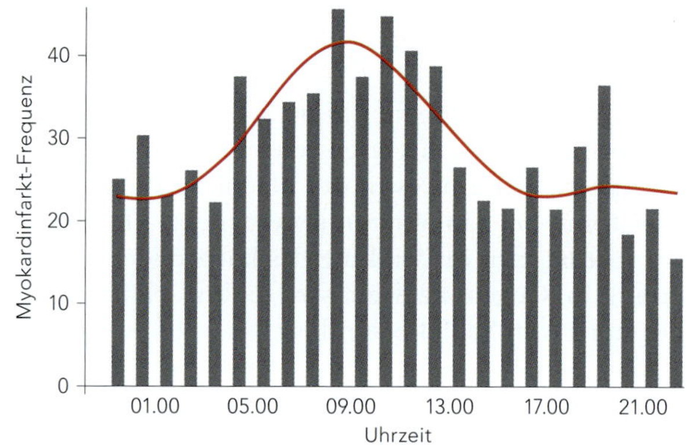

Abb.: Myokardinfarkt-Frequenz (nach: Muller, Am J Hypertens, 1999)

Einen cirkadianen Rhythmus findet man auch bei Asthma. Eine Verschlechterung der Lungenfunktion lässt sich mit fortschreitendem Stadium vor allem nachts feststellen.

Parameter	*Zeit*	*Routinetherapie*	*Spironolactone*
	(Stunden)	*(n = 12)*	*(n = 12)*
LF	06–10 10–06	18 ± 15,2 18,4 ± 14,8	17,5 ± 4,9 19,3 ± 6,1
HF	06–10 10–06	4,9 ± 13,8 14,7 ± 19	54,5 ± 28** 36,7 ± 20*
NN	06–10 10–06	60,5 ± 22 31,1 ± 19	189,9 ± 78** 79,1 ± 47*
HR	06–10 10–06	−16 ± 6 −11,2 ± 4	−19 ± 7 −14,2 ± 5

* P < 0,05
** P < 0,01, Spironolakton vs. Routinetherapie nach Behandlung

Tab.: Circadianer Rhythmus und Medikamentenwirksamkeit am Beispiel von Spironolacton – Effekte von Spironolacton auf die HRV zu unterschiedlichen Zeiten. Eine Spironolactontherapie verursacht einen signifikanten Anstieg der HRV-Parameter vor allem zwischen 6.00 und 10.00 Uhr in der Früh. Während dieser Zeit ist die Standardabweichung der R-R-Intervalle und die HF-Komponente erhöht. (nach: Y. Zhang et al., Intervention of spironolactone on HRV and ist circadian rhythm in patients with heart failure, J. of Chin. Clin. Med. 2006, Vol. 1/5)

6.4. Beispiele für den Tag-Nacht-Rhythmus im Spektrogramm

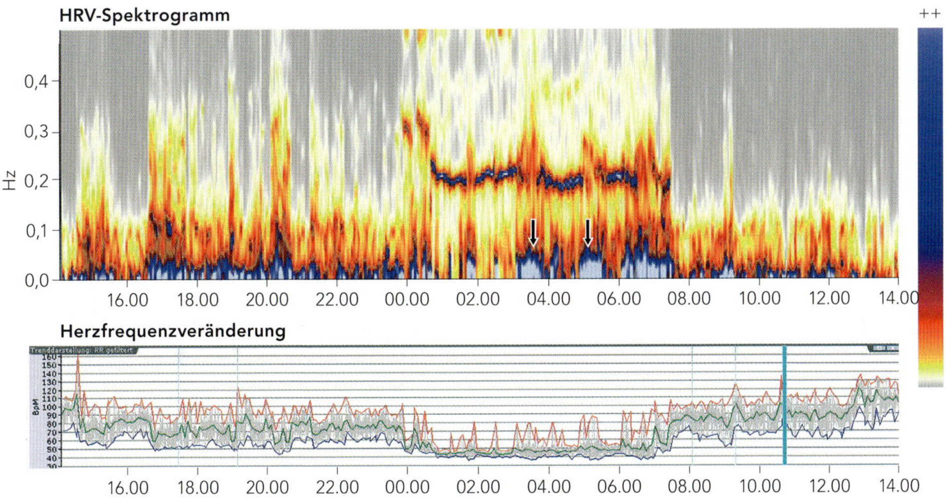

Abb.: Bild einer gesunden 23-jährigen Frau mit deutlicher regulärer wannenförmiger nächtlicher Pulsabsenkung, in den frühen Morgenstunden erhöhte Aktivität im VLF-Bereich im Sinne einer normalen Thermoregulation + ACTH-(Cortisol)Anstieg (Pfeile).

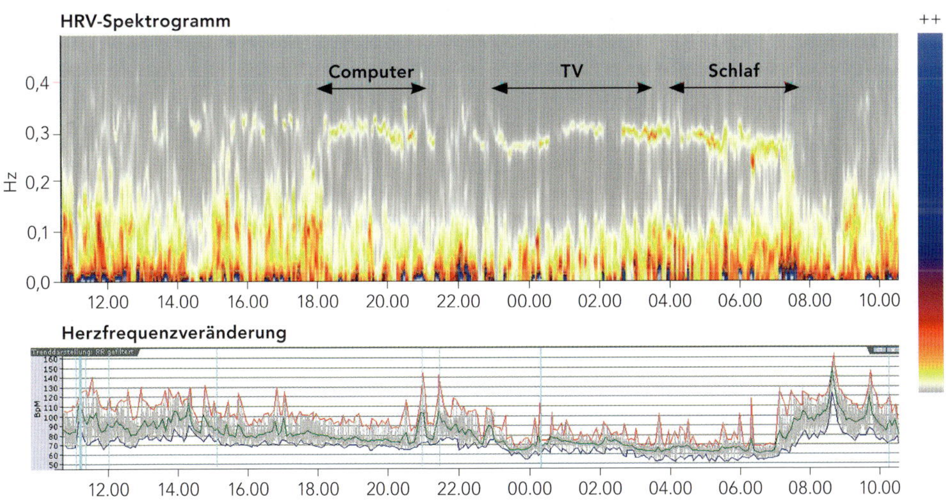

Abb.: Bild einer 39-jährigen Frau mit angedeuteter circadianer Rhythmik (Pulsabsenkung ab 23.00 Uhr, Patientin legt sich aber erst gegen 3.00 Uhr zum Schlafen ins Bett), deutliche Zeichen von Tagesmüdigkeit.

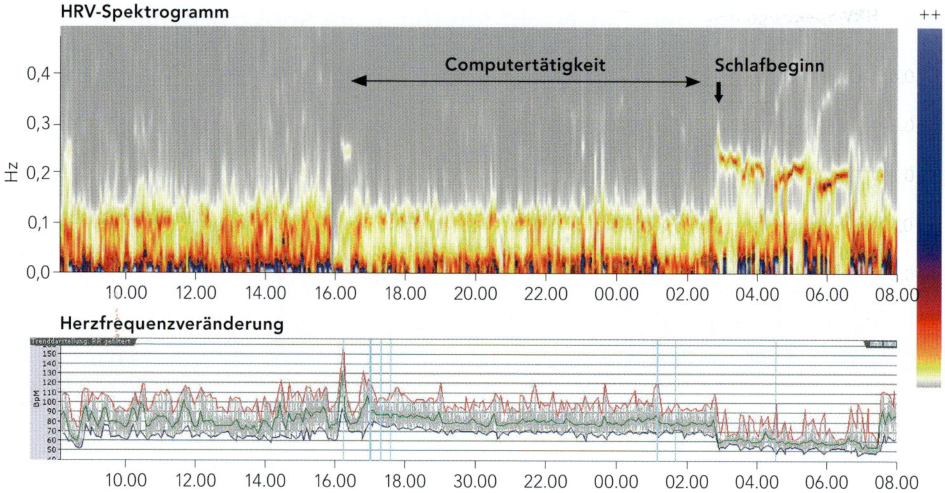

Abb.: Bild eines 30-jährigen Mannes mit prinzipiell vorhandener Tag-Nacht-Rhythmik (wannenförmige Absenkung der Herzrate während des Schlafes), jedoch ist der Schlaf durch Arbeit am Computer bis 3.00 Uhr morgens verkürzt.

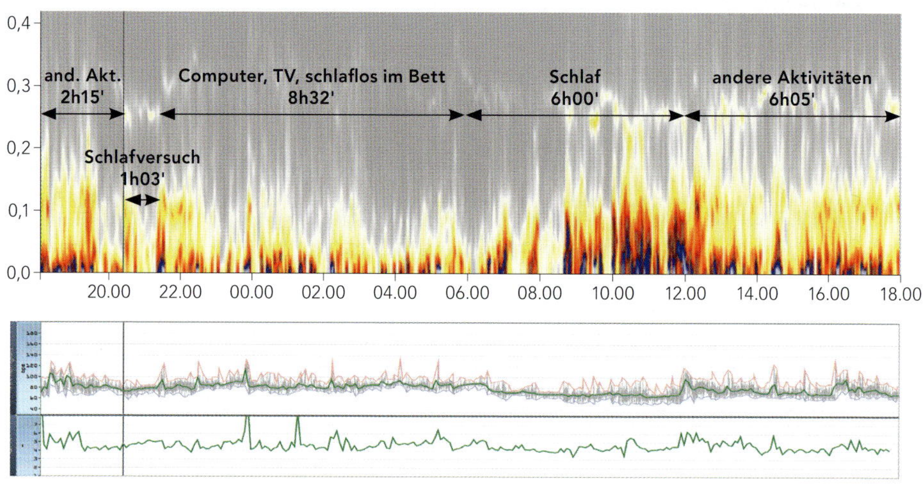

Abb.: 38-jähriger Musiker mit Verschiebung des Tag-Nacht-Rhythmus. Schlaflosigkeit in der Nacht und chronische Müdigkeit untertags.

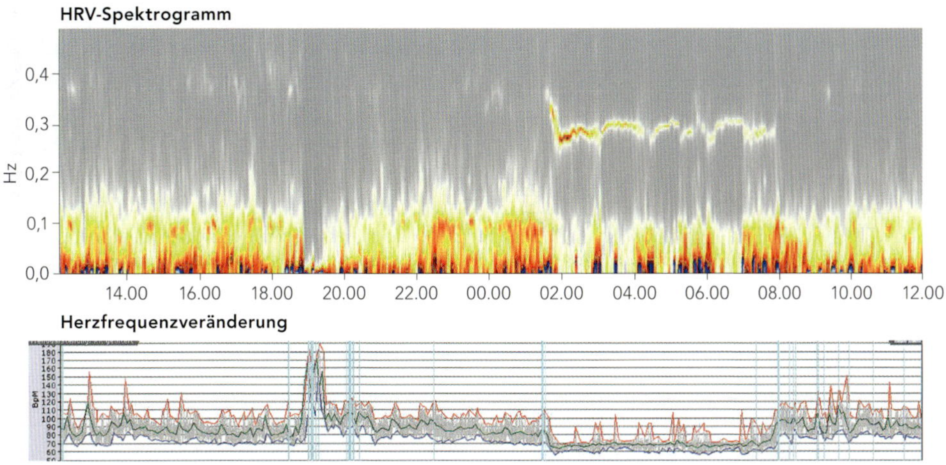

Abb.: 30-jährige Frau mit wannenförmiger nächtlicher Pulsabsenkung. Gut sichtbare circadiane Rhythmik. Der Schlafenszeitpunkt ist erst um 1.46 Uhr morgens, am Abend finden sich keinerlei Müdigkeitszeichen, was für einen Eveningness-Typ spricht.

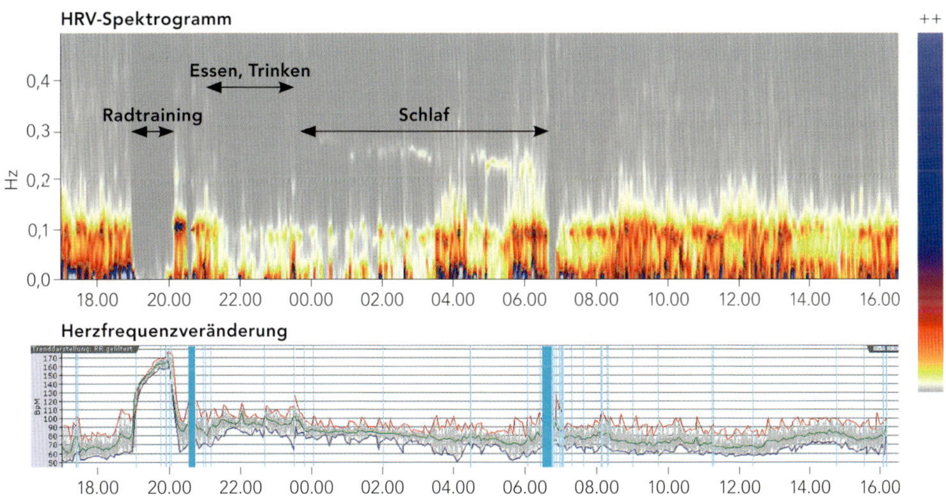

Abb.: 41-jähriger Mann mit fehlender Tag-Nacht-Rhythmik. Mangelnde Pulsabsenkung bei inadäquatem, zu späten Training und abendlichem Alkoholgenuss (mehrere Gläser Bier), welcher an und für sich eine adäquate Pulsabsenkung verzögert. In diesem Fall kam noch erschwerend eine Histaminintoleranz hinzu, welche ebenfalls die Absenkung der Herzrate verhindert.

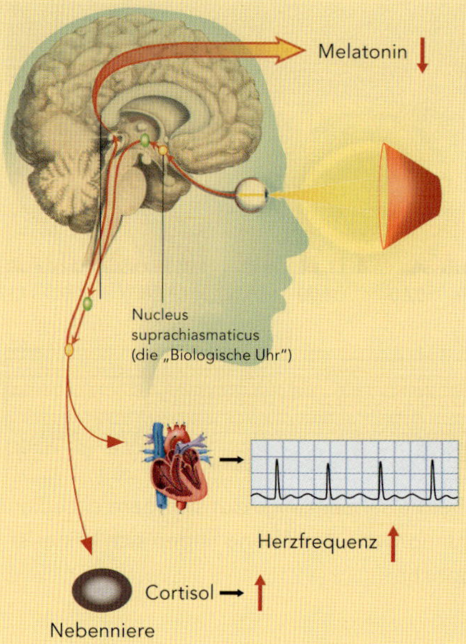

Zusammenfassung: Der Nucleus suprachiasmaticus besitzt multisynaptische Verbindungen zum Herz. Er hat signifikante circadiane Einflüsse auf das kardiovaskuläre System. Es finden sich circadiane Spitzen des Sympathikus und circadiane Tiefs der vagalen Aktivität um die Zeit des morgendlichen Erwachens, auch wenn die Personen wach gehalten worden waren. Das Ausmaß der kardialen Reaktion auf Veränderungen im Verhalten und der Umwelt (Arousal, Licht) variiert mit der circadianen Phase. In der 24-Stunden-HRV-Messung ist die Tag-Nacht-Regulation von wesentlicher Bedeutung und eine wesentliche Ressource, wenn sie nachweisbar ist. Neben Erkrankungen ist es meist der Lebensstil, der Störungen der circadianen Rhythmik verursacht. Normalerweise zeigt sich eine nächtliche wannenförmige Pulsabsenkung, die auch bei Untrainierten Werte unter 60/min. erreicht, bei Trainierten unter 50/min. Ist dies nicht der Fall, ist zum Beispiel an eine chronische Stressbelastung zu denken. Zeigen sich immer wieder nächtliche Herzfrequenzanstiege und Arousals, kommen neben Angststörungen häufig auch nächtliche Atemstörungen als Ursache in Betracht. Fällt der Puls zu Beginn der Nacht nur träge ab, kommen meist folgende Ursachen in Frage: Alkohol oder Stimulanzien, zu spätes Training oder „Nicht-abschalten-Können".

7. SCHLAF

„Der Schlaf ist für den ganzen Menschen, was das Aufziehen für die Uhr.“
Arthur Schopenhauer

1953 begann mit der Entdeckung des REM-Schlafes (rapid eye movements) durch Aserinsky und Kleitman in Chicago die wissenschaftliche Auseinandersetzung mit dem Geheimnis Schlaf.

7.1. Normaler Schlaf hat eine Architektur

Damals wurde nachgewiesen, dass es im Schlaf in 90- bis 120-minütigen Abständen zu einem hoch aktiven Zustand des Gehirns kommt, der von schnellen Augenbewegungen und einer Atonie der übrigen Muskulatur begleitet ist. In diesem Zustand treten lebhafte, visuell halluzinatorische Traumerlebnisse auf.

Im charakteristischen Schlafprofil eines jungen, gesunden Menschen wird deutlich, dass der gesunde Schlaf durch eine zyklische Wiederkehr verschiedener Schlafstadien gekennzeichnet ist. Im EEG werden diese verschiedenen Schlafstadien folgendermaßen unterschieden:

- **Stadium I** bezeichnet den leichten und oberflächlichen Schlaf, in dem der Alpha-Rhythmus des entspannten Wachseins zunehmend durch Theta-Wellen ersetzt wird.
- Im **Stadium II** treten K-Komplexe und Schlafspindeln auf, das sind kurze Episoden mit verstärkter Nervenaktivität, welche das Einschlafen signalisieren. Stadium II beansprucht insgesamt etwa 50 Prozent unserer gesamten Schlafzeit.
- Die **Stadien III und IV** sind durch langsame Delta-Wellen mit niedriger Frequenz und hoher Amplitude charakterisiert und entsprechen dem Tiefschlaf (slow wave sleep – SWS).

Die Stadien I–IV werden als Non-REM(NREM)-Schlaf zusammengefasst und dem REM-Schlaf gegenübergestellt.

Dieser REM-Schlaf nimmt eine besondere Rolle ein. Er ist, wie schon beschrieben, durch relativ flache Hirnstromtätigkeit, geringen Muskeltonus und rasche seitliche Augenbewegungen charakterisiert. Stammesgeschichtlich begegnet man ihm erstmals bei den Plazentatieren, er muss sich vor etwa 150 Millionen Jahren entwickelt haben, als sich die Wege der eierlegenden und lebendgebärenden Säugetiere getrennt haben. Er wird beim Fötus bereits mehrere Wochen vor der Geburt beobachtet und nimmt beim Neugeborenen den größten Anteil der gesamten Schlafdauer ein.

Beim Erwachsenen treten im Verlauf der Nacht drei bis fünf REM-Schlafepisoden auf, die gegen Ende der Nacht immer länger werden, wobei die auftretenden Träume immer lebhafter und emotionaler werden. Die tiefen Schlafanteile treten vorwiegend im ersten Drittel der Nacht auf. Diese spielen vor allem bei der Konsolidierung deklarativer Gedächtnisinhalte eine Rolle, das heißt diejenigen, die in Worte gefasst werden können. Im Gegensatz dazu ist der REM-Schlaf für die Speicherung prozeduraler und emotionaler Inhalte wesentlich.

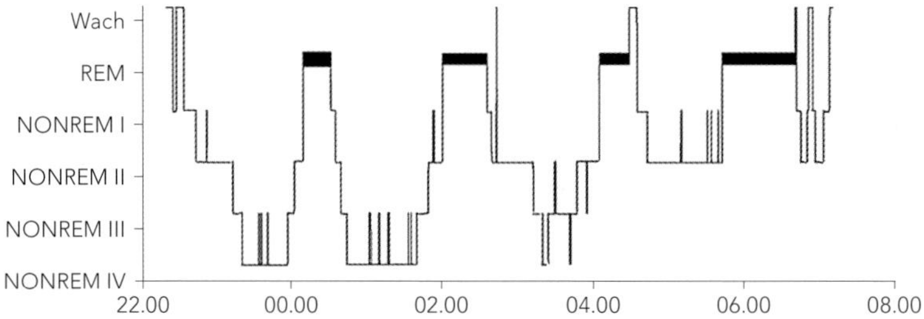

REM: Rapid-Eye-Movement-Schlaf;

NONREM I–IV: NON-Rapid-Eye-Movement-Schlafstadium I–IV

Abb.: Polysomnogramm mit vier Schlafzyklen
(nach: J. Staedt, Evolution und Funktion des Schlafens, Basel 2004)

Ruhe- und Aktivitätszyklen haben sich schon früh in der Evolution als Anpassung an Licht- und Temperaturschwankungen entwickelt, um eine ökonomische Aktivität des Stoffwechsels zu ermöglichen. Daher könnte sich der elektrophysiologisch messbare Schlaf gleichzeitig mit der Entstehung komplexer neuronaler Strukturen entwickelt haben.
Diesbezüglich entspricht der Non-REM-Schlaf aus physiologischer Sicht einer Energie einsparenden Ruhephase. Es kommt zu einer Abnahme der Körpertemperatur, der Herz- und Atemfrequenz und des Stoffwechsels, des Muskeltonus und zu einer Verlangsamung und Synchronisation des EEGs.
Im HRV-Bild ist dies nachzuvollziehen: Im HF-Bereich findet sich eine dem Parasympathikus zuordenbare Aktivität: die respiratorische Sinusarrhythmie, die diesem Ökonomisierungsprinzip durch das Kopplungsphänomen zwischen Puls und Atmung entspricht. Gleichzeitig ist die Aktivität im LVF-, VLF- und ULF-Bereich auf ein Minimum reduziert.

Im Gegensatz zum REM-Schlaf tritt Non-REM-Schlaf erst verstärkt gegen Ende der Schwangerschaft auf und nimmt in den ersten acht Monaten zeitgleich mit der kortikalen Differenzierung deutlich zu. Im Non-REM-Schlaf kommt es zu einer sensorischen Abkopplung des Kortex mit rhythmischen Aktivitätssalven kortikaler Neurone. Diese könnten das dendritische Wachstum kortikaler Neurone beeinflussen und stellen möglicherweise Konsolidierungsprozesse im Sinne von Erstellung langfristiger Gedächtnisinhalte dar.
Im REM-Schlaf hingegen findet sich eine gegenläufige Tendenz mit Zunahme der Körpertemperatur, des Metabolismus und Blutflusses sowie der neuronalen Aktivität, die dem Muster des Wach-EEG ähnelt.

Eine Reduktion des REM-Schlafes beeinträchtigt zumindest nach Abschluss der Reifung des Gehirns keine kortikalen Funktionen. So zeigen Patienten unter Behandlung mit bestimmten Antidepressiva längerfristig ausgeprägte Reduktionen des REM-Schlafes, die keinen negativen Einfluss auf die Befindlichkeit und Gedächtnisfunktionen haben, im Gegenteil sogar die Leistungsfähigkeit noch verbessern können.

7.2. Gesunder Schlaf hat eine Architektur

Der REM-Schlaf bedeutet eine erhöhte Stoffwechselaktivität und Wärmefreisetzung durch die Aktivität der Augenmuskeln. Neuere Untersuchungen beweisen die hohe Hirnaktivität während der REM-Phasen, die mit einer vorrübergehenden Lähmung des Körpers einhergeht, um mögliche Traumerlebnisse nicht körperlich auszuleben.

Im Gegensatz zum Erwachsenen geht der REM-Schlaf des Neugeborenen nicht nur mit Augenbewegungen, sondern einer Aktivität des ganzen Körpers einher. Je eine N-REM-Phase und eine abschließende REM-Phase bilden zusammen ein zyklisches Intervall von circa 90 Minuten.

Der hohe postnatale Anteil von REM-Schlaf bei Säugern, der mit zunehmender Reifung von etwa acht Stunden bei Neugeborenen auf circa 1,5 Stunden im Erwachsenenalter abnimmt, deutet darauf hin, dass dem REM-Schlaf eine Funktion bei Reifung bzw. Entwicklung neuronaler Netzwerke zukommt. Die chaotischen Aktivierungen im REM-Schlaf sind förderlich für synaptisches und axonales Wachstum.

Die Gesamtmenge an REM-Schlaf verringert sich im Alter um circa 40 Prozent und beträgt nur noch 15 bis 20 Prozent. Ebenfalls nimmt der prozentuale Anteil des Tiefschlafs im Laufe des Lebens ab. Die Verminderung des Tiefschlafs geht der des REM-Schlafs um 15 bis 20 Jahre voraus. Der Verlust an Tief- und REM-Schlaf wird durch die Stadien I und II des N-REM-Schlafes, also durch „leichten" Schlaf, ausgeglichen.

Wie viel Schlaf braucht also der Mensch? Teilweise ist unser Schlafbedürfnis in den Genen festgemacht. Wenn wir gesund sind und so viel schlafen können, wie wir wollen, nehmen wir uns automatisch die richtige Menge Schlaf, meist zwischen sieben und acht Stunden täglich. Einstein und Goethe waren bekannt dafür, dass sie an die neun Stunden schlafen mussten, was vielen Kreativen nachgesagt wird. Die berüchtigte kurze Nachtruhe Napoleons war wohl eine Schlafstörung, jedenfalls schlief er untertags immer wieder ein.

Studien hinsichtlich Schlafdauer und Schlaffragmentierung ergaben ein signifikant erhöhtes Risiko für Adipositas bei einer Schlafdauer von unter fünf Stunden.

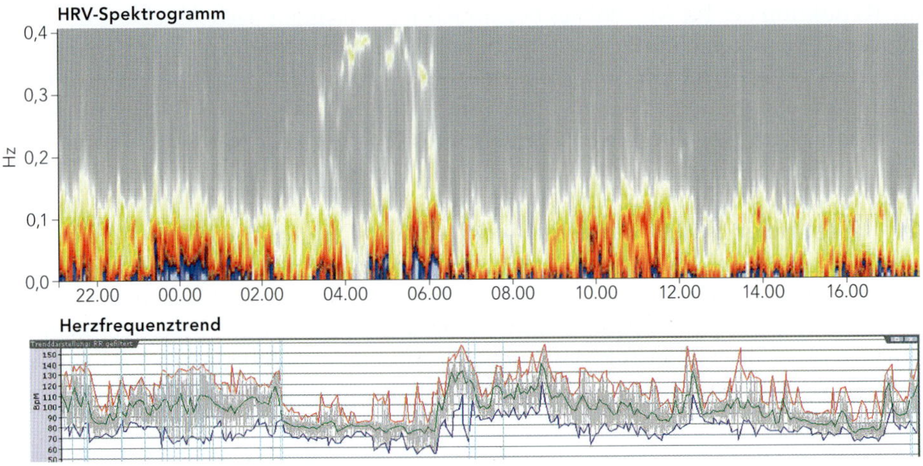

Abb.: 33-jähriger Mann, MDK, in der manischen Phase. Er schläft vier Stunden und fühlt sich danach leistungsfähig. Die Pulsabsenkung ist kurz, aber sichtbar. Die durchschnittliche Herzrate betrug am Tag 98 BPM und in der Nacht 96 BPM. Die minimale Herzrate wurde um 6.04 Uhr mit 53 BPM gemessen.

Während Säuglinge noch ein polyphasisches Muster mit mehreren Schlafepisoden über 24 Stunden aufweisen, kommt es ab dem ersten Lebensjahr zu einer Zusammenfassung zu einer nächtlichen Hauptschlafphase und ein bis zwei Tagesschlafepisoden. Der Mittagsschlaf wird bis zum sechsten Lebensjahr ganz aufgegeben, um dann im späteren Lebensalter wieder aufzutauchen. Ein zweiter Müdigkeitsgipfel neben der Nacht tritt in den Nachmittagsstunden auf. Bei älteren Menschen ist der Nachtschlaf offensichtlich nicht mehr so effizient.

Zusammenfassung:

„… kann man die Hypothese aufstellen, dass die NON-REM-/REM-Zyklik ursprünglich der Energieeinsparung und Temperaturregulation diente. Diese Funktion trat mit der Entwicklung komplexer neuronaler Netze in den Hintergrund und andere Anpassungsleistungen wurden zum Erhalt der synaptischen Plastizität und zum Abspeichern von Gedächtnisinhalten notwendig. In diesem Zusammenhang sind der NON-REM- und der REM-Schlaf an der Konsolidierung von Gedächtnisinhalten beteiligt, wobei dem NON-REM-Schlaf hier eine wichtige Rolle bei der Speicherung von deklarativen Gedächtnisinhalten zukommt. Die im Zusammenhang mit Schlafstörungen bei Depressiven vermehrt auftretenden Suizidgedanken lassen mutmaßen, dass möglicherweise durch relativen NON-REM-Schlafentzug und schlechtere vagale Kontrolle frontale kortikale, an der Impulskontrolle beteiligte Areale negativ beeinflusst werden. REM-Schlafentzug scheint hieran nicht beteiligt zu sein, da selektiver Schlafentzug in der zweiten Nachthälfte in der Regel zu einer Stimmungsverbesserung führt." Prof. Dr. med. Jürgen Staedt, Evolution und Funktion des Schlafens, 2005

Schlafzyklus 90 bis 120 Minuten:

• Non-REM-Schlaf	75–85 %
Leichtschlaf (I und II)	50–60 %
Tiefschlaf (III und IV)	15–25 %
• REM-Schlaf	15–25 %

Im Spektrogramm ist der stadienhafte Verlauf entsprechend den EEG-Aufzeichnungen nachvollziehbar und kann zur Beurteilung des Schlafes herangezogen werden. Der Vorteil ist die Unkompliziertheit der Messung für den Patienten und die Beibehaltung der alltäglichen Bedingungen.

Das EEG ist mit der kardialen autonomen Funktion eng verknüpft.

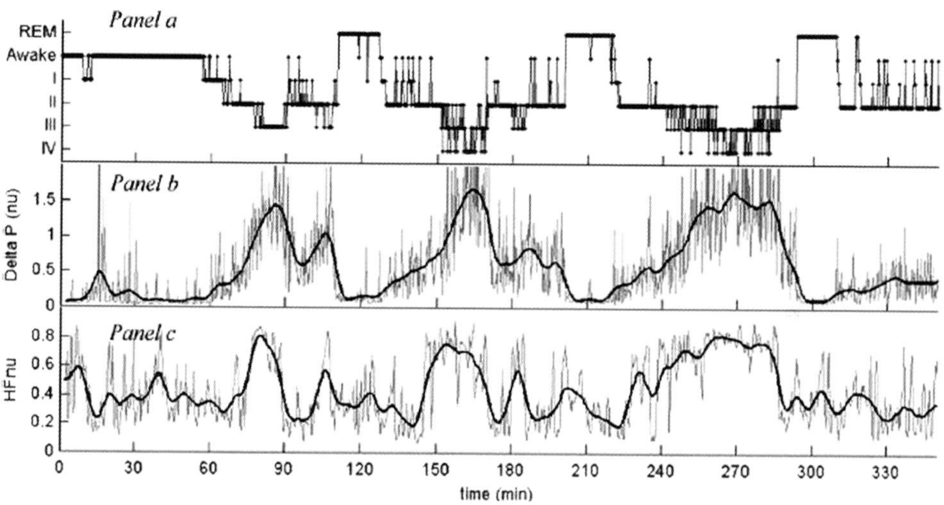

Abb.: Vor allem die Delta-Bande des EEGs zeigt als Antwort auf die HF-Variabilität die größten Schwankungen und widerspiegelt damit die vagale kardiale autonome Regulation (nach: F. Jurysta et al., A study of the dynamic interactions between sleep EEG and heart rate variability in healthy young men, Clinical Neurophysiology 114 (2003) 2146–2155).

Ein Fallbericht von E. Kaniusas et al. zeigte die Vergleichbarkeit von HRV und EEG in verschiedenen Schlafstadien. Die HRV-Messung bietet eine Möglichkeit, den Schlaf mit geringem technischen Aufwand und mit minimaler Belastung für den Probanden zu untersuchen.

HRV-Analysen in Kombination mit Neuro-Imaging haben einen sehr engen Zusammenhang zwischen der autonomen kardialen Modulation und der Aktivität von Gehirnarealen wie Amygdala und Insula während des REM-Schlafes ergeben. Während sich beim REM-Schlaf eine sympathische Dominanz findet, ist im Non-REM-Schlaf ein stärkerer Parasympathikus-Tonus auffällig.

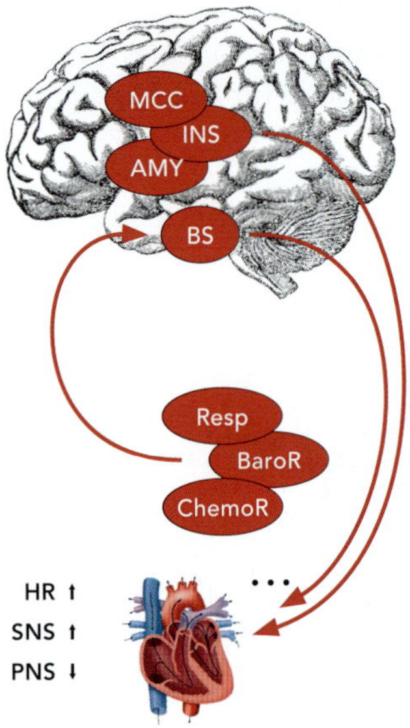

BaroR	Baroreflex
Resp	Atmung
ChemoR	Chemoreflex
BS	Kerne des Hirnstamm
MCC	zentrales autonomes Netzwerk mit Cingulum
Ins	Insula
Amy	Amygdala
HR	Herzfrequenz
SNS	Sympathikus
PNS	Parasympathikus

■ Zunahme
■ Abnahme der autonomen kardialen Aktivität

A WACHZUSTAND

Reflexbögen Baroreflex, Atmung, Chemoreflex, Kerne des Hirnstamm, zentrales autonomes Netzwerk mit Cingulum, Insula, Amygdala, Herzfrequenz, Sympathikus, Parasympathikus

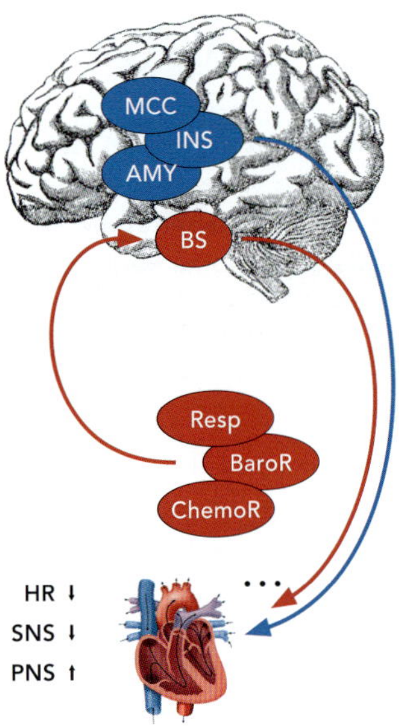

B NON-REM-SCHLAF

vorwiegend Beitrag der Reflexbögen, verringerte Herzfrequenz, parasympathische Dominanz, Abnahme der Sympathikus-Modulation

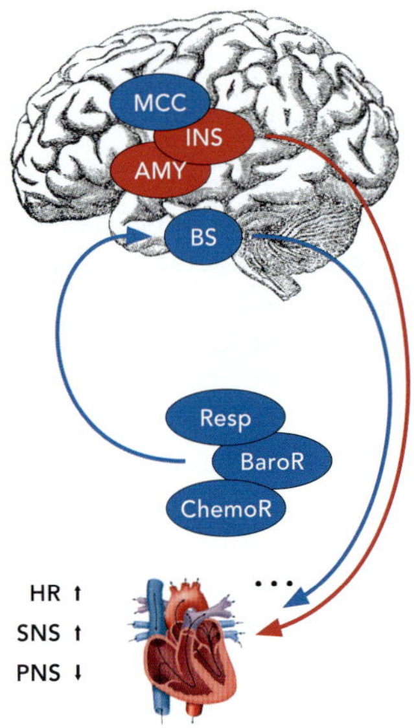

C REM-SCHLAF

Insula und Amygdala, Reflexbögen mit verringerter Herzfrequenz, Sympathikus-Dominanz, verringerte Parasympathikus-Modulation

Abb.: Modulation der Herzaktivität im Wachzustand und in verschiedenen Schlafstadien (nach: F. Chouchou, M. Desseilles; Heart rate variability: a tool to explore the sleeping brain? Frontiers in Neuroscience, Autonomic Neuroscience, December 2014, Volume 8, Article 402)

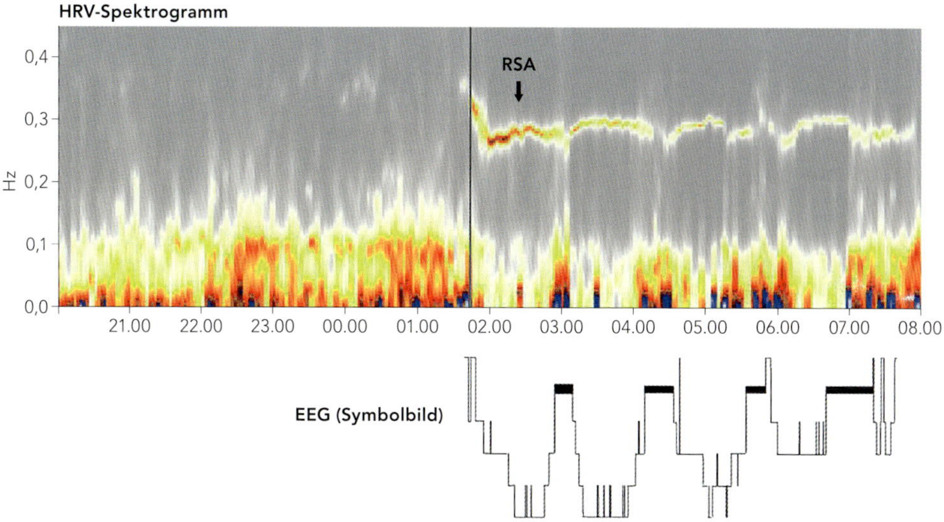

Abb.: 30-jährige Frau, ab 1.45 Uhr schlafbereit, um 2.00 Uhr beginnt regelrecht die erste Tiefschlafphase. Insgesamt finden sich vier Tiefschlafphasen, die Aktivierung des Parasympathikus ist deutlich, die Schlafarchitektur ist sehr gut ausgeprägt. Um 5.42 Uhr wacht sie (fast) auf, fällt aber rasch wieder in den Schlaf. Insgesamt ist die Schlafdauer mit fünf Stunden relativ kurz.

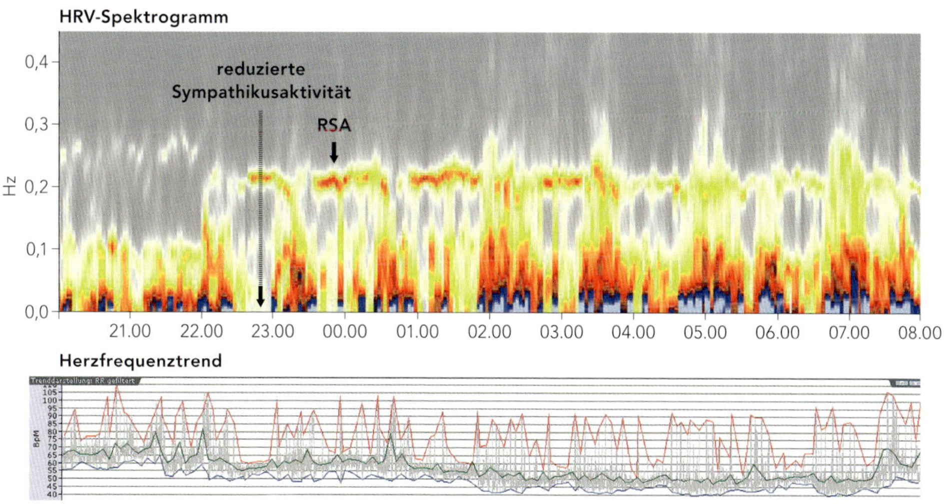

Abb.: 43-jährige Frau, deutlich sichtbare Schlafarchitektur mit Tiefschlafphasen. Reduzierte Sympathikusaktivität und ausgeprägte Parasympathikusaktivität.

7.3. Schlafstörungen

„Der Körper braucht Ruhe, aber das Gehirn braucht Schlaf",
meint die schweizerische Schlafforscherin Irene Tobler.

7.3.1. Insomnie

Diese Schlafstörung ist gekennzeichnet durch Ein- und/oder Durchschlafschwierigkeiten, die über mindestens einen Monat zumindest dreimal wöchentlich mit deutlicher Erschöpfung untertags und eingeschränkter Leistungsfähigkeit oder Irritabilität auftreten.
Insomnie tritt oft im Rahmen einer psychischen Störung auf:
- Angststörung (Befürchtungen, Hypervigilanz, vegetative Übererregbarkeit, motorische Spannung),
- Depression (gedrückte Stimmung, Freudlosigkeit, Interesselosigkeit, Antriebslosigkeit, fehlende Affizierbarkeit).

Insomnien bei bekanntem organischem Faktor treten auf
- bei Schlafapnoe,
- bei Schmerzen unterschiedlichster Genese,
- bei Hyperthyreose,
- beim klimakterisches Syndrom (Progesteronmangel),
- bei Medikamenteneinnahme, vor allem psychotrope Substanzen (zum Beispiel Alkohol, Nikotin),
- bei Umweltbelastungen (Lärm).

7.3.2. Schlafbezogene Atemstörungen

- Obstruktives Schnarchen
- Hypopnoen – mindestens 50 Prozent Verringerung des Atemflusses
- Apnoen – Atemstillstände, mindestens zehn Sekunden Dauer, öfter als 30-mal pro Stunde

Schlafbezogene Atemstörungen haben eine Häufigkeit von vier bis sieben Prozent in der Bevölkerung, wobei sich in Populationsstudien ein Verhältnis von zwei zu eins bis vier zu eins zwischen Männern und Frauen ergibt. Es handelt sich um Schnarchen mit vorübergehenden Atemstillständen, in schweren Fällen bis zu 30-mal und mehr pro Stunde. Die Atempause wird im Gehirn registriert und führt zu einer lebenswichtigen Weckreaktion (Arousal).
In den Symptomen gibt es signifikante geschlechtsspezifische Unterschiede. Während Männer über eine Verschlechterung des Schnarchens in Rückenlage und nach Alkoholgenuss berichten, klagen betroffene Frauen über Tagesmüdigkeit und Bluthochdruck. Frauen leiden subjektiv deutlich mehr unter Durchschlafstörungen, Alpträumen, unruhigen Beinen in der Nacht, Depressionen, verzögertem Einschlafen, Herzklopfen, nächtlichem Harnlassen und Mangel an sexuellem Interesse (OA Dr. Arschang Valipour, 1. Abteilung Otto-Wagner-Spital Wien).
Es besteht eine deutliche Assoziation von nächtlichen Atemstörungen mit Bluthochdruck, Insult, pulmonaler Hypertension, Herzrhythmusstörungen, KHK und erhöhter Unfallgefahr.

Die gestörte nächtliche Barorezeptorsensitivität (BRS) bei Patienten mit moderatem OSAS ist Folge einer Abnahme des Vagotonus im Non-REM-Schlaf, auch in apnoefreien Intervallen, und spiegelt das nächtliche Herz-Kreislauf-Risiko bei diesen Patienten wider.

Apnoe-Screening

Bereits im Spektrogramm lässt sich vermuten, dass es sich um eine nächtliche Atemstörung handelt, wenn die Signale wie „verwaschen" wirken (Pfeile).

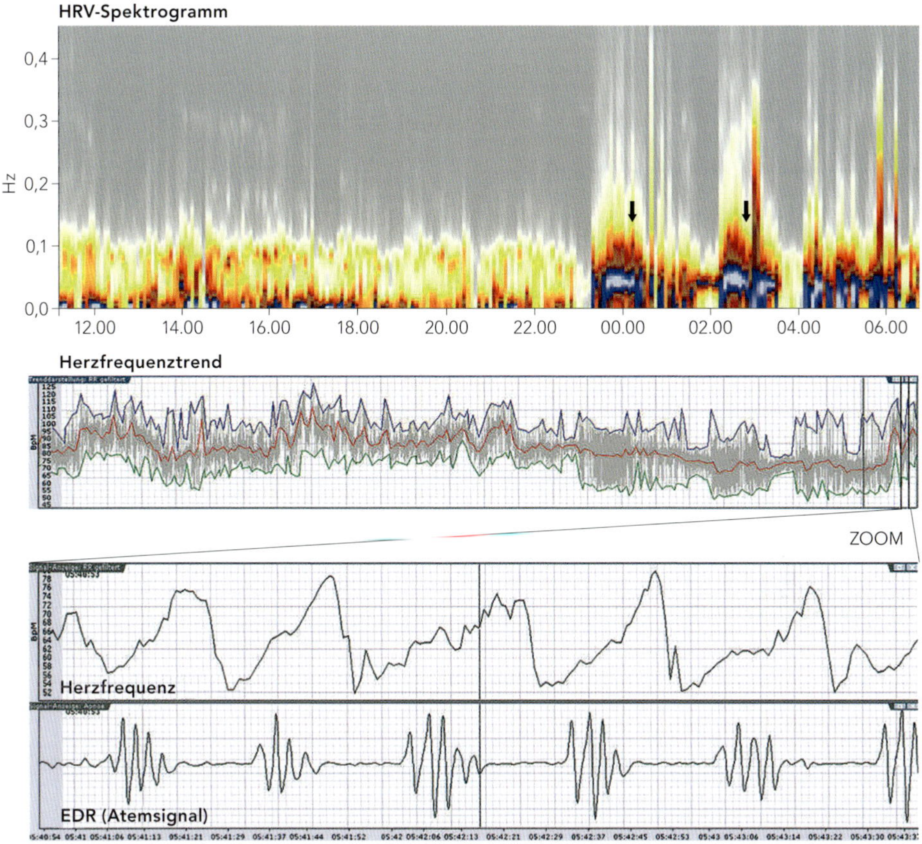

Abb.: Dieses Spektrogramm zeigt außerdem deutliche Oszillationen der Herzfrequenz in einem Bereich um 0,05 Hz – das entspricht einem 20-Sekunden-Takt. Wenn wir dazu den Herzfrequenztrend betrachten, so sehen wir eine ‚dreieckige' Signalform, die sich in diesem Fall circa alle 20 Sekunden wiederholt, also eine deutliche 20-Sekunden-Oszillation der Herzfrequenz.

Genau dieses Muster ist die Grundlage für die Identifikation von Apnoen über eine Analyse der Herzfrequenz. Was wir hier sehen, ist die Antwort des Körpers auf eine entsprechend abnehmende Sauerstoffsättigung im Sinne einer Sympathikusaktivierung. Durch entsprechende Regelungsvorgänge, die auch die Herzfrequenz beeinflussen, versucht der Körper die reduzierte Sauerstoffsättigung zu kompensieren.

Es gibt zahlreiche Publikationen, die alleine diese Tatsache zur Identifizierung von Apnoen beziehungsweise zur Klassifikation von Apnoe-Patienten verwenden.
Mit einem entsprechend hoch auflösenden EKG-Rekorder ist es möglich, ein zusätzliches Signal aufzuzeichnen, das bei der Identifizierung von Apnoen sehr hilfreich ist und auch dann Analysen zulässt, wenn die allgemeine Regulationsfähigkeit des autonomen Nervensystems gestört ist und demnach Oszillationen in der Herzfrequenz stark gedämpft sind. Dieses Signal ist das sogenannte ECG Derived Respiration – EDR-Signal. Das zugrunde liegende Prinzip ist relativ simpel. Durch die „mechanische“ Kopplung des Herzmuskels mit dem Brustkorb ergibt sich durch die Atemexkursionen auch eine leichte Verschiebung und Drehung des Herzens und damit des elektrischen Herzvektors.

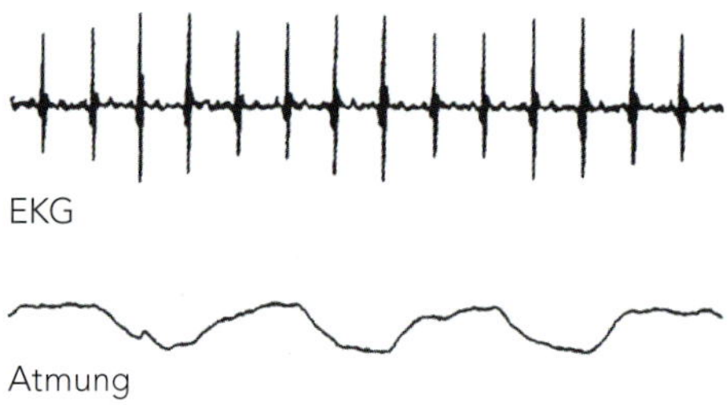

Abb.: Messung mit einem EKG-Rekorder. Die Atmung wird mittels pneumatic respiration transducer (PRT), der um den Thorax angebracht wurde, gemessen. Dauer: zehn Sekunden (nach: George B. Moody et al., Derivation of Respiratory Signals from Multi-lead ECGs. Computer in Cardiology 1985, Vol 12, 113–116).

Dies führt zu einer leichten morphologischen Veränderung des EKGs im Sinne einer Amplitudenveränderung. Mit einem hoch auflösenden EKG-Rekorder ist es nun möglich, diese geringen Amplitudenschwankungen aufzuzeichnen. Nach einer entsprechenden mathematischen Aufbereitung dieser Daten erhalten wir das sogenannte High-Resolution-EDR-Signal. Dieses Signal weist in Phasen normaler Atemtätigkeit einen sinusartigen Verlauf auf.

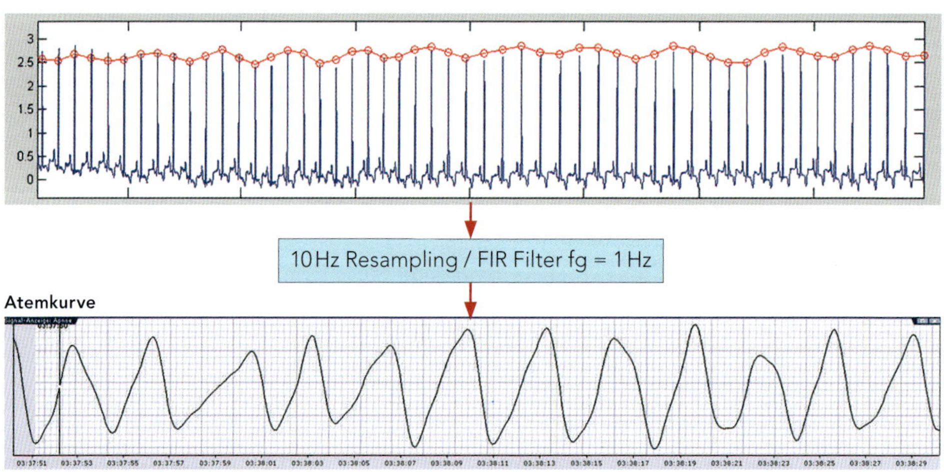

Abb.: High-Resolution-EDR

Signifikante Veränderungen der Amplitude sind ein Hinweis auf Apnoen.

Herzfrequenz

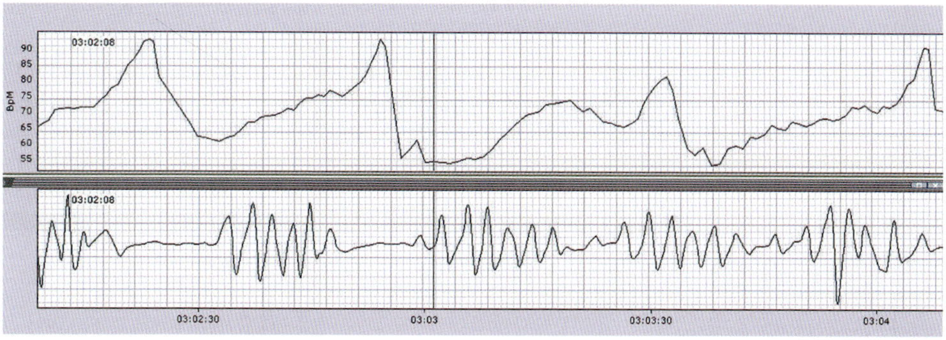

Atemkurve

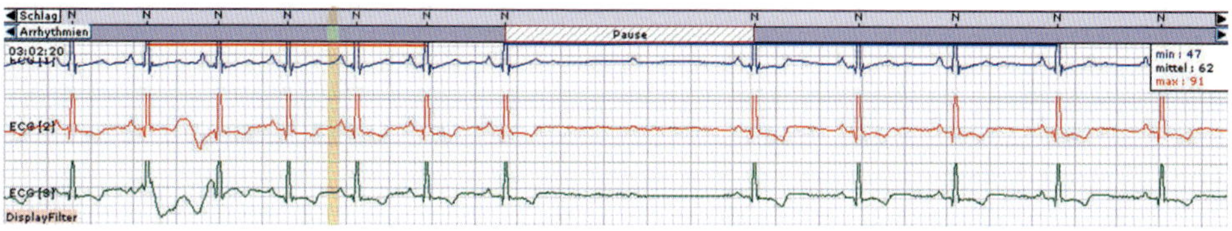

Abb.: Obstruktive Apnoe

Herzfrequenz

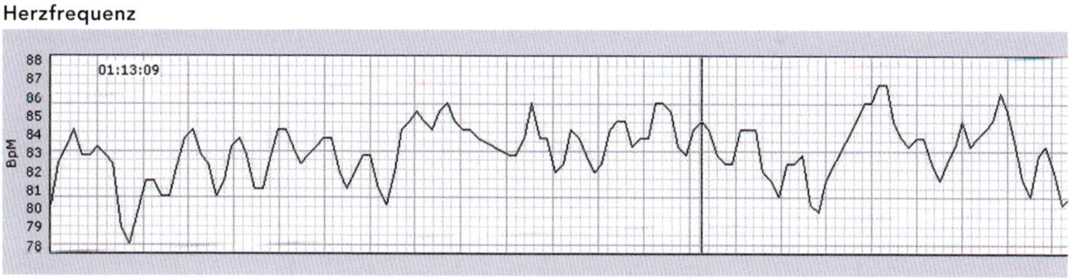

Atemkurve

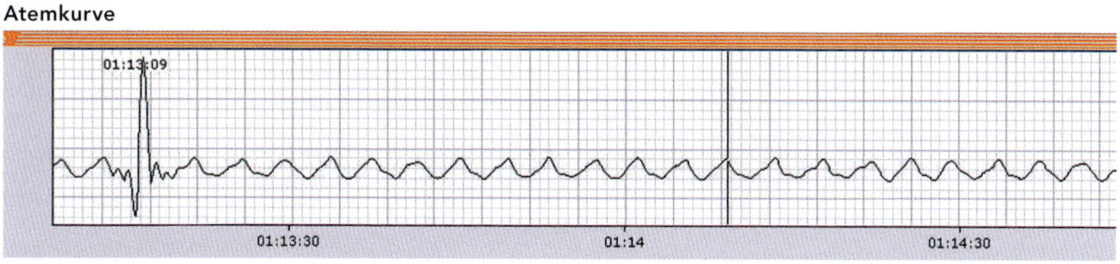

Abb.: Hypopnoe

Herzfrequenz

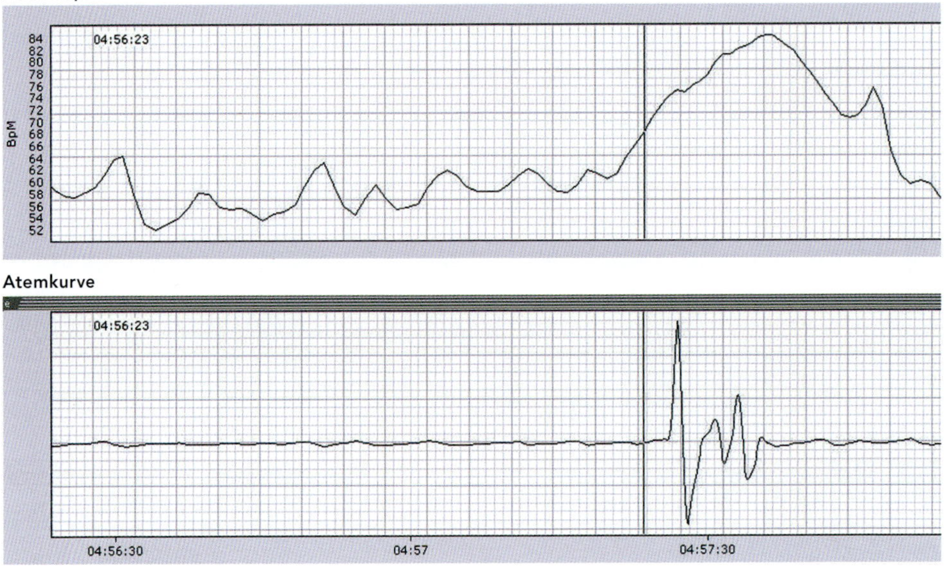

Abb.: Zentrale Apnoe

Die Veränderung der EDR-Amplitude kann als Indikator für Apnoen herangezogen werden. Um längere Zeitabschnitte effizient analysieren zu können, werden dem EDR-Signal in Abhängigkeit zur Amplitude verschiedene Farben zugewiesen. Geringe Amplituden werden rot eingefärbt, während eine normale Atemtätigkeit durch helle Farben symbolisiert wird. Wird das Ergebnis aus der Vogelperspektive betrachtet, so markiert die rote Farbe potentielle Apnoen.

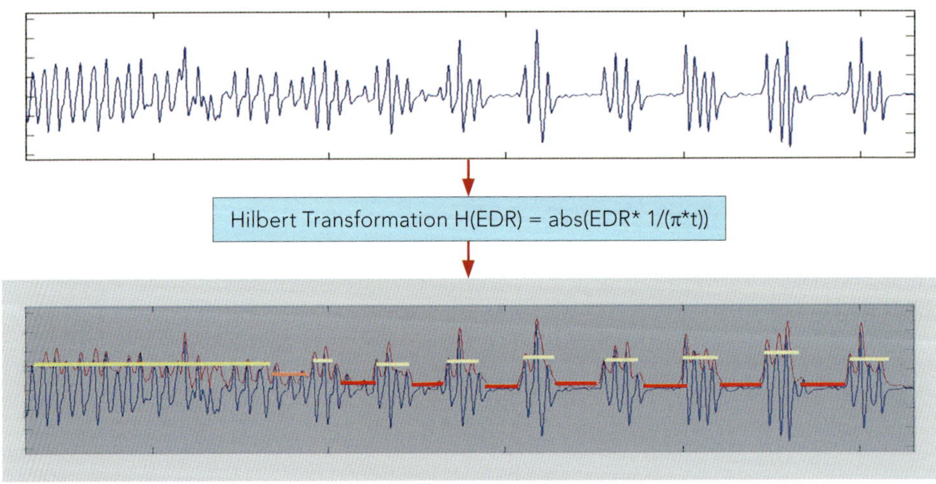

Abb.: Die Amplitudenhöhe wird farblich zugeordnet.

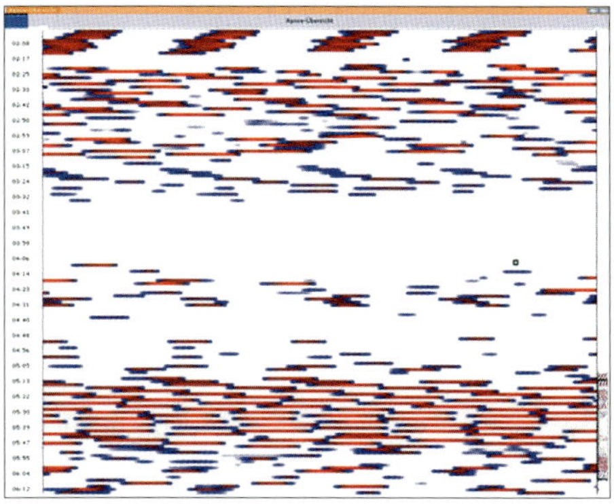

Abb.: Übersicht der Nacht in der „Birds View". Rote Markierungen zeigen potentielle Apnoen an.

HRV-Spektrogramm

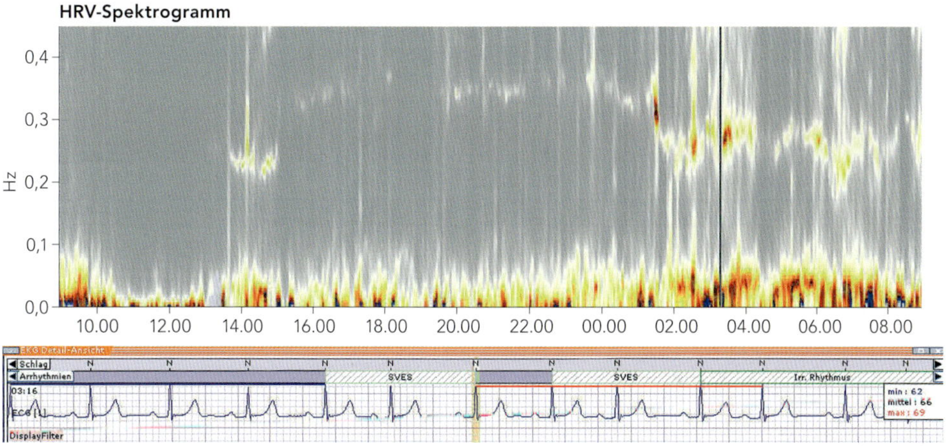

Abb.: 63-jährige Frau, Metabolisches Syndrom (BMI 34), Depressio, Sek. Hyperparathyroidismus, Hypothyreose, Histaminintoleranz, Restless-leg-Syndrom. EKG, der Lage des Cursors um 3.16 Uhr entsprechend, mit SVES.

Herzfrequenz

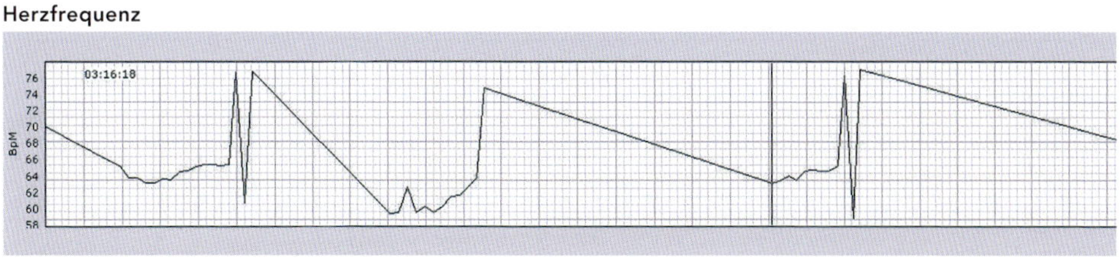

Atemsignal

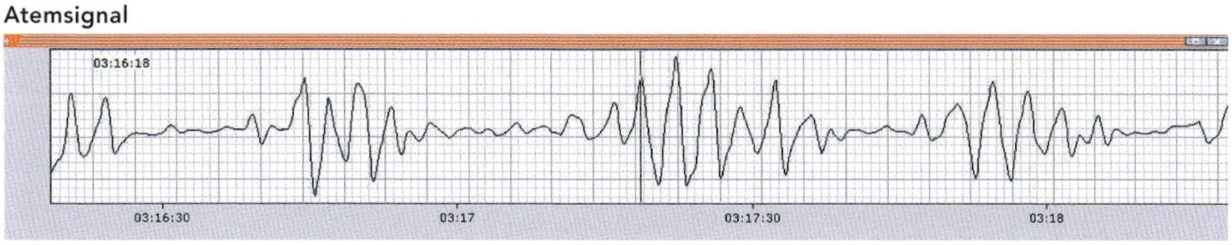

Abb.: Dieselbe Patientin, Hinweise auf obstruktive Apnoen

Die Patientin klagte vor allem über Schnarchen, chronische Müdigkeit und Restless-leg-Symptomatik. Die 24-Stunden-HRV-Messung ergab den Verdacht auf ein OSAS, die Atemkurve zeigt den Sinusverlauf der normalen Atmung, unterbrochen durch Apnoephasen. Im Schlaflabor wurde eine schwergradige gemischte Atemstörung (obstruktiv und zentral) mit leichtgradigen Entsättigungen (AHI 60/Std., Arousal-Index 12/Std., SaO_2-Minimum 83%) und periodischen Beinbewegungen diagnostiziert. Die Patientin erhielt ein C-PAP-Gerät.

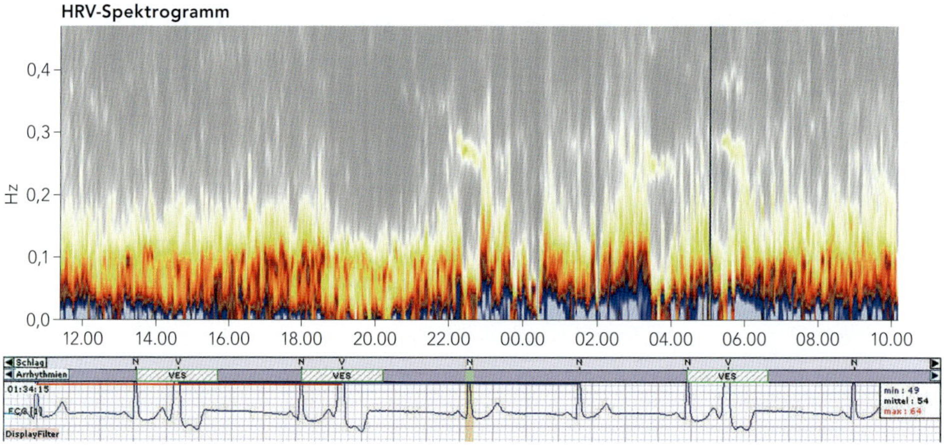

Abb.: 47-jähriger Patient, der wegen zahlreicher für ihn deutlich spürbarer Extraschläge zur Messung kommt (Bigemini: 106, Trigemini: 0, VES: 2950 in 24 Stunden). EKG, Cursormarkierung um 1.34 Uhr entsprechend.

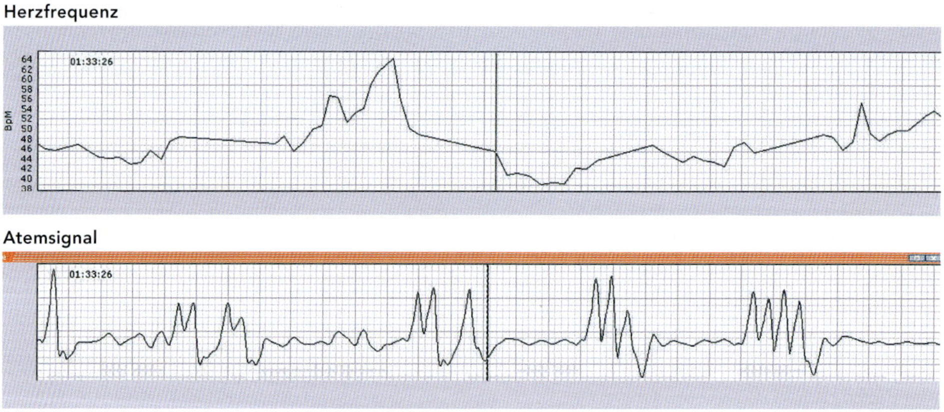

Abb.: Derselbe Patient, die Linie der Cursors markiert den Zeitpunkt von obstruktiven Episoden, gleichzeitig tritt ein Bigeminus auf.

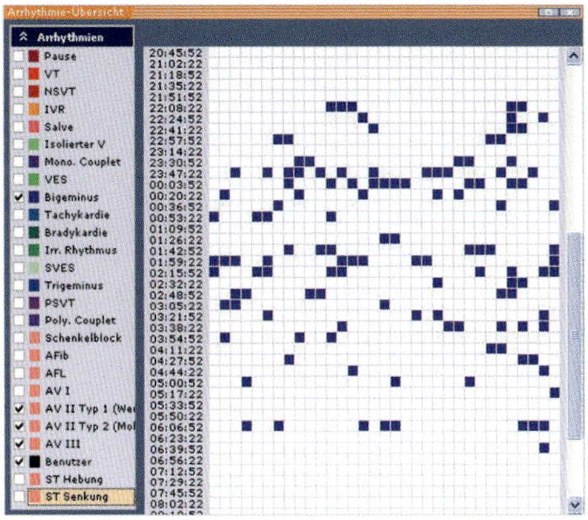

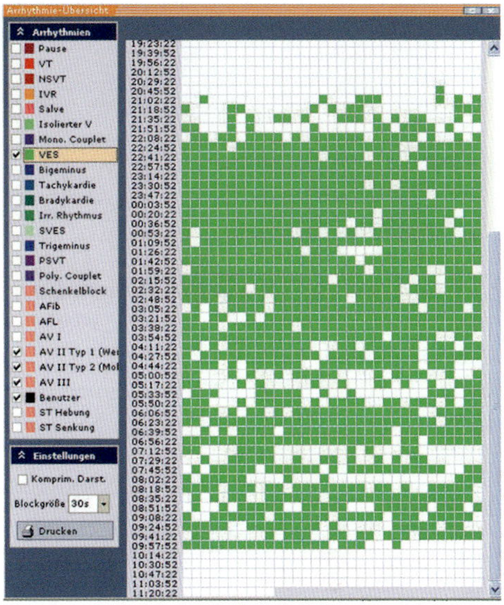

Abb.: Derselbe Patient, die VES und der Bigeminus sind vorwiegend auf die Nacht beschränkt.

Schlafbeschreibung: Einschlaflatenz 23 Minuten. Ansatzweise erhaltene Schlafarchitektur. Auffallend starke Aktivierung im VLF-Bereich in der gesamten Nacht. Es gibt in den als Schlaf angegebenen Zeiten durchgehend Hinweise auf herzfrequenzwirksame Atemstörungen. In diesen Zeiträumen finden sich auch der Großteil der Extrasystolen und sämtliche Phasen mit Bigeminus. Die Extrasystolen betragen an die vier Prozent aller Pulsschläge. Sie sind monotop und fallen immer in die Endphase der T-Welle. Der Vorhof wird retrograd erregt, die darauf folgende Pause ist nicht kompensatorisch.
Parameter SDNN (ms): 224, r-MSSD (ms) 59,3, pNN 50% 22,09, TotalPower 10 100, log LF/HF 1,1.

Zusammenfassung: In der Atmungsanalyse gibt es Hinweise auf herzfrequenzwirksame Atemstörungen. Eine Polysomnographie im Schlaflabor ergab ein mittelhöhergradiges gemischtes eindeutig lageabhängiges Schlafapnoesyndrom, vorerst wurde eine Positionstherapie mit Rückenlageverhinderungsweste sowie eine Gewichtsreduktion von 8 kg empfohlen.

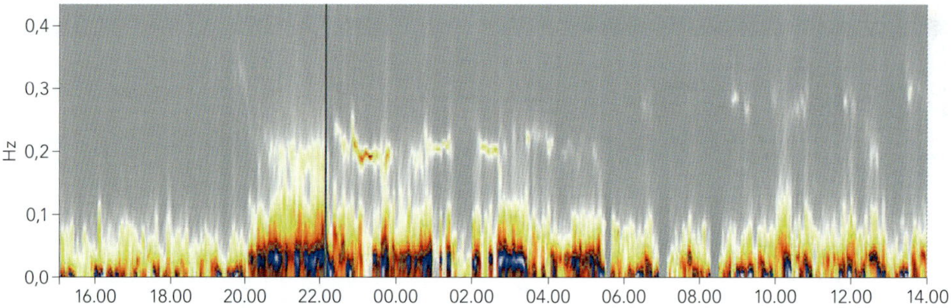

Abb.: 59-jähriger Patient mit nachgewiesener OSAS- und CPAP-Geräteversorgung in einer Nacht ohne Gerät. Es würde sich aufgrund der „verwaschenen" Signale bereits im Spektrogramm der Verdacht auf eine Atemstörung ergeben.

Herzfrequenz

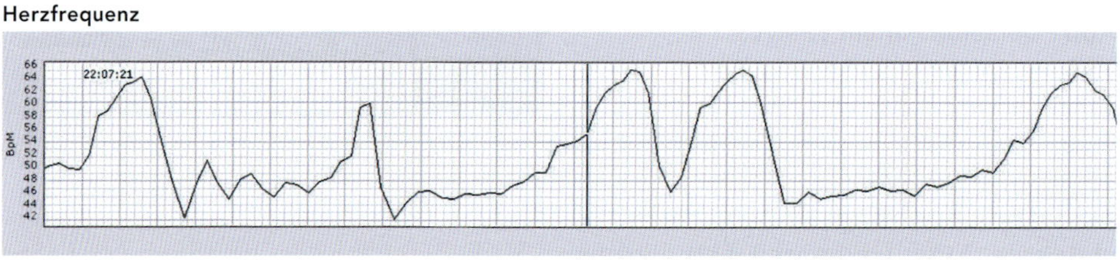

Atemsignal

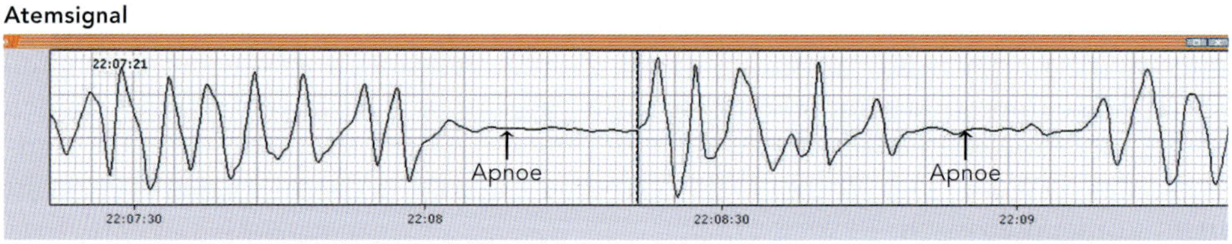

Abb.: Derselbe Patient, der Cursor im Spektrogramm entspricht zeitlich der Markierung in der herausvergrößerten Puls- und Atemkurve.

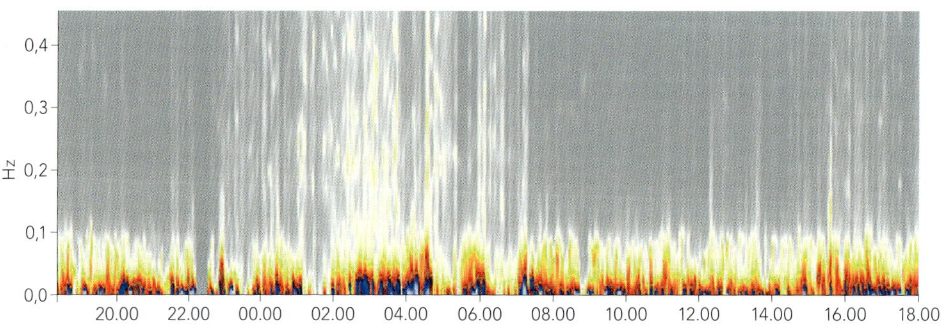

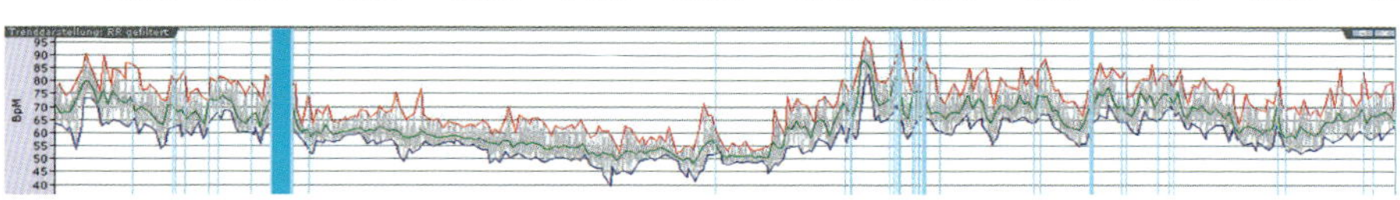

Abb.: 69-jähriger Mann, keine bekannten kardiologischen Erkrankungen, anamnestisch nächtliches Schnarchen.

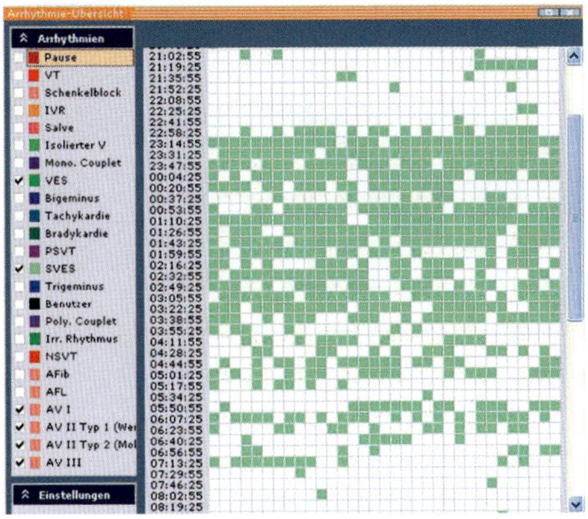

Abb.: Derselbe Patient, in der Arrhythmie-Übersicht fallen zahlreiche nächtliche SVES auf, die Validität der Messung ist gegeben.

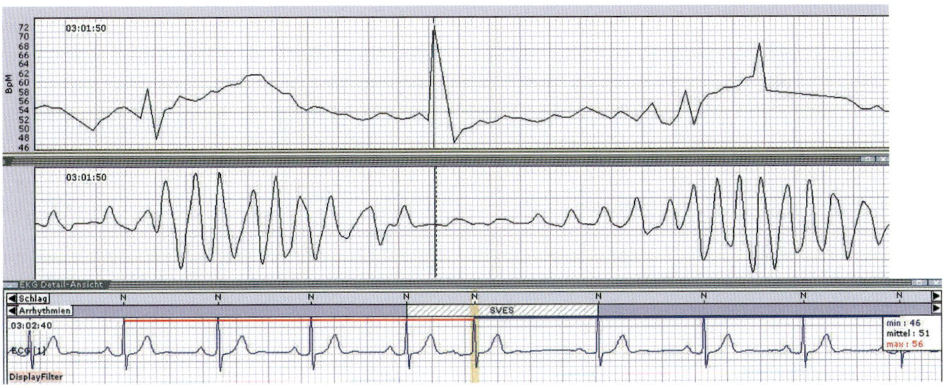

Abb.: Derselbe Patient, der Kursor liegt in der durch die SVES bedingten Zacke der RR-Trenddarstellung. Atmungsmuster wie bei einer obstruktiven Atemstörung über die ganze Nacht. In diesem Fall wurde nach HNO-Konsil eine Gaumensegelraffung und Uvulakürzung durchgeführt.

Bei Schlaf-Apnoe/Hypopnoe-Syndrom kommt es zum Verlust der kardialen vagalen Modulation auch während des Tages. Der Schlafentzug führt zu einer verstärkten Kortisolausschüttung und einem Melatonindefizit.

Abb.: Zusammenhang zwischen OSAS und erhöhtem kardiovaskulärem Risiko

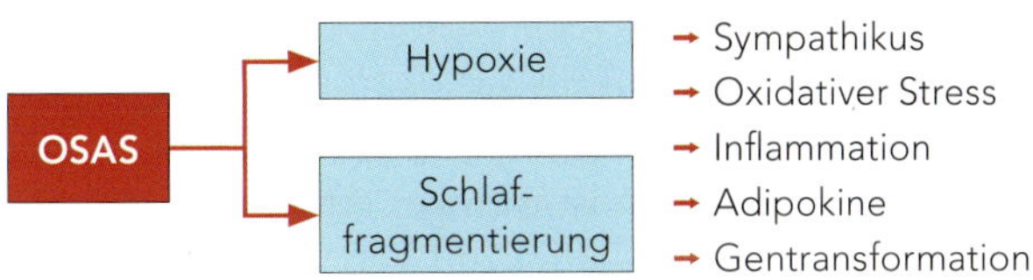

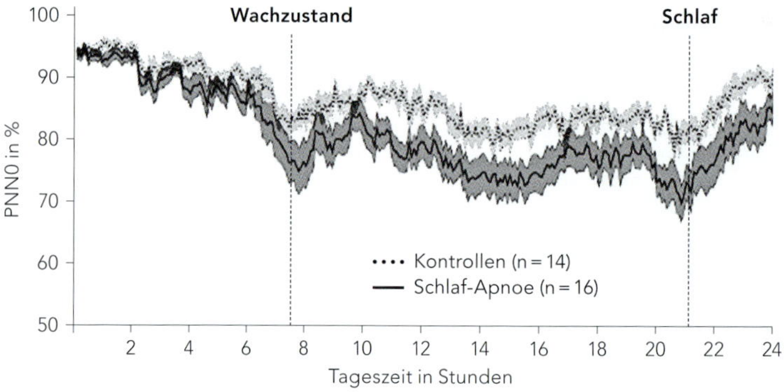

Abb.: Anhaltendes Parasympathikusdefizit bei Patienten mit OSAS im Vergleich zu Gesunden (nach: Steven Shea and Michael Hilton, Brigham and Women's Hospital, 2006)

Aufgrund einer Untersuchung von He und Mitarbeitern 1988 wird eine Häufigkeit von mehr als 20 Apnoen pro Stunde beim OSAS mit einer deutlich erhöhten kumulativen Sterberate assoziiert. Die Todesfälle waren überwiegend kardiovaskulär bedingt. Auch andere Autoren fanden ein Überwiegen an kardiovaskulären Todesfällen beim OSAS. Wie bereits erwähnt, ist OSAS mit einem erhöhten Risiko für Bluthochdruck, Insult, pulmonaler Hypertension, Herzrhythmusstörungen, KHK und erhöhter Unfallgefahr assoziiert. Ursache dafür sind letztendlich Volumsbelastung und Sympathikusaktivierung, die zu Atherosklerose und ihren Folgen und zu einer elektrischen Instabilität des Herzens führen.

Zusammenfassung OSAS: Die HF-Power (pNN 50%) ist reduziert, ebenso die SDNN. Die Ruhe-Herzfrequenz ist erhöht, es kommt zu nächtlichen Herzfrequenzspitzen. Eine C-PAP-Therapie erhöht die vagale Kontrolle der HF. OSAS ist oft die Manifestation eines Metabolischen Syndroms, und es besteht eine enge Beziehung zwischen OSAS-BMI-viszeralem Fett und IL6 und TNF alpha.

7.3.3. Schmerzen unterschiedlichster Genese

Sie stören den Schlaf und zu wenig Schlaf verstärkt den Schmerz. 40 Prozent aller Menschen mit gestörtem Schlaf berichten über chronische Schmerzen. Der Schlaf von Schmerzpatienten ist weniger effektiv, da sie weniger Tiefschlafphasen und mehr oberflächliche Schlafstadien aufweisen.

7.3.4. Stoffwechselerkrankungen

Stoffwechselerkrankungen wie Hypoglykämien und Hyperthyreose zählen ebenfalls zu den organisch bedingten Schlafstörungen.

7.3.5. Klimakterisches Syndrom

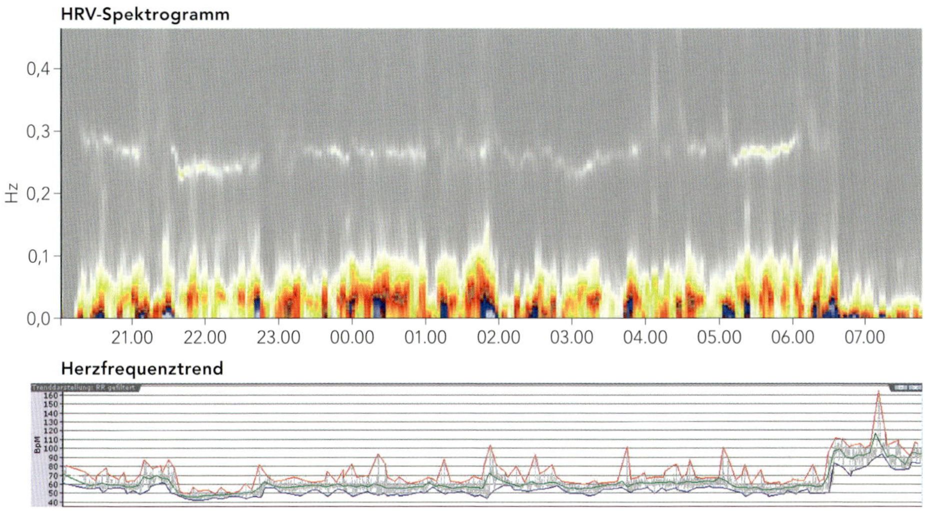

Abb.: 65-jährige Frau, Zwölf-Stunden-Schlafmessung, Schlafstörung seit der Menopause vor zehn Jahren

In den Jahren nach der Menopause wird der Schlaf zunehmend leichter und fragmentierter. Vor allem Progesteron besitzt eine angstlösende und schlafanstoßende Wirkung. Auch Östrogen hat Einflüsse auf den Schlaf, denn manche Schlafstörungen treten in den Jahren der Menopause mit größerer Häufigkeit auf. Hierzu zählen zum Beispiel schlafbezogene Atmungsstörungen. In diesem Fall konnte keine nächtliche Atemstörung nachgewiesen werden.

7.3.6. Medikamente, psychotrope Substanzen

Antibiotika (z. B. Gyrasehemmer),	Kortikosteroide
Anticholinergika	Diuretika (durch Nykturie)
Antidepressiva, aktivierende (z. B. MAO-Hemmer, Serotoninwiederaufnahmehemmer)	Hypnotika mit kurzer Wirkdauer (Rebound-Phänomen)
Antihistaminika	Neuroleptika (z. B. durch Dyskinesien, Parkinsonoid)
Antihypertensiva (z. B. Betablocker, Calciumantagonisten, ACE-Hemmer, Clonidin, Urapidil)	Nootropika mit aktivierender Wirkung
	Schilddrüsenhormone
Appetitzügler	Sympathomimetika (z. B. in Kreislaufmitteln)
Atemwegpräparate (z. B. Theophyllin)	
Benzodiazepine	Zytostatika

Tab.: Zahlreiche Medikamente beeinflussen die Schlafarchitektur und damit die Qualität des Schlafes.

7.3.7. Nikotin

Raucher schlafen schlechter. Raucher verbringen weniger Zeit im Tiefschlaf als Nicht-Raucher und fühlen sich nachher weniger erholt (20 gegenüber fünf Prozent bei den Nichtrauchern). Mittels polysomnographischer Untersuchung wurden wesentlich längere Tiefschlafphasen bei Nicht-Rauchern nachgewiesen. Ursache für diesen Unterschied ist wahrscheinlich die stimulierende Wirkung des Nikotins, das zu Beginn des Schlafes ein Absinken in den Tiefschlaf erschwert (Lin Zhang, Naresh Punjabi et al.).

7.3.8. Umweltbelastungen (z. B. Lärm)

In Anbetracht der Belastungen ist doch noch eine Regulationsfähigkeit erhalten. Die Gesamtvariabilität ist vor allem im LF-Bereich als Zeichen eines längerfristigen Belastungszustandes eingeschränkt. Die Ressource ist der Schlaf, dessen Störung daher als besondere Beeinträchtigung wahrgenommen wird. Die Schlafarchitektur ist an und für sich vorhanden, und es besteht die Fähigkeit, sich in den Tiefschlafphasen zu erholen. Eine gewisse Einschlaflatenz, die langsame Pulsabnahme und das Aufschrecken in den Tiefschlafphasen sind aber durch eine latente Aktivierung des Sympathikus verursacht. Um 16.00 Uhr legt sich die Patientin nieder, um auszuruhen, die Sympathikusaktivität bleibt jedoch hoch, ab 16.59 Uhr schafft sie aber eine wirksame Erholungsphase bis 17.34 Uhr.

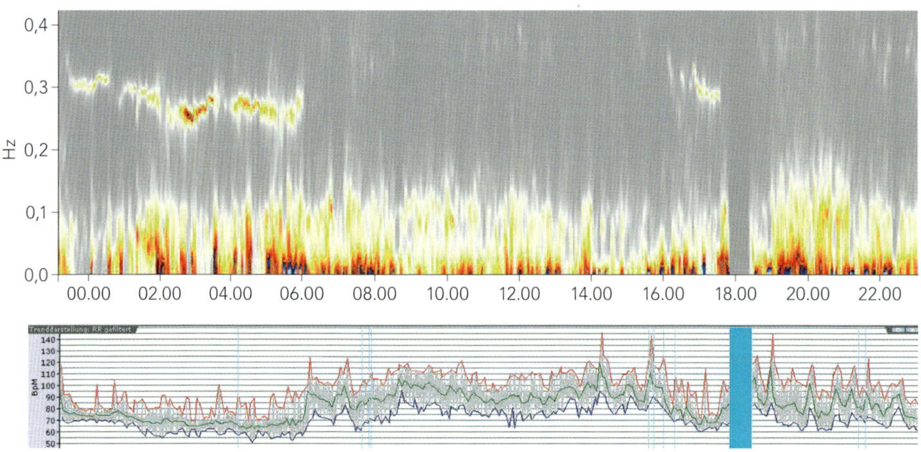

Abb.: 45-jährige Frau, chronische durchgehende Lärmbelastung durch eine auch nachts betriebene Baustelle vis-a-vis der Wohnung seit mehr als sechs Monaten.

7.3.9. Depression und Schlaf

Bei gesunden Menschen finden sich in der Phase des Nachtschlafes mit der geringsten Körpertemperatur die meisten REM-Phasen. Im Rahmen einer Depression kommt es zu früher auftretenden REM-Phasen.

- Zunahme des Leichtschlafes,
- Abnahme des Tiefschlafes,
- Verkürzung der REM-Latenz (Zeitspanne bis zum Auftreten der ersten REM-Phase),
- Veränderung der REM-Distribution (Verlagerung in die erste Nachthälfte),
- Erhöhung der REM-Densität (Dichte der Abfolgen der REM-Phasen).

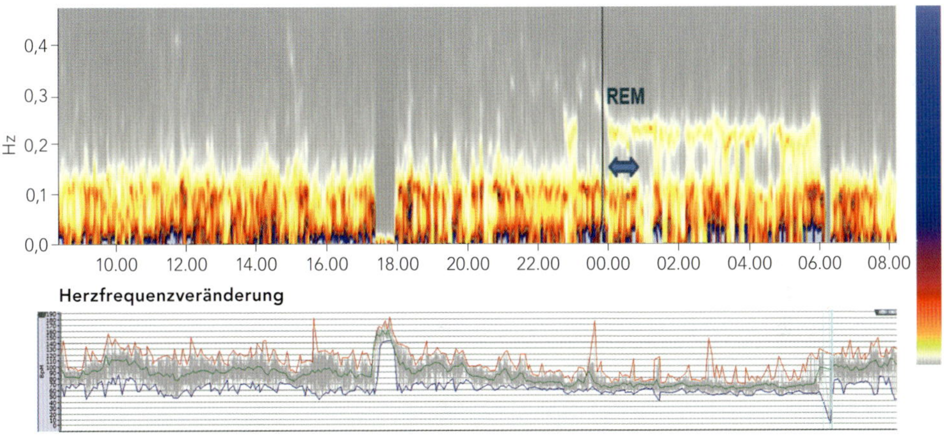

Abb.: 43-jährige Frau, verkürzte REM-Latenz

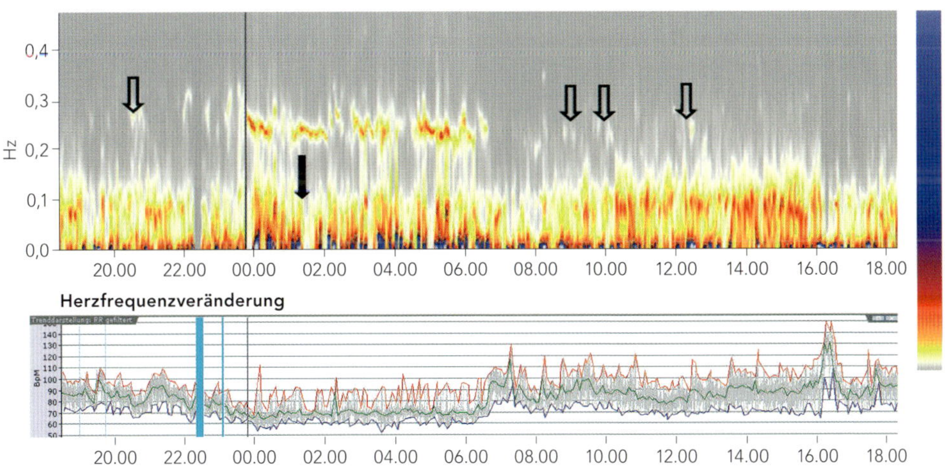

Abb.: 50-jährige Frau mit depressiver Verstimmung. Die Linie markiert den Zeitpunkt des Lichtabdrehens, der volle Pfeil zeigt den verzögerten Zeitpunkt des ersten Tiefschlafes, die anderen Pfeile weisen auf Müdigkeitszeichen untertags hin.

Mehr Details zum Thema Depression und Schlaf siehe Seite 211ff.

LITERATUR

Cabiddu R, Cerutti S, Viardot G, Werner S, Bianchi AM. Modulation of the Sympatho-Vagal Balance during Sleep: Frequency Domain Study of Heart Rate Variability and Respiration. Front Physiol. 2012 Mar 9; 3: 45. doi: 10.3389/fphys.2012.00045. eCollection 2012.

Chouchou F, Desseilles M. Heart rate variability: a tool to explore the sleeping brain? Frontiers in Neuroscience, Autonomic Neuroscience December 2014, Volume 8, Article 402

Fietze I et al. Barorezeptorsensitivität, Schlaf und OSAS. Somnologie-Schlafforschung und Schlafmedizin 2003; 7: 4

Gais S, Born J. Declarative memory consolidation: Mechanisms acting during human sleep Learn Mem 2004; 11: 679–685

Hilton MF. The sleep apnoea/hypopnoea syndrome depresses waking vagal tone independent of sympathetic activation. Eur Respir J 2001; 17: 1258–1266

Hu K, Scheer FA, Buijs RM, Shea SA. The circadian pacemaker generates similar circadian rhythms in the fractal structure of heart rate in humans and rats. Cardiovascular Research 2008; 80 (1): 62–68

Johansson C, Willeit M, Smedh C et al. Circadian clock-related polymorphisms in seasonal affective disorder and their relevance to diurnal preference. Neuropsychopharmacology 2003; 28 (4): 734–739

Jurysta F et al. A study of the dynamic interactions between sleep EEG and heart rate variability in healthy young men. Clinical Neurophysiology 2003; 114: 2146–2155

Kaniusas E et al. Heart rate variability and EEG during sleep using spectrum-weighted frequencies – a case study. Institute of Fundamentals and Theory of Electrical Engineering, Bioelectricity & Magnetism Lab, Vienna University of Technology. Wien 2009

Katzenberg D et al. A CLOCK polymorphism associated with human diurnal preference. Sleep 1998; 21: 569–576

Meier-Koll A. Ultradian behaviour cycles in humans: developmental and social aspects. In: Lloyd D et al. Ultradian Rhythms in Life Processes: An Inquiry Into Fundamental Principles of Chronobiology and Psychobiology. New York 1992, 243–282

Mietus J, Thomas R, Peng CK, Goldberger AL. Cardiopulmonary Coupling and Sleep Spectrograms. Sleep 2005; 28: 1135

Mietus JE et al. Hilbert Transform based Sleep apnea Detection using a Single Lead Electrocardiogram. Computers in Cardiology 200; 27: 753–756

Moody GB et al. Derivation of respiratory signals from multi-lead ECGs. Computer in Cardiology 1985; 12: 113–116

Narkiewicz K et al. Altered Cardiovascular Variability in Obstructive Sleep Apnea. Circulation 1998; 98: 1071–1077

Parish JM, Somers VK. Obstructive Sleep Apnea and Cardiovascular Disease. Mayo Clin Proc 2004; 79 (8): 1036–1046

Penzel T. Herzfrequenzvariabilität im Schlaf untersucht mit der trendbereinigten Fluktuations-Analyse und der Spektralanalyse, Pneumologie 2004; 58–6

Staedt J, Stoppe G. Are sleep and its disorders of interest for psychiatric and psychosomatic medicine? In: Diefenbacher A (Ed). Advances in psychosomatic medicine. Basel 2004, 1–6

Staedt J, Stoppe G. Funktion und Evolution des Schlafes Fortschr Neurol Psychiatrie 2001, 69: 51–57

Staedt J. Vorlesung E3 Evolution und Funktion des Schlafes. April 2005, 55. Lindauer Psychotherapiewochen

Tobaldini E et al. Heart rate variability in normal and pathological sleep,frontiers in physiology, October 2013 Volume 4, Article 294

Tobaldini E et al. One night on-call: Sleep deprivatin affects cardiac autonomic control and inflammation in physicians, Eur J Intern Med (2013)

Tobler I. DSM III-R Diagnostic and Statistical Manual of Mental Disorders of American Psychiatric Association. Washington 1987

Wehr T. A brain warming function for REM sleep. Neuroscience and Behavioural Reviews 1992; 16: 379–397

Wehrle R, Kaufmann C, Wetter TC, Holsboer F, Auer DP, Pollmächer T, Czisch M. Functional microstates within human REM sleep: first evidence from fMRI of a thalamocortical network specific for phasic REM periods. Eur J Neurosci 2007; 25 (3): 863–871

Wolk R, Kara T, Somers VK. Sleep-Disordered Breathing and Cardiovascular Disease. Circulation 2003; 108: 9–12

Zhang L, Samet J, Caffo B, Bankman I, Punjabi NM. Power spectral analysis of EEG activity during sleep in cigarette smokers. Chest 2008; 133 (2): 427–432

8. EINFLUSSFAKTOREN DER HRV-MESSUNG

Die HRV ist ein unabhängiger Funktionsausdruck des autonomen Nervensystems und damit die Summe genetischer und epigenetischer Einflüsse. Auf zellulärer Ebene spiegelt die HRV das Redoxpotential wider.

8.1. Genetik

Wie steht es nun um den genetischen Einfluss auf die HRV? Singh et al. fanden 2001 heraus, dass genetische Komponenten 13 bis 23 Prozent der Varianz der HRV-Messungen ausmachen, andere Autoren greifen sogar zu noch höheren Prozentwerten.
24-Stunden-HRV-Messungen bei Zwillingen beweisen einen genetisch bedingten Effekt auf den SDNN-Index (35 bis 47 Prozent) und rMSSD (40 bis 48 Prozent). Dies lässt den Schluss zu, dass HRV-Parameter genetisch beeinflusst sind.

Genetische Untersuchungen weisen auf eine Verbindung des LF-Bereichs und Chromosom 2 auf 153 cM und des VLF-Bereichs und Chromosom 15 auf 62 cM hin.
Eine besonders ausgeprägte Variabilität im Bereich der HF-Komponente ist mit einem Polymorphismus des Angiotensin-Converting-Enzyms assoziiert.
Das Ausmaß der Acetylcholin-Übertragung ist durch die Varianten des Choline-Transporter-Gens (CHT1) bestimmt, welches den Cholintransporter kodiert und damit auch für eine gewisse interindividuelle Variabilität verantwortlich ist.
Männer und Frauen im mittleren Lebensalter, welche einen CHT1-Genotyp mit T-Allel tragen, zeigen eine höhere HF-, eine niedrigere LF-Aktivität und ein geringeres LF/HF-Verhältnis als Personen, die homozygot bezüglich dem G-Allel sind.
Polymorphismen (SNPs) der β-1-Untereinheit des kalziumabhängigen Kaliumkanals haben einen Einfluss auf die Baroreflexfunktion. Kombinationen aus Polymorphismen in unterschiedlichen Kandidatengenen mit ungünstigem Einfluss auf die Baroreflexfunktion spielen wahrscheinlich bei der Pathogenese der essentiellen arteriellen Hypertonie eine Rolle.
Das T-Allel bei C825T-Polymorphismus an der Beta-3-Untereinheit des G-Proteins ist mit einer verstärkten intrazellulären Signaltransduktion verbunden. Dies betrifft auch das autonome Nervensystem, da sowohl der adrenerge als auch muskarinische Acetylcholinrezeptor ein G-Protein-gekoppelter Rezeptor ist. Dies scheint mit einer verstärkten Aktivierbarkeit des sympathischen Nervensystems einherzugehen, was sich in einer Neigung für arterielle Hypertonie ausdrückt und das Risiko für eine KHK um 37 Prozent erhöht.

Mit Hilfe der Daten aus der Framingham Heart Study wurde versucht, Genvarianten in Zusammenhang mit der HRV und dem Arrhythmiesrisiko herauszufiltern. Die einzelnen Resultate erreichten jedoch keine genomweite Signifikanz. Quantitative Trait Loci als messbarer Phänotyp kumulierender Wirkungen von mehreren Genvarianten und Umwelt gewinnen zunehmend an Bedeutung. Bezüglich der Herzfrequenz

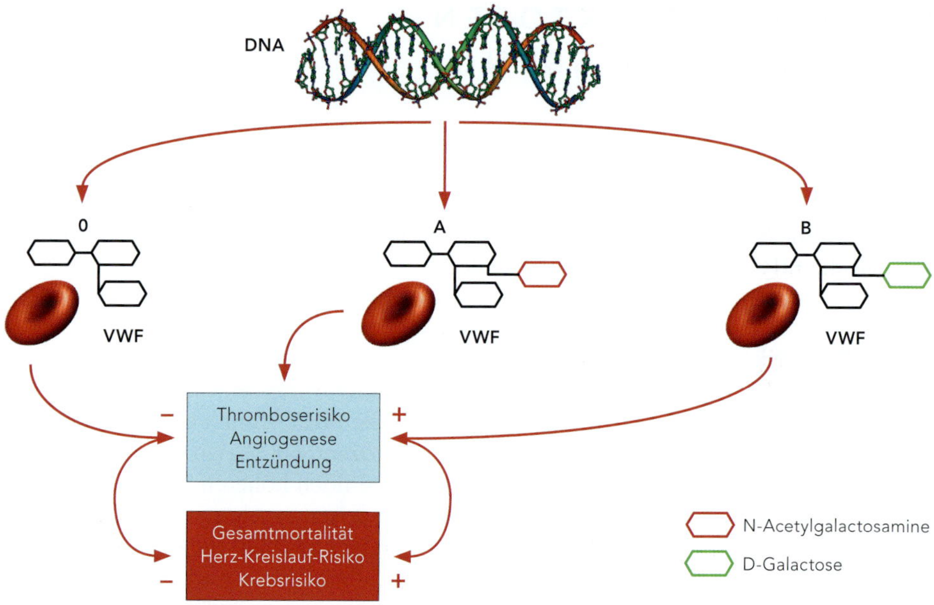

Abb.: Zusammenhang von Blutgruppen, Von-Willebrand-Faktor, Krebs und Herz-Kreislauf-Erkrankungen (nach: Franchini and Lippi, The intriguing relationship between the ABO blood group, cardiovascular disease and cancer, BMC Medicine 2015, 13: 7)

wurden zwar 20 Loci gefunden, trotzdem bleibt die Frage offen, welchen Beitrag sie zu der individuellen Herzratenvariabilität leisten. Dieser erfolgt entweder über die Kardiomyozyten, neuronale Funktionen oder über Stressreaktionen. Wahrscheinlich müssen vor allem stressbezogene Gene mitberücksichtigt werden.

Unter den Blutgruppensystemen hat das AB0-System die größte Bedeutung. Außer an der Oberfläche der Erythrozyten werden die AB0-Antigene auch auf anderen Zellen und Geweben wie Epithelien, sensorische Neurone, Thrombozyten und Endothelzellen exprimiert. Die AB0-Blutgruppen wurden in großen Kohortenstudien im Zusammenhang mit dem kardiovaskulären Risiko untersucht. Dabei zeigte sich, dass Menschen mit der Blutgruppe 0 im Gegensatz zu den Blutgruppen A und B das geringste Risiko für Herz-Kreislauf-Erkrankungen aufweisen. Das höchste Risiko tragen Menschen mit der Blutgruppe AB. Der Hauptmechanismus scheint dabei das Gerinnungssystem zu sein.
In einer ersten kleinen Studie zeigte sich bei Menschen der Blutgruppe 0 unter tiefer Atmung auch eine bessere HRV.

Wesentlich wichtiger als Genetik sind epigenetische Einflüsse und Biomarker. Neben Polymorphismen, die die Methylierung betreffen (z.B. MTHFR) gewinnen auch zirkulierende Mikro-RNAs wie miR126, 17, 145 und 222 als Prädiktoren eines zukünftigen Herz-Kreislauf-Risikos an Bedeutung. Die wichtigste Botschaft ist daher, dass die interindividuellen Unterschiede mit dem Alter abnehmen und die Bedeutung des Lebensstils hinsichtlich der Auswirkungen auf die HRV zunimmt.

8.2. Epigenetik – Interface zwischen Genen und Umwelt

Epigenetische Mechanismen dienen dem Überleben, indem sie eine rasche Anpassung an wechselnde Umwelteinflüsse auf molekularer, zellulärer, morphologischer und physiologischer Ebene ermöglichen.
Der Mensch besitzt an die 20.000 Gene, das Genom aller Menschen ist zu 99 Prozent gleich und etwa 90 Prozent der genetischen Unterschiede manifestieren sich in Einzelnukleotid-Polymorphismen (SNPs). Nur 1,5 Prozent des Erbgutes kodieren für Eiweiß, es stellte sich die Frage: Was macht der Rest? Vorerst hielt man diesen für „junk DNA", später erhielt er den Namen „die dunkle Materie des Genoms". Inzwischen wissen wir, dass es sich dabei um einen gigantischen Steuerapparat handelt, der je nach Bedarf Gene aktiviert, „dimmt" oder stumm schaltet.
Epigenetische Veränderungen erfolgen durch Änderung der Chromatin-Verpackung und der Zugänglichkeit der DNA für regulierende Proteine, die Einfluss auf die Genexpression nehmen. Die Veränderungen durch Umwelteinflüsse können sehr rasch oder langsam erfolgen, gelten als stabil und sind potentiell vererbbar.
Ein sehr gut untersuchter epigenetischer Schalter ist die DNA-Methylierung, die für die Stummschaltung der entsprechenden Genabschnitte sorgt. Die DNA-Methylierung erfolgt durch DNA-Methyltransferasen, die S-Adenosylmethionin (SAMe), einen universellen Methylgruppendonator, nutzen. SAMe wird unter Abgabe der Methylgruppe zu S-Adenosylhomocystein (SAH) umgesetzt. Das Verhältnis von SAMe und SAH entspricht der Methylierungskapazität. SAH bindet an DNA-Methyltransferasen und hemmt dadurch die Methylierung. Hyperhomocysteinämie stört daher Methylierungsvorgänge und führt so potentiell zu epigenetischen Veränderungen. Vitamin B_6, Folsäure und Vitamin B_{12} sind dabei für den Homocysteinspiegel im Blut von Bedeutung. Histon-Acetylierung wird durch Histon Acetyltransferasen (HATs) vermittelt, wodurch die Nucleosomen eine Transkription zulassen. Die Entfernung der Acetylgruppen erfolgt durch Deacetylasen.
Zusätzlich zur Umformung des Chromatins spielen auch regulierende und nicht kodierende RNA, sogenannte microRNA, eine wesentliche Rolle. Sie verhindern, dass abgelesene Gene in Proteine übersetzt werden.

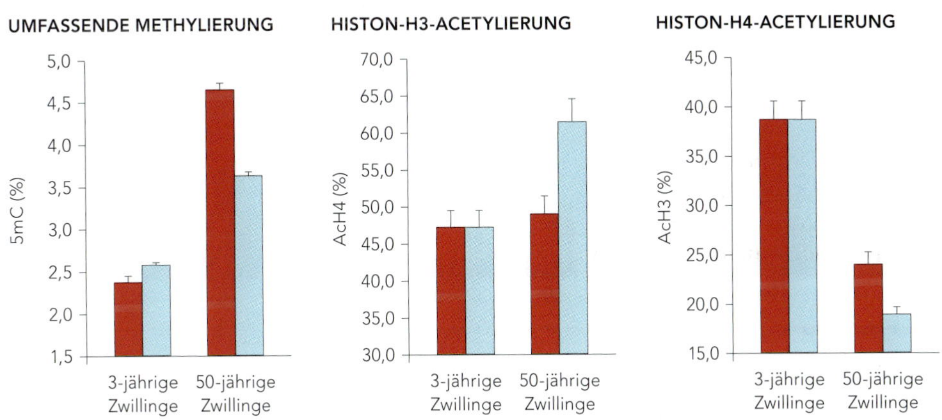

Abb.: Analyse von 80 eineiigen Zwillingspaaren zwischen drei und 73 Jahren
(nach: Fraga et al. 2005)

Obwohl eineiige Zwillinge genetisch identisch sind, sind ihre Epigenome nur während der ersten Lebensjahre nicht zu unterscheiden, später zeigen sich in Abhängigkeit unterschiedlicher Lebensstile deutliche Unterschiede. Bei älteren Zwillingspaaren ist die epigenetische Abweichung umso größer, je unterschiedlicher das Leben der beiden Zwillinge verlaufen ist.

Beispiel: Parallelmessung bei eineiigen Zwillingen, 49 Jahre, weiblich, identische Aktivität. Beide Frauen leiden an einer Autoimmunthyroiditis, Vitiligo und Alopezia totalis, sind Nichtraucherinnen, BMI um 28, unauffällige Lipid-, Blutdruck- und Blutzuckerwerte. Außer einer Substitution der Hypothyreose werden keine Dauermedikamente eingenommen. Obwohl die Ähnlichkeit beider Messungen schon rein optisch sichtbar ist, hat der unterschiedliche Lebensstil der beiden Frauen im Lauf der Jahre doch auch für Unterschiede gesorgt: der Parasympathikus ist bei der oberen Messung deutlicher ausgeprägt.

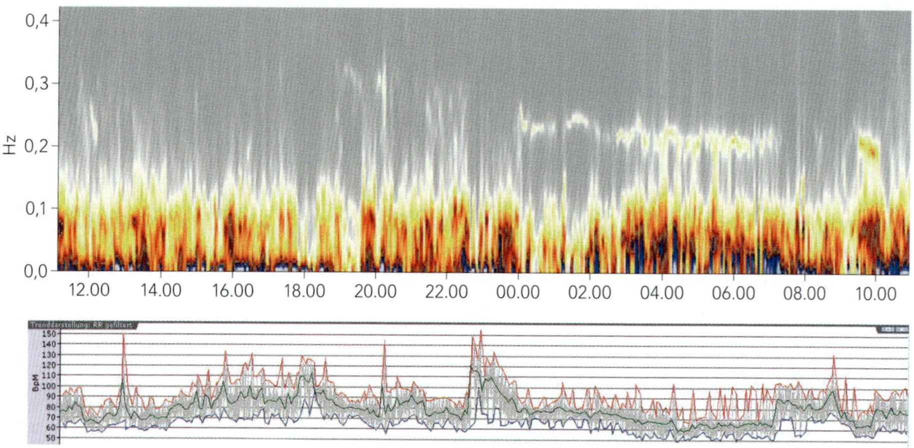

Abb.: Zwilling 1 – SDNN 127 ms, pNN 50 % 4,88, Total Power 4178, log LF/HF 0,8

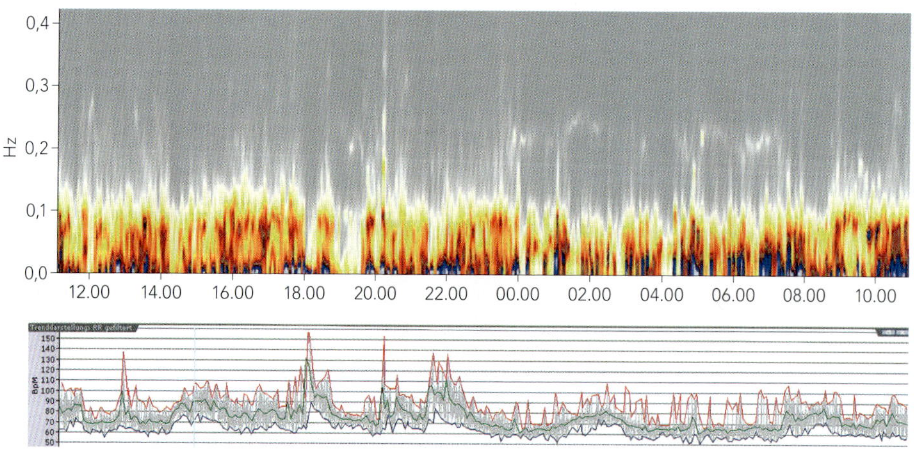

Abb.: Zwilling 2 – SDNN 119 ms, pNN 50 % 2,95, Total Power 3578, log LF/HF 1,0

Messung nach fünf Jahren, beide sind nun 54 Jahre alt, wieder identisches Aktivitätsprotokoll.

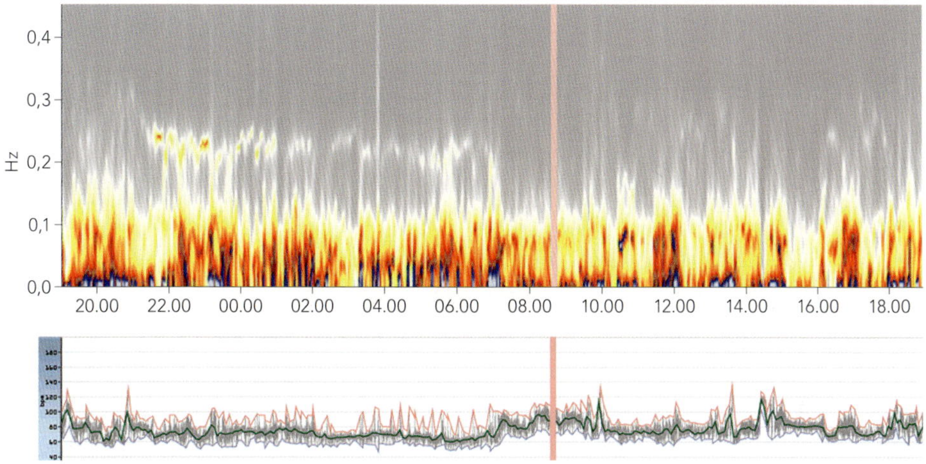

Abb.: Zwilling 1 – SDNN 112 ms, pNN 50 % 3,39, Total Power 2691, log LF/HF 0,87

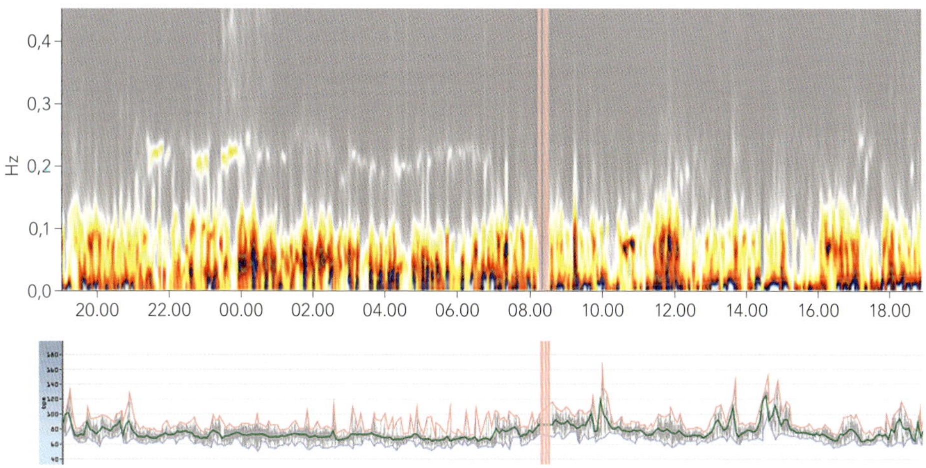

Abb.: Zwilling 2 – SDNN 106 ms, pNN 50 % 2,5, Total Power 2130, log LF/HF 0,96

Zwilling 2 hat in den letzten fünf Jahren durch kleine Veränderungen im Lebensstil im Vergleich zu Zwilling 1 weniger an Regulationsfähigkeit im Rahmen der Alterung eingebüßt.

Eineiige Zwillinge, weiblich, 43 Jahre, gemeinsam verbrachter Tag mit identem Aktivitätsprotokoll; beide APC-Resistenz, Faktor-V-Leiden homozygot.
Zwilling 1: rheumatoide Arthritis, Beruf Pflegedienst
Zwilling 2: St.p. PE und TBVT rechts 2007, Beruf Personaltrainerin

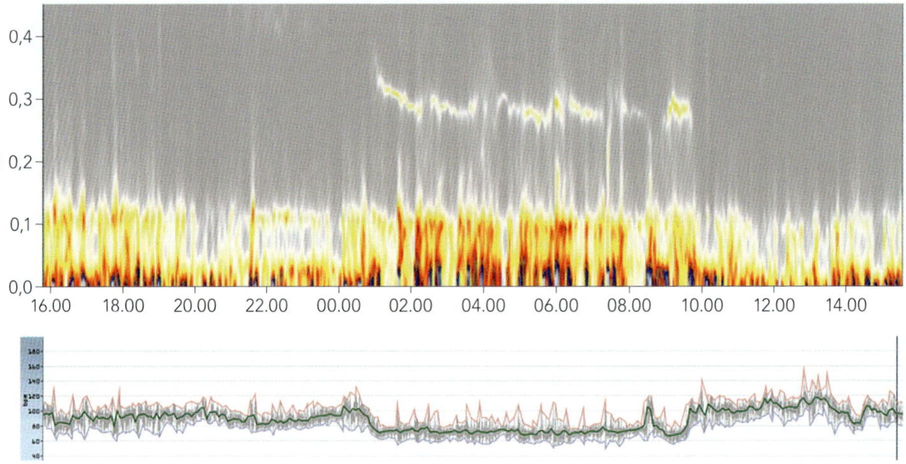

Abb.: Zwilling 1 – SDNN 116,7 ms, pNN 50 % 2,57, Total Power 1431, log LF/HF 0,9

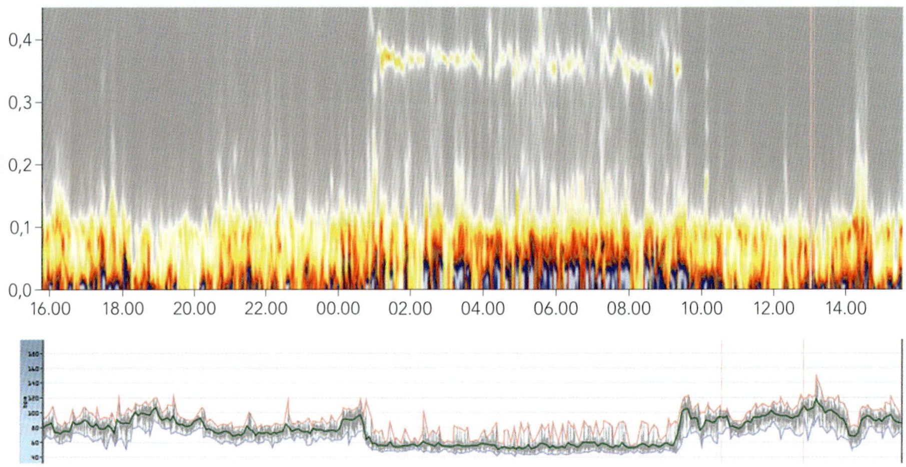

Abb.: Zwilling 2 – SDNN 200 ms, pNN 50 % 8,72, Total Power 2600, log LF/HF 0,9

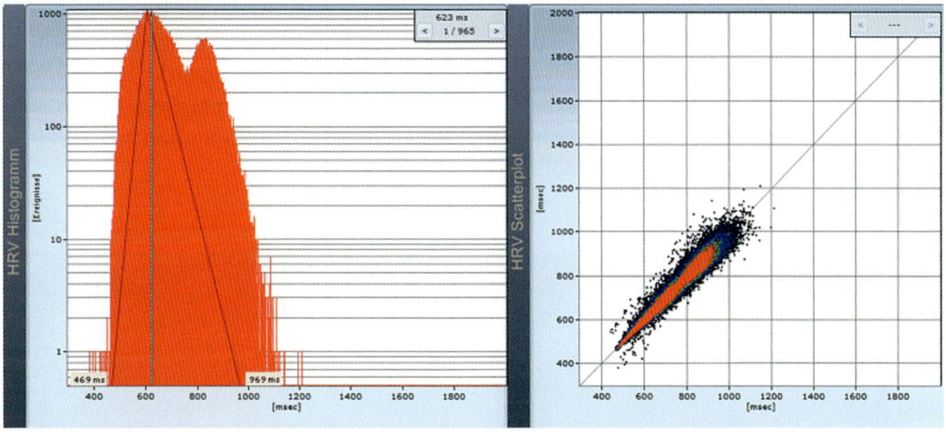

Abb.: Zwilling 1 – min. HF 49/min, 125 132 Herzschläge/24 Stunden

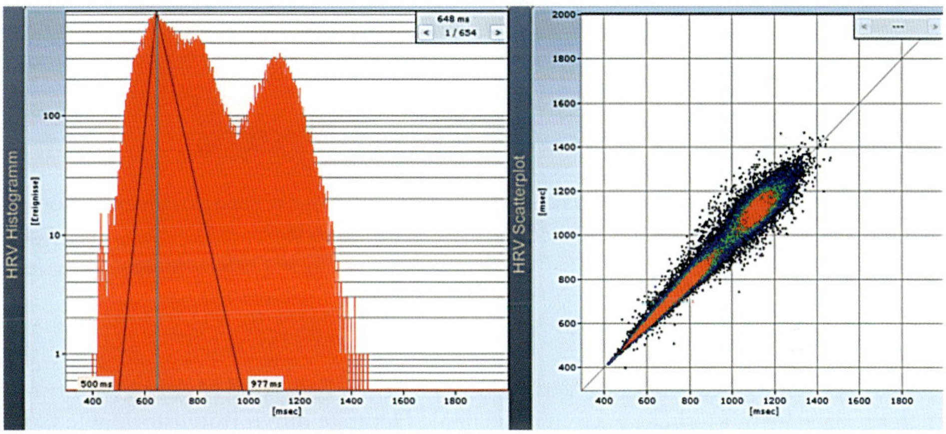

Abb.: Zwilling 2 – min. HF 42/min, 106 843 Herzschläge/24 Stunden

Epigenetische Veränderungen sind nach dem 30. Lebensjahr deutlicher als genetische Gemeinsamkeit.

8.2.1 Epigenetische Prägungsphasen

Besonders sensibel auf Umwelteinflüsse reagiert der Mensch in Phasen der Organreifung, also im Mutterleib, nach der Geburt, in den ersten Monaten und in der Pubertät. Das Herz ist dabei eines der ersten Organe, welche sich im Fetus entwickeln, und durchläuft im sehr frühen Stadium der Schwangerschaft, vor allem drei bis sieben Wochen nach der Befruchtung, ein erstaunliches Wachstum zum Herzen mit vier Kammern. Das Nervensystem hingegen ist selbst zum Zeitpunkt der Geburt noch relativ unreif und der Reifeprozess geht weit ins Erwachsenenleben hinein. Der Beitrag der Umwelteinflüsse wird als „experience dependent maturation" bezeichnet.

Dieser Prozess beeinflusst die Dichte an Synapsen in verschiedenen Bereichen und fördert die Plastizität des Nervensystems. Er prädisponiert auch zu relativer Dominanz von sympathischer oder parasympathischer Aktivität und verstärkt individuelle Antworten auf verschiedene Stressbelastungen im Sinne der Anpassung an die entsprechende Umgebung. Epigenetische Einflüsse tragen zur Individualität bei und finden im Nervensystem bereits pränatal als auch postnatal statt.

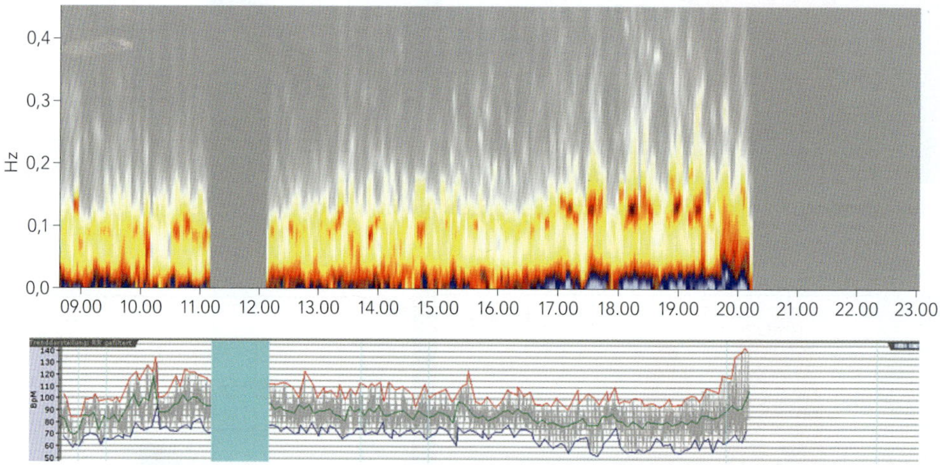

Abb.: HRV-Messung einer Geburt. Das Gerät musste aufgrund einer Saugglockenextraktion um 20.15 Uhr abgenommen werden. Davor sind Presswehen zu sehen.

8.2.2 Fetale Herzratenvariabilität

Obwohl es keine direkte neurale Verbindung zwischen Fetus und Mutter gibt, nimmt man an, dass die mütterliche Aktivität die fetale Herzrate durch Botenstoffe wie Cortisol und Catecholamine beeinflusst. Obwohl Mutter und Kind separate autonome Nervensysteme besitzen, sind diese indirekt durch Schwankungen des Blutdrucks und Hormone verbunden. Vorerst ist die HRV des Fetus einfach und wenig dynamisch, mit der Entwicklung des autonomen Nervensystems wird die HRV zunehmend komplexer. Die parasympathischen Anteile des ANS entwickeln sich sehr rasch in der 18. SSW, die sympathischen um die 20. SSW, vor allem aber zwischen 26. und 30. SSW, was mit der raschen Zunahme der LF-Aktivität zusammenfällt. Reduzierte LF, erhöhte HF-Leistung und eine niedrigere LF/HF-Ratio finden sich bei Tiefschlaf entsprechenden Phasen bei Frühgeborenen in der 26. bis 31. Woche.

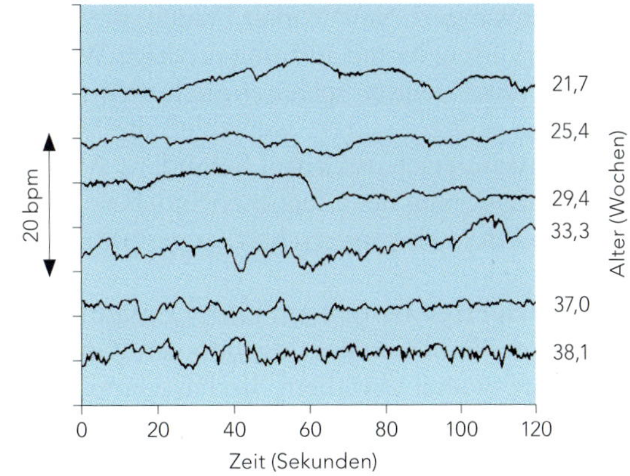

Abb.: Die zunehmende Komplexität der fetalen HRV in unterschiedlichem Gestationsalter (nach: Sameni R, Clifford GD. A Review of Fetal ECG Signal Processing; Issues and Promising Directions. The open pacing, electrophysiology & therapy journal 2010; 3:4-20).

Mütterliches Training in der Schwangerschaft verbessert die HRV der Kinder: Fetale Atembewegungen gelten als Indikator sowohl einer guten Lungenentwicklung als auch der Entwicklung des Nervus vagus und des Nervus phrenicus. Es gibt Interaktionen zwischen mütterlicher körperlicher Belastung und fetaler Atmung in der HRV. Dies lässt den Schluss zu, dass ein Fetus einer trainierenden Mutter eine bessere vagale Kontrolle besitzt. Insgesamt kann man bei einer körperlich aktiven Mutter von einer besseren Reifung des kardialen autonomen Nervensystems ausgehen. Je stärker die Intensität des mütterlichen Trainings ist, umso niedriger ist die Herzrate des Fetus und umso höher dessen HRV. Mütter, die während des 3. Trimesters regelmäßig trainieren, tragen Feten mit höherer HRV. Wenn diese Kinder geboren werden, bewahren sie weiterhin eine höhere HRV in die Kindheit hinein als Kinder, deren Mütter in der Schwangerschaft nicht regelmäßig trainiert haben.

8.2.3. HRV und Stress in der Schwangerschaft

Der Einfluss starker psychischer Belastung auf die epigenetische Programmierung der sogenannten Stress-Achse mit den Folgen eines zeitlebens erhöhten Risikos für Stresskrankheiten gehört zu den bestuntersuchten Beispielen für epigenetische Prägung.
Während der Schwangerschaft bildet die Plazenta ab dem 2. Trimester zunehmend CRH aus und gibt es zusätzlich zum CRH des Hypothalamus ins Blut ab. Dies führt zu einer Überaktivität der HPA-Achse und zu einem Anstieg des Verhältnisses von freiem und gebundenem Cortisol bei der Mutter, wobei Werte erreicht werden können, die denen bei M. Cushing entsprechen.
Die Cortisol-Antwort auf Stress nimmt im Laufe der Schwangerschaft allerdings immer weiter ab, da die HPA-Achse gegen Ende der Schwangerschaft gegenüber natürlichen Stressoren hypofunktionell wird, was für ein durch die hohen CRH-Mengen aus der Plazenta bedingtes Abstumpfen der HPA-Achse spricht. Vermutlich ist dies ein evolutionärer Mechanismus, um den Fetus vor den Stressreaktionen der Mutter zu schützen. Ab der 16. SSW wird außerdem in der Plazenta das Enzym 11-beta-HSD-2 (11 beta-hydroxysteroid dehydrogenase type 2) gebildet, welches aktives Cortisol in inaktives Cortison überführt und so eine Barriere für mütterliche Glucocorticoide darstellt. Die verbleibenden 10–20% des mütterlichen Cortisols, die zum Fetus gelangen, können aber bei gestressten Müttern mit hohen Cortisolspiegeln ausreichen, um epigenetische Langzeiteffekte auf das sich entwickelnde Gehirn des Kindes auszuüben.

Viele schwangere New Yorker Frauen, die nach 9/11 unter PTSD (post-traumatic stress disorder) litten, hatten auffällig niedrige Werte des Stresshormons Cortisol. Die Kinder dieser Frauen zeigten später ähnlich niedrige Cortisol-Werte, wobei die Unterschiede dann am größten waren, wenn sich die Mütter zum Zeitpunkt des Traumas im letzten Schwangerschaftsdrittel befanden. Als möglicher Grund wird die Veränderung der Methylierung des Glucocorticoid-Rezeptor-Gens, ein epigenetischer Mechanismus während der Schwangerschaft, angenommen.

Bezüglich HRV besteht ein klarer Zusammenhang zwischen zunehmend veränderter autonomer Funktion des ungeborenen Kindes und mütterlichem Stress in der Schwangerschaft, wobei vor allem die Parasympathikusregulation sowohl in Ruhe als auch bei Belastung betroffen ist und meist mit einer Sympathikusdominanz einhergeht. Dieses Muster würde in einer gefährdenden Umgebung als Kurzzeit-Anpassung durchaus Sinn ergeben, langfristig bedeutet dies jedoch eine Prägung des kindlichen Stressystems mit hoher allostatischer Belastung.
Die Abnahme der HF in der HRV der Schwangeren unter psychischem Stress ist im Vergleich zu gestressten nicht schwangeren Frauen lediglich auf einem niedrigeren Level. Verstärkte fetale Bewegung als Ausdruck kindlichen Stresses übt ebenfalls einen Einfluss auf das mütterliche autonome Nervensystem aus, was die bidirektionale Beeinflussung der Mutter-Kind-Interaktionen auch pränatal bestätigt.

8.2.4. HRV und epigenetische Prägungen des Stoffwechsels

Übergewicht und arterielle Hypertonie führen zu strukturellen und metabolischen Veränderungen bei jungen Menschen und sind von Seiten des Vegetativums mit einer Sympathikusdominanz vergesellschaftet. Bereits bei übergewichtigen Kindern vor der Pubertät bilden sich diese Veränderungen in der HRV ab. Studien zeigen nun, dass die verstärkte Sympathikusaktivierung bereits durch den präkonzeptionellen BMI der Mutter beeinflusst wird. Es dürfte sich dabei um eine potentielle cardiovaskuläre epigenetische Programmierung handeln, die nicht im Rahmen der üblichen Reprogrammierung entfernt wird. Da die Zellen des frühen Embryos (bis zum Achtzellstadium) noch nicht spezialisiert, also "totipotent" sind, müssen alle epigenetischen Steuerungsmechanismen zunächst aufgehoben und alle Erbinformationen lesbar sein. Zu diesem Zeitpunkt der Embryonalentwicklung scannt eine zelluläre Maschinerie das Genom ab und löscht epigenetische Markierungen normalerweise aus.

8.2.5. Ernährung und HRV

Schon lange gilt eine typisch mediterrane Ernährung als gesund. Durch eine Zwillingsstudie bei Männern konnte gezeigt werden, dass eine mediterrane Ernährung die HRV und die kardiale autonome Funktion verbessert. Diese positive Assoziation ist unabhängig von kardialen Risikofaktoren. Grünes Blattgemüse und andere Nahrungsmittel, die für die Methylierung relevant sind, Omega-3-reicher Fisch und Meeresfrüchte erhöhen SDNN, pNN 50 %, rMSSD und HF und verhalten sich invers zu LF.

Fischkonsum und HRV korrelieren positiv. Sowohl Nervengewebe als auch Herzmuskelzellen besitzen einen hohen Gehalt an Omega-3-PUFAS (vor allem DHA), dies könnte die Modulation des autonomen Nervensystems zentral und auf der Ebene des Herzens für die Veränderungen der HRV erklären. Omega-3-Fettsäuren haben in Abhängigkeit der Zufuhr Auswirkungen auf Ionenkanäle und Calcium-regulierende Proteine. Während letztere durch die akute Gabe aktiviert werden, führt die langfristige Gabe zum Einbau in die Membranen und verändert deren Eigenschaften. Omega-3-Fettsäuren wirken dadurch auf den intrinsischen Schrittmacher. Fischöl verbessert vor allem den vagalen Tonus, dies dürfte die antiarrhythmische Wirkung unter Bedingungen ohne strukturelle oder elektrophysiologische Veränderungen am Herzen erklären. Wichtig ist, darauf hinzuweisen, dass sich höhere Werte in der HRV bei fünf Portionen Fisch pro Woche oder einer entsprechenden Substitution von rund 900 mg DHA/EPA pro Tag ergeben. Die durchschnittliche Aufnahme durch eine westliche Ernährung beträgt rund 120-150 mg/Tag.

Vitamin-D-Unterversorgung mit leicht verringertem Spiegel der Speicherform 25-OH-Vit-D ist nur mit einer geringen Veränderung der autonomen Werte in Ruhe verbunden. Niedrige Spiegel des aktiven Hormons jedoch führen zu einem deutlichen Verlust der vagalen Kontrolle. 1,25-Dihydroxy-Vitamin-D besitzt die Fähigkeit, die Blut-Hirn-Schranke zu überqueren und dürfte über die Bindung an den nukleären Vitamin-D-Rezeptor der Neuronen im Gehirn und Rückenmark die vagale Kontrolle verstärken. Vitamin D besitzt auch eine Schlüsselrolle im Serotoninstoffwechsel, der wiederum wichtig für die Regulation der HRV durch Verstärkung der parasympathischen Aktivität ist.

Zunehmend zeigt sich, dass eine Ernährung, die sehr reich an einfachen Kohlenhydraten (Zucker und Stärke) ist, die Sympathikusaktivität erhöht und die parasympathische Regulation vermindert. Low-Carb-Ernährung und intermittierendes Fasten reduzieren mittels Ketonkörper über Hemmung von GPR 41 (G-Protein-coupled receptor 41) in sympathischen Ganglien die Sympathikusaktivität und verbessern die Parasympathikus-Regulation.

8.2.6. Bewegung und HRV

Epigenetische Veränderung durch körperliche Aktivität betreffen verschiedenste physiologische Systeme und aktivieren Signale, die Gene betreffen, die den Stoffwechsel und die Energieversorgung der Muskulatur steuern. Training führt unmittelbar zu vorübergehenden Veränderung der DNA-Methylierung im Skelettmuskel. Epigenetische Veränderungen regeln auch zahlreiche Kaskaden von inflammatorischen Prozessen, erhalten die Stabilität des Genoms in Zellen mit karzinogenem Potential und stellen durch Alterung veränderte epigenetische Muster wieder her. Epigenetische Veränderungen durch körperliches Training zeigen auch Auswirkungen auf das limbische System, den Hippocampus und auf das Herz-Kreislauf-System.

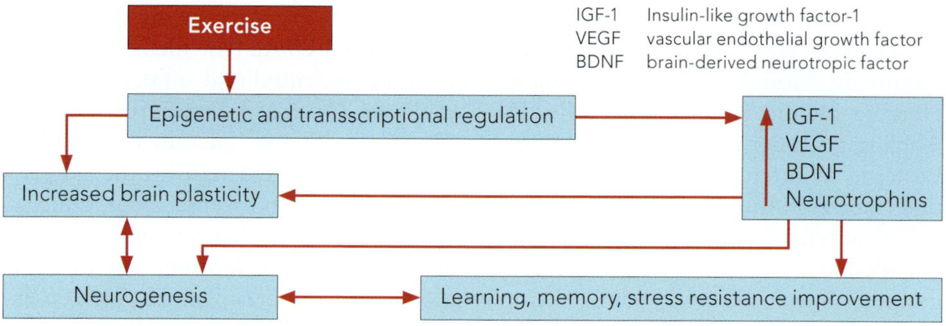

Abb.: Modell für die epigenetische Wirkung von körperlicher Aktivität auf molekulare, neuroplastische und kognitive Strukturen (nach: Thanasis-Stathopoulos J., Epigenetic regulation on gene expression induced by physical exercise. J Musculoskelet Neuronal Interact. 2013 Jun; 13(2): 133–146)

Es gibt zahlreiche Studien zu diesem Thema. Zusammenfassend lässt sich Folgendes sagen: Die körperliche Aktivität muss gewisse Voraussetzungen hinsichtlich Regelmäßigkeit und adäquater Intensität erfüllen. So führt Alltagsaktivität (<3–6 MET) allein zu keiner Verbesserung der HRV, reines Krafttraining wahrscheinlich ebensowenig. Nur regelmäßiges aerobes Ausdauertraining moderater Intensität (3–6 MET, ~ 3,5–7 kcal/min., Gehtempo ~4–7 km/h) verbessert die HRV, natürlich besonders bei vorher Inaktiven.

100 Schritte/Minute entsprechen circa drei METs und einem moderat intensiven Gehen. Wenn man diese Kadenz mit 60 Minuten multipliziert, erhält man 6000 Schritte. Eine Stunde Gehen zusätzlich zu den Schritten, die an einem typischen Bürotag zurückgelegt werden, ergeben meist bereits die präventiv geforderten 10.000 Schritte täglich. Der protektive Effekt der regelmäßigen Bewegung hinsichtlich der Herz-Kreislauf-Erkrankungen resultiert auch bei Übergewichtigen aus der direkten Wirkung auf das autonome Nervensystem.

Untertags nehmen vor allem SDNN, LV, VLF durch die vermehrte Aktivität zu und widerspiegeln damit eine verbesserte Barorezeptor-Sensibilität. Vorrangig ist die arrhythmogene Wirkung von regelmäßigem Training durch die verbesserte vagale Modulation im Sinne einer natürlichen Betablockade.

Die gute Nachricht für alle, die immer schon regelmäßig und mäßig trainieren: Lebenslanges Ausdauertraining in adäquater Intensität bewirkt eine Zunahme der HRV gegenüber Gleichaltrigen, wobei alle Parameter der Time Domain, LF und HF bei älteren Athleten gegenüber Untrainierten signifikant erhöht sind. Vorwiegend durch den positiven Effekt auf die Vagusaktivierung kommt es zu einer verzögerten Alterung der autonomen Kontrolle und einer Herabsetzung des biologischen Alters im Vergleich mit gleichaltrigen Untrainierten.

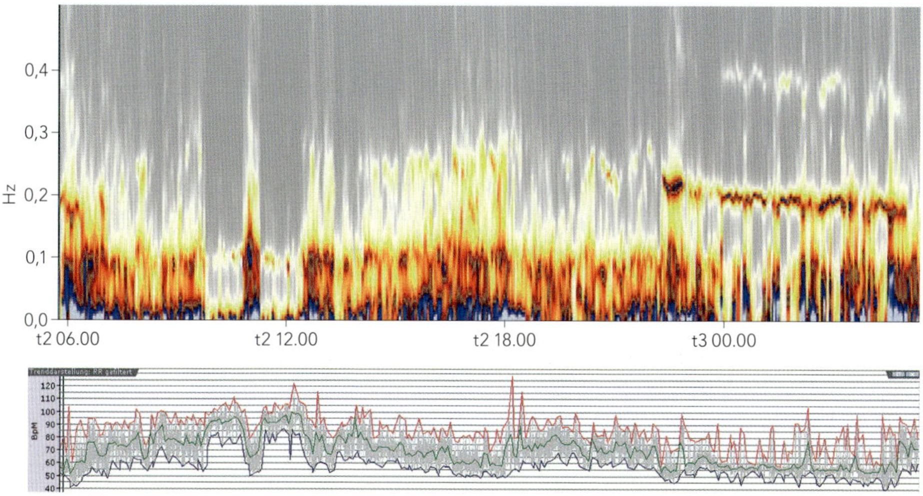

Abb.: Hobby-Triathlet, 42 Jahre, berufliche Stressbelastung. SDNN 167 ms, Total Power 7565, pNN 50% 19,7, rMSSD 45,9, log LF/HF 0,5

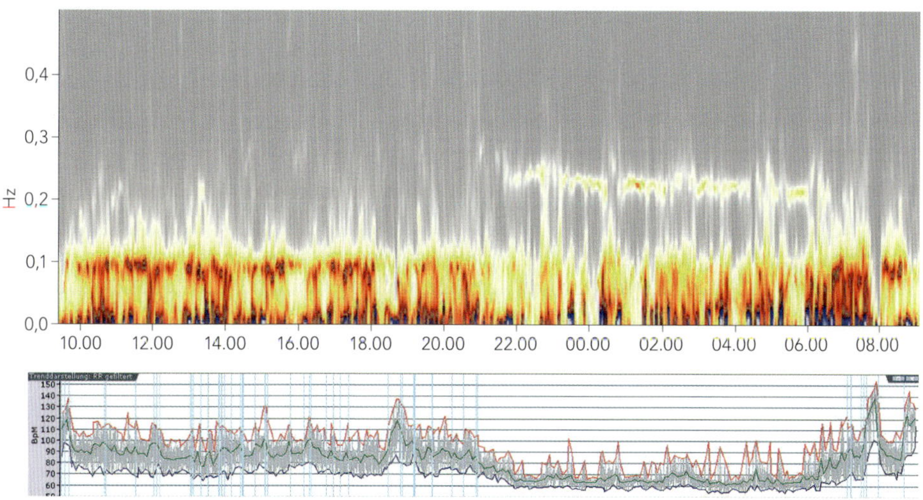

Abb.: Untrainierter Mann, 34 Jahre, Übergewicht. SDNN 134 ms, Total Power 3163, pNN 50% 6,16, rMSSD 27,9, log LF/HF 0,7

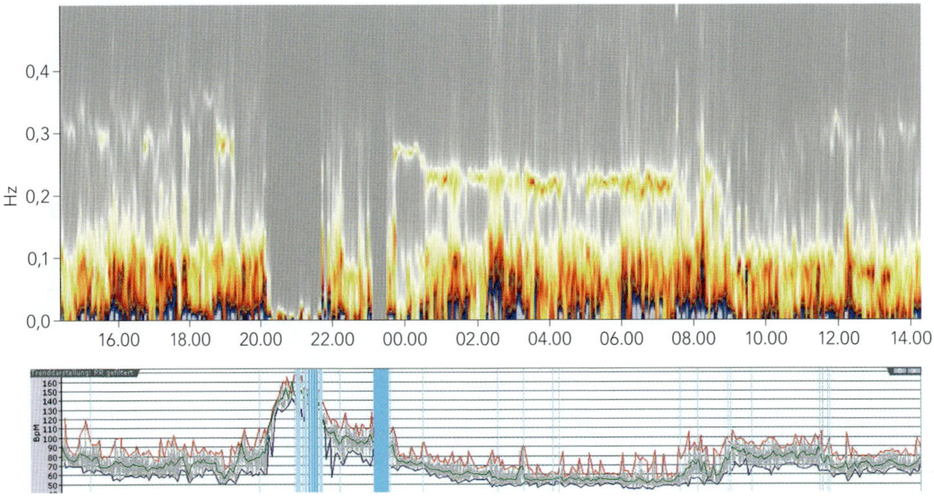

Abb.: 57-jähriger Mann, lebenslanges Training, Nichtraucher, Größe 180 cm, Gewicht 76 kg, Medikamente: Alna retard. Ausdauertraining zweimal wöchentlich 60 Minuten, zweimal wöchentlich 120 Minuten. SDNN 202 ms, pNN 50 % 10,26, rMSSD 32,5, Total Power 4576, log LF/HF 0,58. Die Ressource ist der effektiv erholsame Nachtschlaf mit einer deutlichen Parasympathikusaktivierung und einer regelrechten Schlafarchitektur. Es finden sich Müdigkeitszeichen untertags, die nicht nur durch eine einzige zu kurze Nacht entstehen. Im Rahmen der Messung wurde im Gegensatz zur sonstigen Gewohnheit mit höherer Intensität trainiert, was sich an der etwas reduzierten HRV nach dem Training niederschlägt und auch den trägen Pulsabfall zu Beginn des Nachtschlafs erklärt.

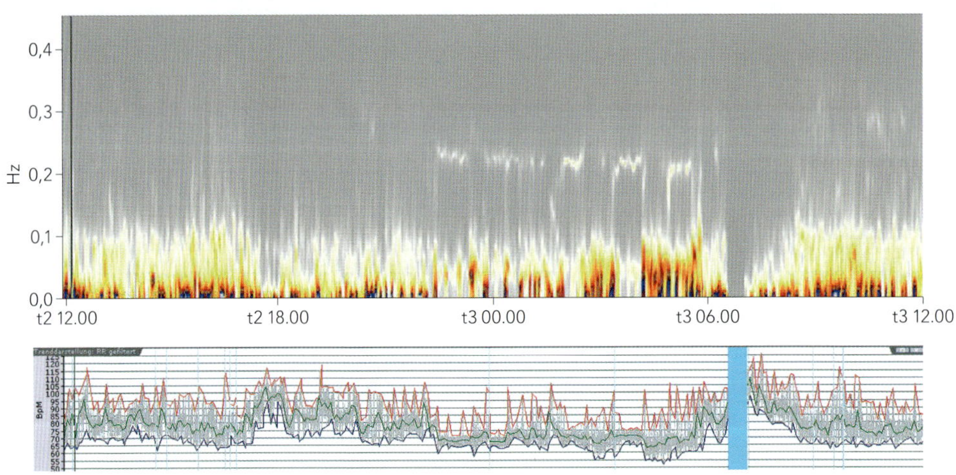

Abb.: Im Vergleich dazu ein um zehn Jahre jüngerer Mann ohne regelmäßiges Ausdauertraining, arterielle Hypertonie (Sartan), Übergewicht, chronischer Stressbelastung mit Erschöpfungstendenz, Zustand nach Nikotinabusus (26 py). SDNN 99 ms, pNN 50 % 2,54, rMSSD 20,5 Total Power 2638, log LF/HF 0,87. Reduzierte Parasympathikusaktivierung, relative Sympathikusdominanz, Schlaffragmentierung, mangelnder Trainingszustand.

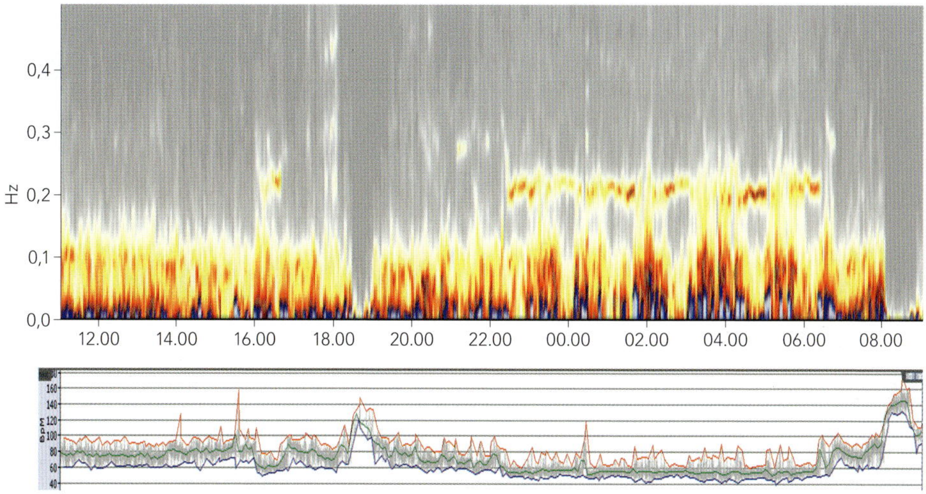

Abb.: Mann, 54 Jahre, gesund, lebenslange Trainingstherapie. SDNN 199 ms, rMSSD 37 ms, pNN 50 % 14, Total Power 3296, log LF/HF 0,6

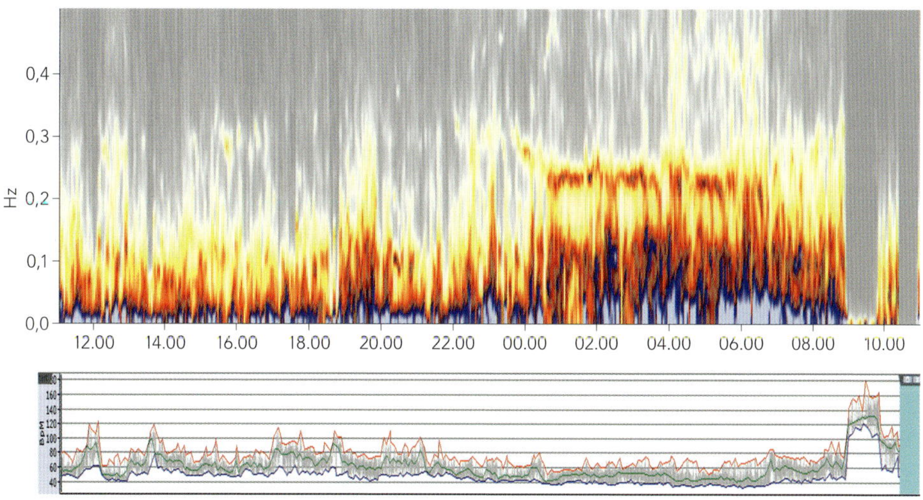

Abb.: Mann, 51 Jahre, gesund, lebenslange Trainingstherapie. SDNN 275 ms, rMSSD 60 ms, pNN 50 % 25, Total Power 8587, log LF/HF 0,55

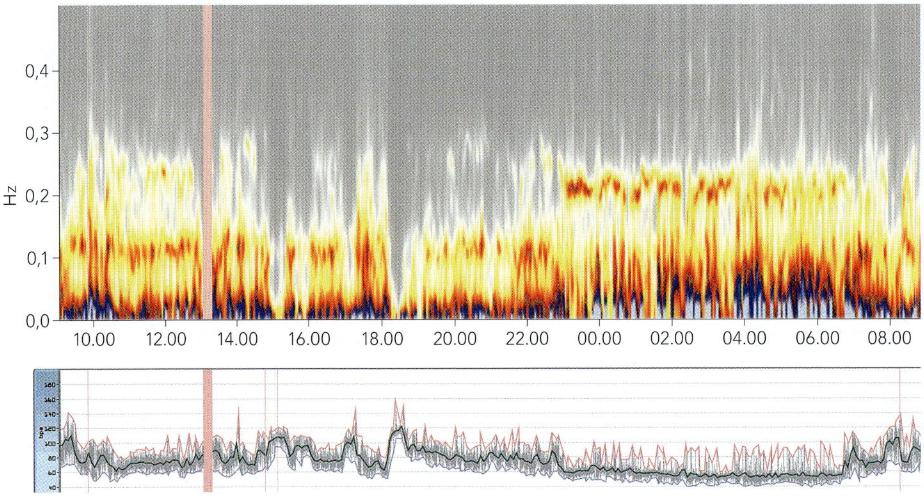

Abb.: Frau, 49 Jahre, gesund, lebenslange Trainingstherapie. SDNN 193 ms, rMSSD 38 ms, pNN 50 % 15, Total Power 4590, log LF/HF 0,55

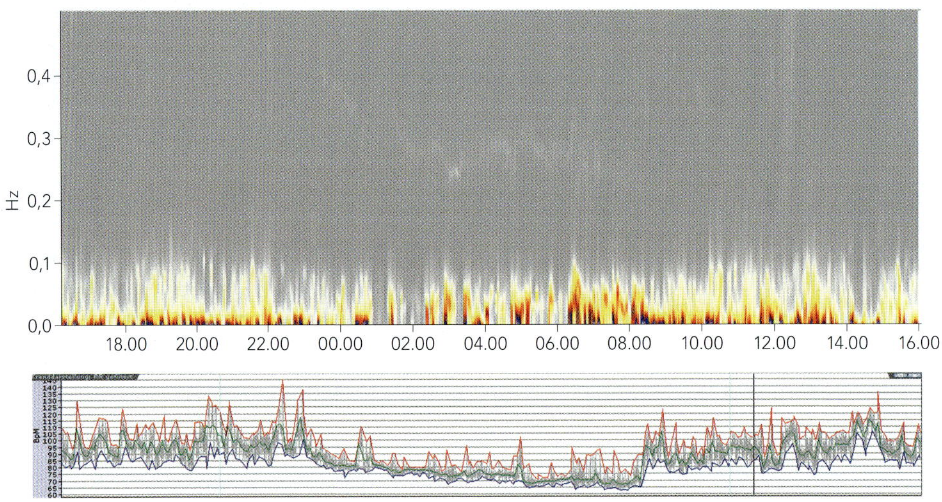

Abb.: Mann, 43 Jahre, DM I seit 30 Jahren, ICT, low HDL, ED, hypoglycaemie-unawareness, Raucher, chronische Stressbelastung. SDNN 101 ms, pNN 50 % 0,7, Total Power 652, log LF/HF 0,8

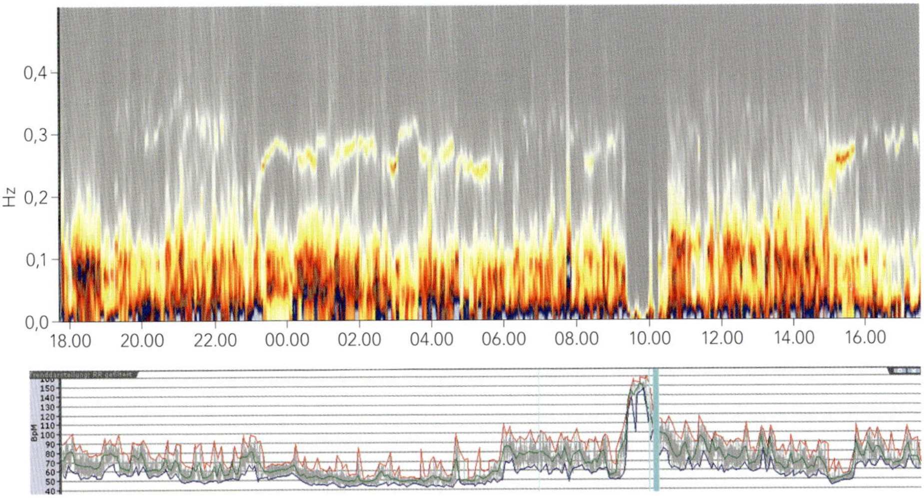

Abb.: Mann, 50 Jahre, DM I seit 30 Jahren, ICT, kommt wegen nächtlicher Unterzuckerungen zum Check, Nichtraucher, chronische Stressbelastung, regelmäßige langjährige Trainingstherapie. SDNN 217 ms , pNN 50 % 12,13; TP 4542, log LF/HF 0,7

Ausdauertraining ist bei allen Herz-Kreislauf-Erkrankungen Bestandteil der Therapie. Wichtig ist, regelmäßige Bewegung möglichst frühzeitig in den Alltag zu integrieren. Kinder mit Typ-I-Diabetes haben in Ruhe, jedoch nicht in Aktivität, signifikant niedrigere HRV-Parameter als Gesunde. Die verringerten HRV-Parameter wurden nur bei diabetischen Kindern mit geringer körperlicher Aktivität gemessen. Die HRV bei diabetischen Kindern mit moderater und hoher Aktivität unterschied sich jedoch in keinster Weise von der gesunder Kinder.
Daher sollten diabetische Kinder ermutigt werden, sich regelmäßig sportlich zu betätigen, was sich auf ihr autonomes Nervensystem vorteilhaft auswirkt. Voraussetzung ist selbstverständlich eine gute Stoffwechseleinstellung (Su-Ru Chen et al. 2007).

Zu hohe Trainingsintensitäten verschieben generell die kardiale autonome Balance in Richtung Sympathikusüberaktivität (siehe Stressbelastung / Übertraining) und verwandeln einen Benefit in einen Belastungsfaktor.

Zusammenfassung: Alltagsaktivität führt unter 3 METs zu keiner Verbesserung der HRV. Regelmäßiges aerobes Ausdauertraining moderater Intensität verbessert die HRV, vor allem bei vorher Inaktiven. Lebenslanges Ausdauertraining bewirkt eine Zunahme der HRV (alle Parameter der Time Domain, LF und HF). Untertags nehmen vor allem SDNN, LV, VLF durch die vermehrte Aktivität (Barorezeptor-Sensibilität) zu. Bewegung hat einen positiven Effekt auf die Vagusregulation, es kommt zu einer verzögerten Alterung der autonomen Kontrolle.

Take-home-message-Epigenetik: Die Bandbreite der interindividuellen Werte der HRV spiegelt Unterschiede der Genetik, der single-nucleotid-Polymorphismen und der epigenetischen Einflüsse wider. Langfristig ist, so könnte man sagen, die „Postleitzahl" als Ausdruck der Lebensumstände wichtiger als die Genetik.

8.3. Redoxpotential, Inflammation und Immunsystem

Wenn man die bekannten kardiovaskulären Risikofaktoren betrachtet, die Einflussfaktoren der HRV darstellen, lassen sich diese eigentlich auf einen einzigen Nenner zusammenfassen: Inflammation. Inflammation ist ein Schlüsselprozess in unserer Abwehr von Pathogenen und in der Wundheilung. Durch Gewebsschädigung entstehende Moleküle werden durch Pattern-Recognition-Rezeptoren (PRRs) erkannt und führen zu einer Aktivierung des unspezifischen Immunsystems, den Makrophagen. Diese erste Reaktion setzt eine ganze Kaskade von weiteren Reaktionen in Gang, um letztlich wieder gesunde Verhältnisse herzustellen.

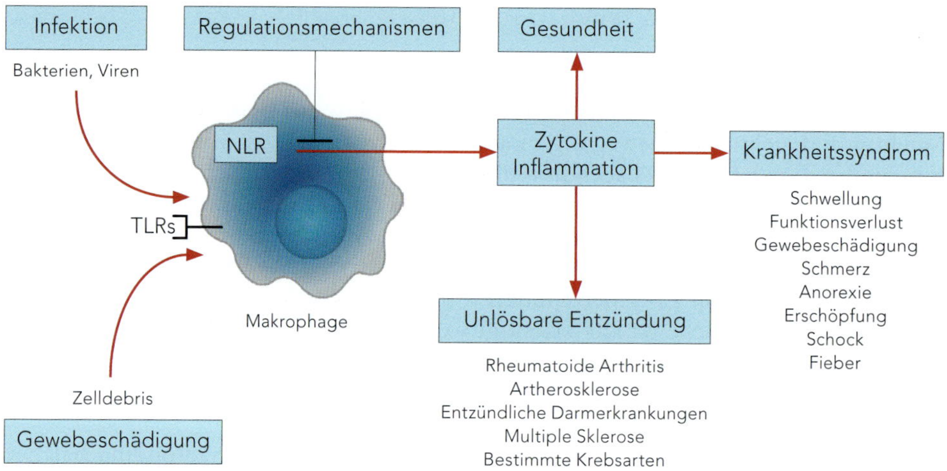

Abb.: Abwehrmechanismen

TLR = Toll-like Rezeptor, NLR = Nod-like Rezeptor

8.3.1. Redoxsystem

NO und Reaktive Sauerstoffspezies sind die hauptsächlichen Redox-Moleküle des Menschen. Die primäre Quelle der Redox-Signalgebung ist das NO-System. NO wird durch die NO-Synthase gebildet, welche drei Isoformen besitzt. NOS 1 und 3 werden konstitutiv exprimiert und setzen NO-Calcium abhängig stoßweise frei.

ROS ist die Abkürzung für Reaktive Sauerstoffspezies. Wir alle wissen, dass Leben von der Energieproduktion mittels Sauerstoff abhängt. Dieser Prozess wird als oxidative Phosphorylierung bezeichnet, Sauerstoffspezies sind hochreaktiv, da sie unpaare Elektronen in der äußeren Schale besitzen. ROS werden als Nebenprodukt bei normalen

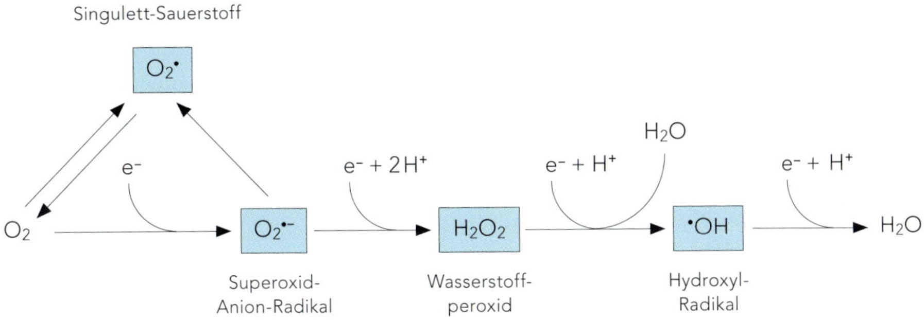

Abb.: Durch den Verlust eines Elektrons, wie dies zum Beispiel in den Mitochondrien geschieht, entsteht ein Superoxid-Radikal, welches ein Signal für Autophagie darstellt. Durch den Verlust von zwei Elektronen schwellen die Mitochondrien an und es entsteht Wasserstoffperoxid. Um diese zwei positiv geladenen Signalmoleküle zu kontrollieren, besitzen wir das Enzym Superoxid-Dismutase. Beim Verlust von drei Elektronen entsteht durch eine Fenton-Reaktion ein Hydroxyl-Radikal, das wir nicht enzymatisch neutralisieren können und welches nur im Rahmen der zellvermittelten Immunreaktion kontrollierbar ist. Wenn wir durch Entzündung eine Menge Elektronen an die Umgebung verlieren, bleiben Protonen als Synonym für Inflammation zurück.

zellulären Reaktionen gebildet und spielen für Signalübertragung und Homöostase der Zelle eine wichtige Rolle.

Diese Vorgänge passieren natürlicherweise in unseren Mitochondrien. Wenn wir aus Nährstoffen ATP erzeugen, bilden wir gleichzeitig freie Radikale aus dem Sauerstoff, die dann aus den Cytochromen unserer Mitochondrien austreten. Dieses „Undichtsein" ist für die Zelle kritisch. Je „undichter" die Mitochondrien werden, umso mehr ROS entstehen. Generell gilt eine hohe Menge ROS als schlechtes Zeichen für das Überleben der Zelle, es kann aber auch das Signal sein, um rechtzeitig die Telomere zu verlängern oder neue Mitochondrien zu induzieren. Die Bildung von ROS ist jedenfalls ein Marker für Zellstress. ROS verändern die intrazelluläre Redoxbalance und sind als Signalmoleküle in die Regulation inflammatorischer und immunregulatorischer Gene involviert. Um Immunreaktionen zu regulieren, triggern Redox-Moleküle wie NO und ROS einerseits die Beseitigung von Erregern, andererseits modulieren sie durch Immunsupression Regenerations- und Wundheilungsprozesse. In den Phagosomen von Abwehrzellen befinden sie sich an vorderster Front der Immunabwehr.

Außerhalb der Immunabwehr können Oxidations- und Destruktionsprozesse durch ROS alle biologischen Makromoleküle, wie zum Beispiel Lipide (insbesondere in den Zellmembranen), Proteine und die DNA angreifen und dabei zu letalen Zellschädigungen führen. Eine besondere Bedeutung für zytotoxische Effekte wird den Hydroxyl-Radikalen beigemessen, da sie als einzige ROS direkt mit großen Molekülen reagieren können. Aerob lebende Organismen haben deshalb effektive Schutz- und Reparaturmechanismen entwickelt, um ROS abzubauen und entstandene Schäden reparieren zu können. Sind diese nicht ausreichend, dann sind ROS an der Entstehung verschiedenster Krankheiten beteiligt, die mit Entzündungsprozessen einhergehen.

8.3.2. Die HRV-Messung widerspiegelt das Redoxpotential auf zellulärer Ebene

Eine Redoxreaktion erfolgt, wenn eine gewisse Substanz A oxidiert wird, während der Reaktionspartner B dadurch reduziert wird. Bei der Oxidation verliert A ein oder mehrere Elektronen und wird positiv geladen. Umgekehrt erhält B durch Reduktion Elektronen und wird negativ geladen.

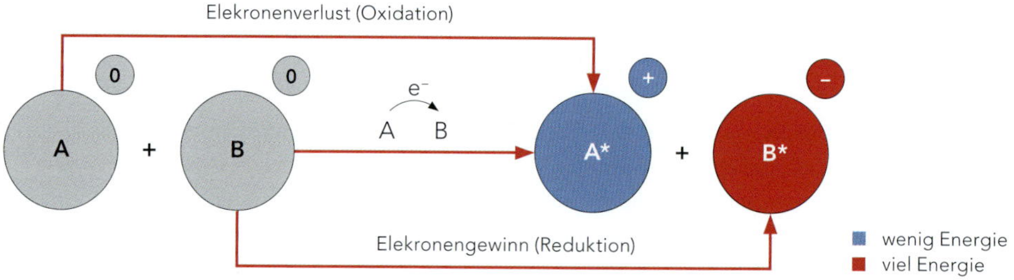

Abb.: Redoxpotential auf zellulärer Ebene

Dies lässt sich auf die Messung des Zellpotentials beziehen, da die Differenz, zwischen dem Potential des reduzierenden Partners oxidiert zu werden und dem oxidierenden Partner reduziert zu werden, das Zellpotential bestimmen wird. Das Zellpotential (Ecell) wird in Volt (V) gemessen. Ein negatives Vorzeichen für dieses Potential gibt einen reduzierenden Partner an (gibt Elektronen leicht ab), während ein stark oxidierender Partner, der Elektronen aufnimmt, ein positives Redoxpotential aufweist.

Da die Temperaturabhängigkeit der Redoxspannung beträchtlich ist, bedeutet eine deutliche Erhöhung der Temperatur eine Verschlechterung der vagalen Kontrolle; das LF/HF-Verhältnis ist erhöht.

Das herrschende Redoxpotential beeinflusst die epigenetische Expression der DNA. Wenn DNA-Moleküle verändert werden, wird die Übertragung der Zellkommunikation verstümmelt und ungenau. Die Produktion von Enzymen und Hormonen, die durch die DNA codiert werden sollen, geraten durcheinander und führen zu krankhaften Veränderungen. Ein ungünstiger Redoxzustand entsteht durch einen Mangel an Energie und chronischem oxidativen Stress, der nicht abgepuffert werden kann.
Umso mehr Elektronen wir besitzen, umso höher ist das Redoxpotential und umso mehr kinetische Energie ist in unseren Proteinen und deren Wasserhülle gespeichert, die uns ermöglicht, mit Umweltstressoren umzugehen. Wir brauchen einen Überschuss an Elektronen, um unsere Mitochondrien und Proteine in guter Funktion zu erhalten. Gewebe benötigen für die Regeneration ein möglichst hohes Redoxpotential, denn die Protein-Synthese ist der energieaufwändigste Prozess der Zelle. Wenn der Protein-Turn-Over hoch ist, wird eine gewaltige Energiemenge benötigt.
Eine periphere oder autonome Neuropathie, die immer mit eingeschränkter HRV in Verbindung ist, stellt ein Zeichen eines schlechten Redoxpotentials dar.

Inflammation wird gerne als der geheime Killer bezeichnet, der die Verbindung zwischen fast allen Zivilisationskrankheiten und dem Alter darstellt. Die Inflammation ist der Ausdruck einer Immunreaktion und ein komplexer Prozess, an dessen Regulation unter anderem immunkompetente Zellen, Antikörper und Entzündungsmediatoren beteiligt sind.

8.3.3. Das Gleichgewicht liegt in der Mitte

In der Homöostase, oder besser Homöodynamik, ist im Rahmen der Regulation ein gewisser Aktionsradius vorgesehen, so gibt es zu jeder Aktivierung auch eine Beendigung durch einen „Bremser".

Proinflammatorisch	Antiinflammatorisch
Koagulation	Fibrinolyse
Insulin	Glucagon
Sympathikus	Parasympathikus

Tab.: Aktivierung – Hemmung

Gesundheit benötigt auch eine ausbalancierte Zytokin-Produktion – niedrige Spiegel werden im Rahmen der Homöostase benötigt. Ein Überschuss führt zu Erkrankungen, die im schwersten Fall, der Sepsis, letal enden können. Zytokine wie TNF alpha oder IL-1 werden dabei im Übermaß produziert.

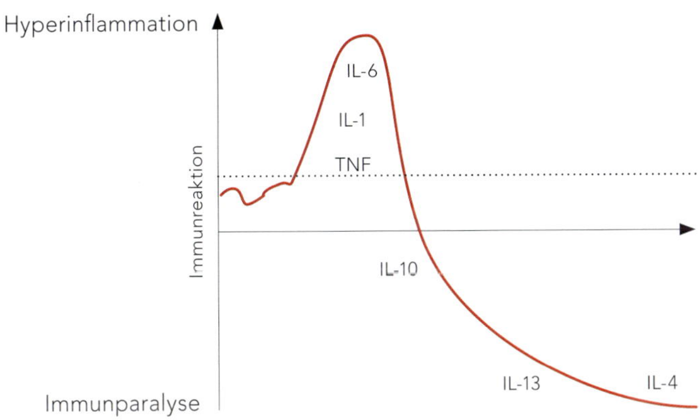

8.3.4. Immunität beeinflusst Regulation und vice versa

Otto Loewi entdeckte an der Universität Graz im Jahr 1921 den ersten Nervenbotenstoff – das Acetylcholin. Loewi konnte nachweisen, dass für die Übertragung eines Nervenimpulses auf das Herz ein chemischer Stoff verantwortlich sein musste, den er als „Vagusstoff" bezeichnete und der später von Henry Dale als Acetylcholin identifiziert werden konnte. Acetylcholin und verwandte Neurotransmitter erschienen bereits mit einzelligen Lebensformen auf der Bildfläche – Millionen von Jahren vor der angeborenen Immunabwehr.
Erst jetzt verstehen wir, wie das sich entwickelnde Nervensystem die Entstehung des Immunsystems beeinflusste. Das angeborene, unspezifische Immunsystem setzte Fresszellen ein, vor 500 Millionen Jahren entwickelten die Wirbeltiere zusätzlich ein adaptives (lernfähiges) Immunsystem mit Immungedächtnis.

Allerdings ist das Immunsystem nicht so autonom, wie man dachte: Es unterliegt über Reflexbögen des Autonomen Nervensystems der Kontrolle des Gehirns. Der Reflexbogen ist die organisatorische Grundeinheit des Nervensystems und besteht klassischerweise aus drei Komponenten:

- sensorische Afferenzen, die die Information an das ZNS vermitteln,
- ein zentrales Zentrum aus Interneuronen,
- Efferenzen, die korrigierende oder kompensierende Nervensignale in das innervierte Versorgungsgebiet übertragen.

8.3.5. Entzündung

Inflammation ist ein Schlüsselprozess im Abwehrkampf der Säugetiere gegen Pathogene im Rahmen der Wundheilung und zunehmend auch gegen Xenobiotika.
Watkins et al. entdeckten 1995, dass sensorische Neurone die Anwesenheit von Entzündung im Gewebe feststellen können. Diese Reaktion auf IL-1 bedingte Inflammation wird durch den Nervus vagus vermittelt und kann durch Vagotomie oder einen selektiven Antagonisten am IL-1-Rezeptor aufgehoben werden.

Neben IL-1 gibt es noch eine Reihe anderer Liganden: die von Makrophagen, Monozyten und dendritischen Zellen präsentierten PAMPS.
Pathogenassoziierte molekulare Muster (PAMPS) aktivieren Toll-like-Rezeptoren (TLR) und führen zu einer erhöhten Expression von NF kappa B und inflammatorischen Zytokinen wie Tumor Necrosis Faktor (TNF) und IL-6.
Endogene molekulare Produkte werden auch aus geschädigten Zellen freigesetzt und werden als DAMPS bezeichnet. DAMPs bedeutet Damage-associated molecular pattern. Es handelt sich um Moleküle, die eine nicht infektiös bedingte inflammatorische Antwort auslösen und aufrechterhalten können. Protein-DAMPS sind zum Beispiel heat-shock proteins, HMGB1 (high-mobility group box 1) und Proteine der extrazellulären Matrix. Aber auch ATP, Harnsäure und DNA außerhalb des Kerns wirken als Nicht-Protein-DAMPs.
Beiden Gruppen, PAMPS und DAMPS, gemeinsam ist eine Aktivierung von Makrophagen, sogenannten Fresszellen.
Autophagie ist ein lysosomaler Abbau- und Recyclingvorgang und eine Überlebensstrategie bei Umwelt- und Zellstress, der ausschließlich nachts abläuft. Autophagie wird wesentlich durch den mTOR-Mechanismus gesteuert. Autophagie lässt sich bis auf den letzten gemeinsamen Vorfahren der Eukaryoten zurückführen und stellt somit auch eine der frühesten Abwehrstrategien der Eukaryoten dar.

Der vorerst lokale Prozess im Sinne einer silent inflammation kann sich, vermittelt durch das ZNS, zum systemischen Prozess mit Ausschüttung von Akutphaseproteinen und Symptomen wie Fieber, Müdigkeit und Anorexie ausweiten. Zytokine können Krankheitsverhalten (sickness behaviour) peripher aktivieren, ohne die Blut-Hirn-Schranke zu überschreiten. Vor allem Interleukin1 (IL-1) kann Fieberanstieg über die Aktivierung sensorischer Neurone bewirken.
Da eine exzessive Entzündung und Zytokin-Produktion selbst auch Gewebeschädigung, ungebremste Entzündung, entzündliche Erkrankungen, Schock und möglicherweise Tod verursachen kann, ist es wesentlich, dass die Entzündungsantwort eng reguliert und kontrolliert wird.

Es sind eine Reihe von Kontrollmechanismen vorhanden, die proinflammatorische Vorgänge ausbalancieren können, zum Beispiel die Freisetzung inhibitorischer Zytokine oder löslicher Zytokin-Rezeptoren, ebenso wie die Aktivierung regulatorischer T-Lymphozyten und PPRs wie zum Beispiel Toll- like-Rezeptoren (TLR) und nukleotidbindende Oligomerisationsdomäne-Rezeptoren. Letztere sind eine relativ neu charakterisierte Gruppe von Proteinen, die intrazelluläre pathogenassoziierte molekulare Muster (PAMPs) erkennen und als Konsequenz ebenfalls den Transkriptionsfaktor NF-κ B aktivieren können. Auch Rezeptoren für Zytokine und Prostaglandine werden durch sensorische Neurone exprimiert. Insgesamt bieten sie dem Gehirn die molekulare Grundlage, um Information über eine lokale Entzündung in der Peripherie zu erhalten. Tatsächlich können sensorische Nerven unabhängig von einer Aktivierung des Immunsystems auf das Vorhandensein von mikrobiellen Stoffwechselprodukten reagieren. Da sensorische Nerven ein dichtes Netzwerk über der gesamten Körperoberfläche bilden, stellt dies die anatomische Voraussetzung für eine präzise Ortung von eindringenden Pathogenen, Gewebsschäden und Entzündung durch das Gehirn dar. Umgekehrt exprimieren eine Reihe von Immunzellen Rezeptoren für Neurotransmitter einschließlich Dopamin, Ach und NA, welche die Aktivität und Differenzierung von Leukozyten regulieren können. Die lymphoiden Organe des Immunsystems werden durch cholinerge, katecholaminerge, dopaminerge und peptiderge Neurone innerviert. Folglich gibt es ein anatomisches und molekulares System, um das Immunsystem in einer reflektorischen Art und Weise zu screenen und zu regulieren.

8.3.6. Das autonome Nervensystem und Inflammation

Wenn ein Antigen in den Körper eindringt, kommt es durch Aktivierung lokaler Immunzellen zu einer Freisetzung proinflammatorischer Mediatoren, welche imstande sind, die Reizschwellen afferenter nociceptiver Fasern und Vagusafferenzen zu stimulieren beziehungsweise zu erniedrigen. Verschiedene Signalrezeptoren an den afferenten Fasern des Nervus vagus lösen bei entsprechender Reizung eine Aktivierung aus:

- TRPA1 (transient receptor potential channels). Beim Menschen spielen TRP-Kanäle eine wichtige Rolle bei der Wahrnehmung von Geschmack (süß, sauer, umami), Pheromonen, Temperatur (warm, heiß, kalt) und Schmerz.
- TRPV1 (transient receptor potential cation channel subfamily V member 1). TRPV1 wird auch als Capsaicin-Rezeptor und Vanilloid-Rezeptor bezeichnet. Seine Aufgabe ist die Detektion und Regulation der Körpertemperatur, außerdem vermittelt er das Gefühl „brühend heiß" und Schmerz (Nocizeption).
- P2X-Rezeptoren zählen zu einer Rezeptorfamilie, die durch ATP aktiviert werden und in vielen Geweben, unter anderem auch im autonomen Nervensystem, auftreten. Sie haben an verschiedenen vegetativen Reaktionen Anteil.

Wenn das neuronale Signal oder der Spillover der lokalen Entzündungsmediatoren stark genug ist, kommt es über eine zentrale Regulation zur Aktivierung der beiden Stressachsen, der HPA-Achse und des Autonomen Nervensystems. Zytokine wie IL-1 beta oder Tumor Necrosis Factor alpha (TNFα), welche durch lokal aktivierte Makrophagen freigesetzt werden, spielen in dieser Kommunikation zwischen dem Immunsystem und dem Gehirn eine zentrale Rolle.

8.3.7. Das parasympathische Nervensystem und Inflammation

Das parasympathische System, vorwiegend repräsentiert durch den Nervus vagus, nimmt tiefgreifenden Einfluss auf inflammatorische Reaktionen.
Afferente Signale des Nervus vagus führen über die HPA-Achse zur Freisetzung von Corticosteroiden aus den Nebennieren, mit den bekannten antiinflammatorischen Wirkungen. Afferenzen können weiters eine efferente Reaktion auslösen, die über Acetylcholin eine weitere Zytokin-Bildung in den Makrophagen hemmen. Die efferente Aktivität erhöht auch unmittelbar die HRV. Dies wird als inflammatorischer Reflex bezeichnet. Dabei kommt es über die Efferenz des Nervus vagus zur NE-Freisetzung aus Neuronen der Milz, die durch Bindung an β2-adrenerge Rezeptoren, welche auf Milz-T-Zellen exprimiert werden, eine Stimulation der Cholin-Acetyltransferase bewirken, was daraufhin zur Bildung von Ach führt.
Der Nervus vagus hat anatomisch keine direkte Verbindung zur Milz. Er zieht zum Ganglion coeliacum, von wo die adrenergen Nn. Splanchnici entspringen. Deren Mittlerrolle ist Vorrausetzung, um letztlich eine vagusinduzierte Inhibition von TNF-alpha aus den Makrophagen der Milz zu erreichen.
Die Aktivierung adrenerger Neurone in der Milz im Rahmen des inflammatorischen Reflexes gipfelt in der Freisetzung von Noradrenalin in unmittelbarer Nähe von T-Zellen (ChAT+ T-Zellen), welche β2-adrenerge Rezeptoren besitzen und in der Lage sind, Acetylcholin zu sezernieren. Choline Acetyltransferase (ChAT) + T-Zellen sind eine eigenständige Untergruppe an T-Zellen. Acetylcholin gelangt in die rote Pulpa, wo es an den cholinergen alpha-7-nikotinischen Acetylcholin-Rezeptoren (α7nACh), die von zytokinproduzierenden Makrophagen exprimiert werden, ansetzt. Das α7nAChR-Signal induziert die Produktion der Micro-RNA-124. Nicht kodierende Micro-RNAs sind bei einer Reihe von biologischen Prozessen wichtige Regulatoren der Genexpression – im Sinne einer Modulation der Genexpression um das ein- bis vierfache.
Im Rahmen des cholinergen antiinflammatorischen Weges lässt sich die chemische Instabilität und Kurzlebigkeit des Acetylcholins ausnutzen, um mittels mRNA Entzündungen sehr rasch zu beeinflussen, Gewebeschäden zu vermeiden und trotzdem eine basale antiinflammatorische Expression aufrecht zu erhalten. MiR-124 inhibiert letztlich die Produktion von IL-6 und zusätzlich über Hemmung der Translation des TNF converting enzyme (TACE) die TNF-Bildung. α7nACh-Rezeptoren werden in Neuronen weit verbreitet exprimiert und haben eine tonisch-inhibitorische Funktion, indem sie die NFkB-Aktivität und die Zytokin-Synthese unterdrücken. Die Bindung an den Rezeptor stoppt, wie bereits erwähnt, die Freisetzung von TNF-alpha und IL-6, weiters aber auch Il-1, IL-18, HMGB1 und andere proinflammatorische Zytokine. Antiinflammatorische Zytokine wie IL-10 und TGFβ bleiben unbeeinflusst. Es handelt sich um einen defensiven Reflex, der den Organismus vor einer überschießenden Zytokin-Freisetzung im Rahmen von Infektion, Trauma und Stress bewahren soll.

Menschen mit Autoimmunerkrankungen und persistierenden Entzündungen zeigen eine eingeschränkte Vagusregulation in der Herzratenvariabilität (HRV), was wiederum eine weitere Progression der Inflammation begünstigt.
Die Verbindung zwischen Nervus vagus und SNS im Bereich der Milz wurde 2014 in Frage gestellt und damit auch der efferente Schenkel des antiinflammatorischen

Reflexes. Allerdings kann durch elektrische Stimulation des Vagus-Nervs oder Gabe von α7nAChR-selektiven Agonisten eine Verbesserung einer Inflammation erreicht werden. Der cholinerge antiinflammatorische Effekt wurde im Tierversuch durch Vagotomie, Denervierung der Milz oder Splenektomie aufgehoben.

Beispiel einer Herzratenvariabilitätsmessung vor und nach Splenektomie:

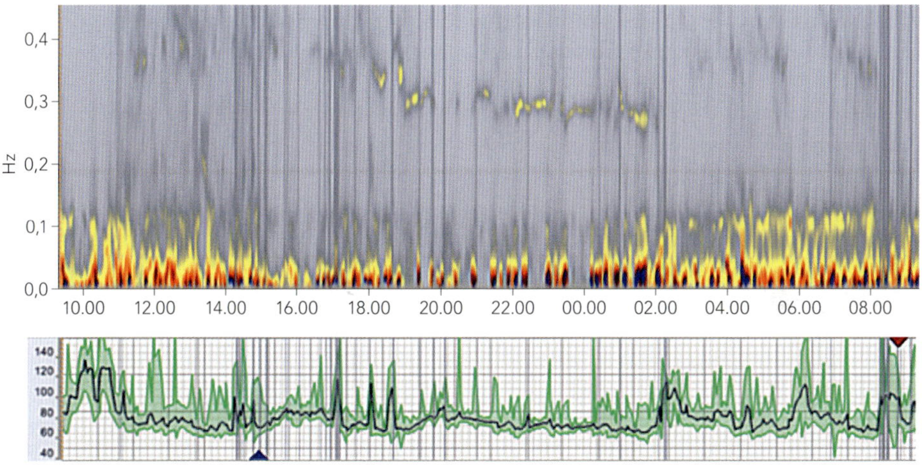

Abb.: 67-jährige Frau, Pankreaskarzinom-Diagnose 10/2013, Sec. In hepatis, Umscheidung A.v. lienalis. Aufnahme 5/2014 nach 10 x Chemotherapie mit Folifrinox. Obwohl bei Oxaliplatin dosisabhängig eine reversible Neuropathie nach Abschluss der Behandlung auftreten kann, war dies nicht der Fall. Es bestand subjektives Wohlbefinden, das Re-Staging zeigte eine deutliche Tumorregression.

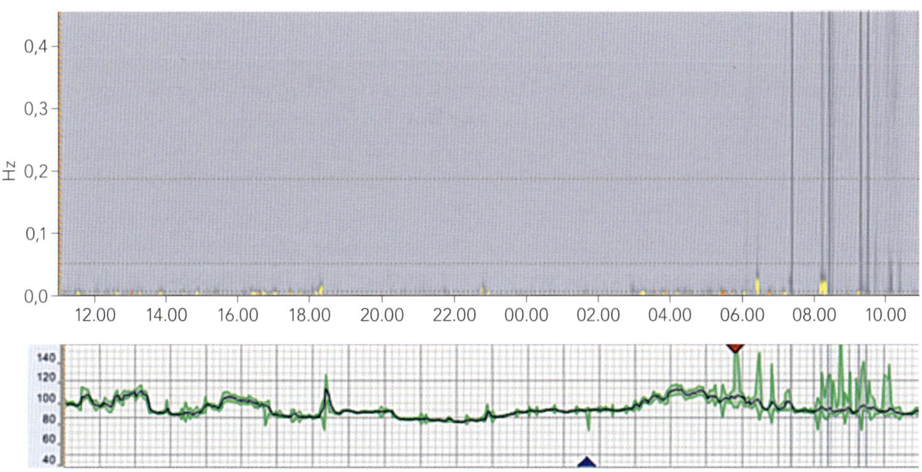

Abb.: nach Operation 6/2014 mit Entfernung der Cauda des Pankreas, Splenektomie und Entfernung von zwei Leberherden – Aufnahme 8/2014. Es ist zu einer massiven Abnahme der Gesamtvariabilität gekommen.

8.3.8. Das sympathische Nervensystem und Inflammation

Die zentrale Sympathikusaktivität nimmt auch einen unmittelbaren Einfluss auf entzündliche Zytokine, es zeigen sich direkte Korrelationen zur Höhe von TNF und IL-6-Blutspiegeln. Sekundäres Lymphgewebe ist dicht mit sympathischen Nervenfasern versorgt und sympathische Nervenendigungen werden im primären und sekundären Lymphgewebe in unmittelbarer Nähe von Immunzellen gefunden.
Immunzellen besitzen Rezeptoren für Neurotransmitter, zum Beispiel Adrenozeptoren (ARs), welche neuronale in immunologische Signale übersetzen. (Nach einem Insult kann es bei Rheumatoider Arthritis zu einer assymetrischen Inflammation kommen.)

Die Aktivierung des SNS im Zusammenhang mit einem aktivierten Immunsystem führt zu einer Freisetzung sympathischer Neurotransmitter. Dabei handelt es sich nicht nur um den Hauptbotenstoff Noradrenalin (NE), sondern auch um ATP, Neuropeptid Y (NPY) und NO. Alle nehmen direkten Einfluss auf Immunzellen, wobei NE diesbezüglich am besten beschrieben ist. NPY erhöht die Adhäsion von Leukozyten an das Endothel.

Der Einfluss des Sympathikus auf Immunzellen kann direkt über ARs an Immunzellen oder indirekt über die Regulation des Blut- und Lymphflusses erfolgen. Dabei wird die Verteilung und Produktion von Lymphozyten reguliert oder die Freisetzung proinflammatorischer Peptide, wie Substanz P aus sensorischen Nervenendigungen, welche unter anderem auch ARs exprimieren. Circadiane Schwankungen der Leukozyten-Verteilung beruhen zum Teil auf der Aktivität des SNS über ARs auf nicht hämatopoetische Zellen, was gewebsspezifische, unterschiedliche circadiane Oszillationen der Expression von endothelialen Adhäsionsmolekülen und Chemokinen bedingt.
Immunzellen der myeloiden Linie und deren Botenstoffe, wie proinflammatorische Zytokine und Typ-I-Interferone, werden durch Beta-adrenerge Signale und ungünstige sozioökonomische Bedingungen beeinflusst. Diese Verbindung lässt sich historisch wohl dadurch herstellen, dass für die Wundheilung relevante bakterielle Infektionen meist bei schlechten sozialen Verhältnissen zu erwarten waren. Unter heutigen sozialen Bedingungen führt eine solche Dynamik zur unnötigen Beeinträchtigung von antiviralen Reaktionen und fördert eine chronische Entzündung.
Die Bildung von Leukozyten im Knochenmark wird durch das SNS via ARs beeinflusst, was zu einer bevorzugten Bildung von proinflammatorischen Leukozyten-Populationen führt. TNF war das erste Zytokin, an dem gezeigt werden konnte, dass dessen Produktion durch Katecholamine, die an α-ARs oder β-ARs binden, reguliert wird. Dann folgten eine ganze Reihe von anderen Zytokinen und Immunzellen, welche durch AR-Stimulation beeinflusst werden.
Auch Pathogene nutzen die Sympathikusaktivierung zu ihrem Vorteil. Zum Beispiel kann der Zytomegalievirus durch Stimulation von β2-ARs an Monozyten reaktiviert werden.
Das Ergebnis einer AR-Stimulation ist jeweils abhängig von Ausgangs- und Nebenbedingungen (Aktivierungsgrad der Zelle, der Neurotransmitterdichte am Rezeptor, Anwesenheit von modulierenden Faktoren wie NPY, ATP und NO und Alterung). Das sympathische System wirkt also sowohl pro- als auch antiinflammatorisch. Die antiinflammatorische Wirkung erfolgt über β2-ARs und die Bildung von Interleukin

10 (IL-10). Die inflammatorische Antwort erfolgt über α2-ARs und stellt eine Kaskade von Zytokinen dar, welche mit der Freisetzung von TNF-alpha beginnt und dann zur Produktion von IL-1 und IL-6 führt, wobei letzteres pro- und antiinflammatorische Eigenschaften besitzt und ein negatives Feedback-System darstellt. Erst wenn IL-6 exprimiert wird, kommt es in der Leber zur Bildung von C-reaktivem Protein (CRP), welches in unseren Laborkontrollen als high sensitive CRP bestimmt wird.

Zusammenfassung: Immunsystem und ZNS können miteinander kommunizieren, sich gegenseitig beeinflussen und spezifische Reaktionen hervorrufen.
Das sympathische Nervensystem kann durch proinflammatorische Zytokine aktiviert werden und efferent durch freigesetzte Katecholamine sowohl pro- als auch antiinflammatorisch wirken, je nach Rezeptorausstattung der Zielzelle. Proinflammatorische Zytokine induzieren die Expression von:

- Corticotropin-Releasing-Hormon (CRH) oder Arginin-Vasopressin (AVP) im Hypothalamus und
- adrenocorticotropem Hormon (ACTH) in der Hypophyse.

Die durch ACTH verursachte gesteigerte Kortisol-Freisetzung entfaltet ihre antiinflammatorische Wirkung durch Suppression der NF-κB-Aktivierung und durch Aktivierung der Synthese von IL-4 und IL-10.
Der cholinerg antiinflammatorische Pathway als efferenter Teil des inflammatorischen Reflexes ist ein Mechanismus der neuronalen Inflammationskontrolle. Der Vagus-Nerv reguliert die Immunreaktion über:

- Suppression der Zytokinproduktion durch Makrophagen,
- Regulation der Adhäsionsmoleküle an inflammatorischen Zellen.
- Eine spezifische ChAT + T-Zelle überträgt Nervensignale und könnte cholinerge Information in Geweben verbreiten, die keine direkte Innervation besitzen.

Jede Entzündung erhöht die Aktivität des sympathischen Nervensystems mit Freisetzung von NE und Co-Transmittern in Organen des Lymphsystems und im entzündeten Gewebe.
Immunzellen tragen Rezeptoren für ARs, deren Reaktion auf den Neurotransmitter ist jedoch variabel und hängt vom Aktivitätsgrad der Zelle, dem exprimierten Rezeptortyp, von der Höhe der Zytokinkonzentration und der Distanz zur Katecholaminquelle ab. Ein Shift von β2-AR zu α2-AR bedeutet eine Chronifizierung der Entzündung.
Die Kontrolle von Entzündungen wird generell über zwei Mechanismen gewährleistet: selbstkontrollierende lokale Immunreaktionen und die Immunregulation durch das Gehirn; diese wird durch das autonome Nervensystem vermittelt. Es besteht in diesem Zusammenhang der Bedarf, eine bestehende Dysbalance autonomer und inflammatorischer Reflexe, die den Verlust physiologischer Regulationsfähigkeit bedeutet, therapeutisch zu verbessern. Eine Low-frequency-Stimulation des Vagus-Nerves (1–10 Hz) bei humanen entzündlichen Erkrankungen wie Rheumatoider Arthritis oder CED erscheint sinnvoll, da damit ein physiologischer Mechanismus verstärkt wird, der ohnehin eine Dysbalance aufweist, welche sich in der Herzratenvariabilitätsmessung nachweisen lässt. Die erfolgreiche Absenkung der TNF-alpha-Spiegel durch Vagusstimulation kann eine Alternative zur klassischen medikamentösen Anti-TNF-alpha-Therapie darstellen und widerspiegelt den Erfolg der antientzündlichen Intervention.

8.4. Alterung

Eine subklinische, systemische und chronische Entzündung spielt eine wichtige Rolle im Rahmen fast aller altersassoziierten Erkrankungen, wie beispielsweise Atherosklerose, rheumatische Erkrankungen, Alzheimer, Osteoporose und Diabetes mellitus. Generell nimmt die Entzündungstendenz in Abhängigkeit zur Alterung der Neuro-Immunzellen (Immunseneszenz) im Laufe des Lebens zu. Wie rasant dies geschieht, steht im Zusammenhang mit dem biologischen Alter, welches an der Länge der Telomere und am Redoxpotential über die HRV messbar wird. Neben dem Genotyp sind in erster Linie epigenetische Veränderungen für die Geschwindigkeit der Alterung ausschlaggebend.

Biologisch können wir lange jung und gesund bleiben, wenn wir Metastabilität erhalten und fern vom Gleichgewichtszustand bleiben. Ein metastabiler Zustand ist stabil gegen kleine Änderungen, aber instabil gegenüber größeren Änderungen und hat ein höheres Energieniveau und größeres Redoxpotential. Der angestrebte Zustand der

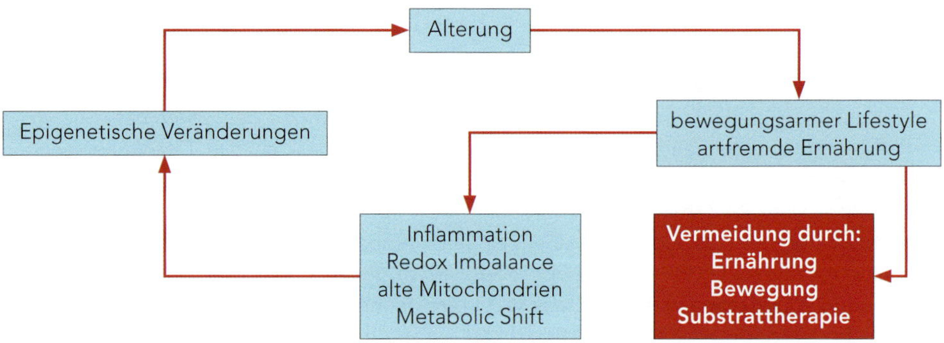

Phänomen an der Zelle	*Alter*
Inflammation	hoch
Apoptose	resistent
Telomere	kurz
Mitochondrien	beschädigt
Reaktive O_2-Spezies	hoch
Antioxidative Enzyme	hochreguliert
Entzündliche Zytokine	IL-6 hoch
Defekte DNA-Reparatur	präsent
Schädliches epigenetisches Silencing	ja
Schädliches epigenetisches Desilencing	ja
mTOR hochreguliert	ja
Angiogenese hochreguliert	ja
Extracell. Matrixabbau	hochreguliert
Steroidhormone (Ausnahme Cortisol)	herunterreguliert

Metastabilität entspricht dem 2. Hauptsatz der Thermodynamik. Dieser definiert irreversible Prozesse: Denn ein Prozess, bei dem die Entropie (Tendenz zu Instabilität und Unordnung) zunimmt, kann offenbar geschehen, der Rückwärtsprozess jedoch nur unter Zufuhr von Energie. Der 2. Hauptsatz definiert auch eine Richtung der Zeitachse: Auf der Zeitachse ist nur die Bewegung in Richtung höherer Entropie möglich. Dies entspricht auch unserer Erfahrung - wenn Zeit vergeht, altern wir.
Das Plasma-GSH/GSSG (Gluthation/Glutathion-Disulfid)-Redoxsystem wird im Lauf des Lebens durch alterskorrelierte Erkrankungen oder zum Beispiel als Folge von Rauchen oder Chemotherapie zunehmend oxidiert. Dies bedeutet, dass der zunehmende Verlust des Redoxpotentials durch Inflammation mit jeder Alterserkrankung assoziiert ist. Dies ist in der HRV darstellbar.

Das Alter ist der stärkste natürliche Einflussfaktor auf die HRV. Am Beispiel von Tochter-Mutter-Messungen bei phänotypischer Ähnlichkeit zeigt sich die Abnahme der HRV-Parameter mit dem Alter bereits rein optisch.

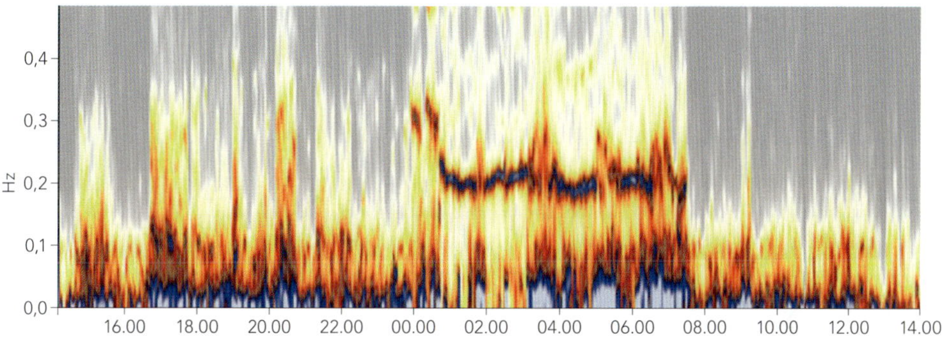

Abb.: Tochter, 23 Jahre, Nichtraucherin, Übergewicht

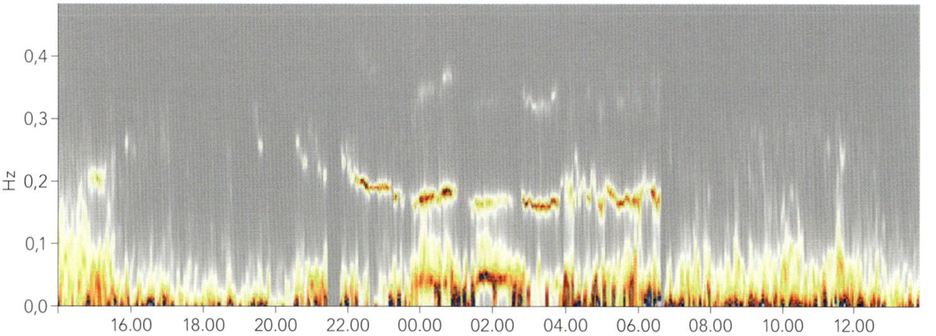

Abb.: Mutter, 52 Jahre, Nichtraucherin, Adipositas, arterielle Hypertonie

Das folgende Beispiel zeigt einen „neurovegetativen Stammbaum".

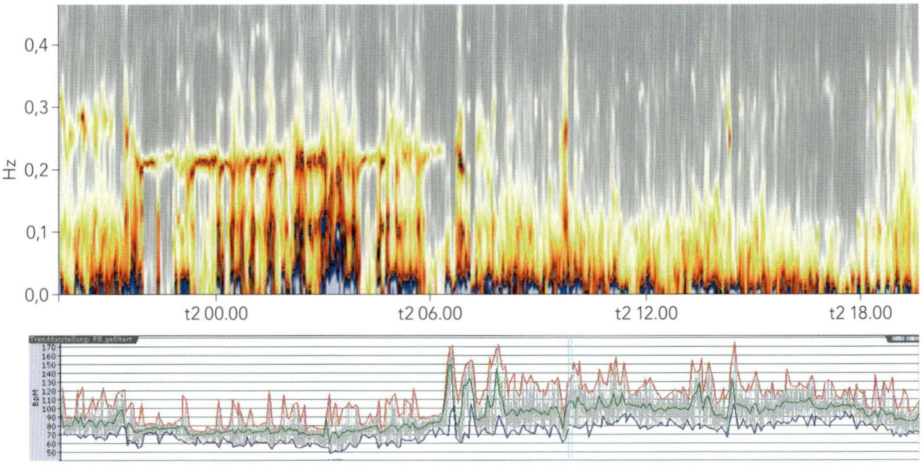

Abb.: Urenkelin, zwölf Jahre, „pubertäre Unordnung"

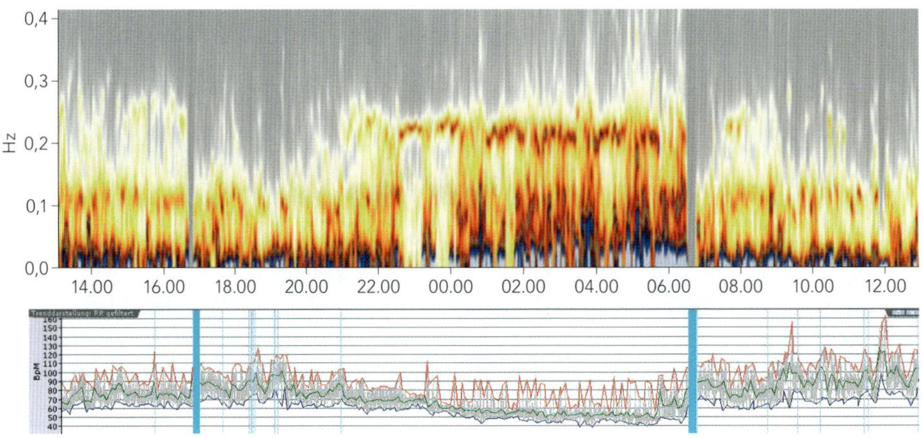

Abb.: Enkelin, 43 Jahre

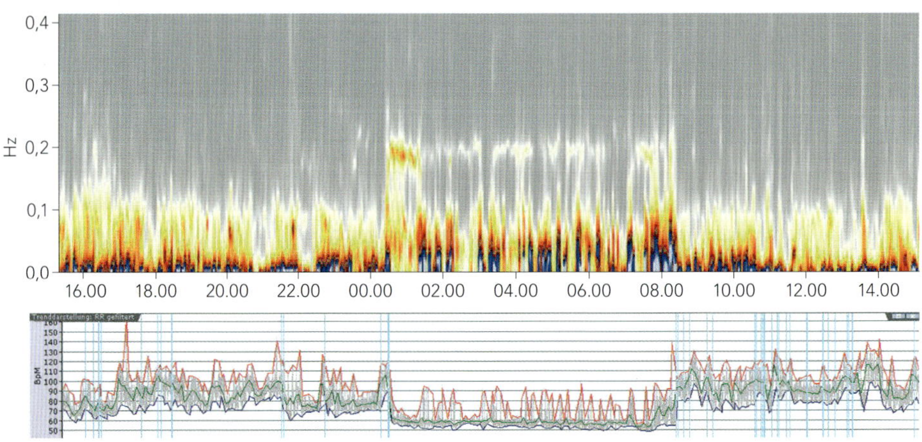

Abb.: Tochter, 65 Jahre

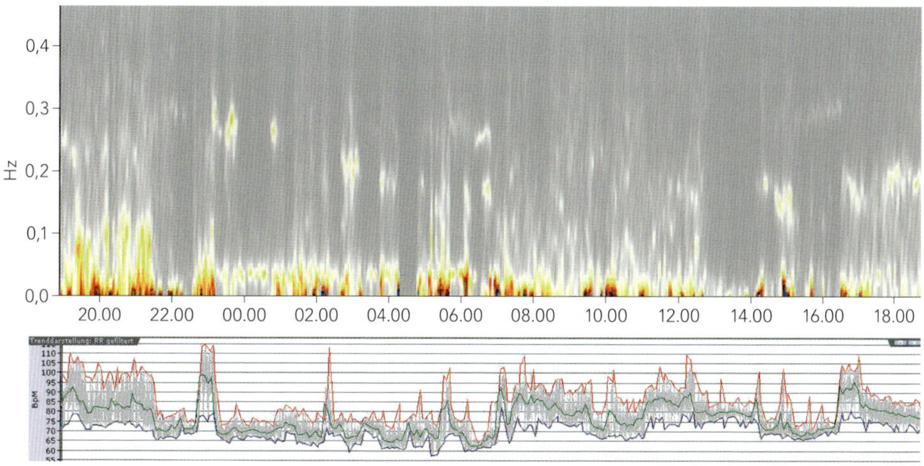

Abb.: Mutter, sehr rüstige 89-Jährige, die Haus und Garten selbst versorgt, zwar durch eine ausgeprägte Polyarthrose und Osteoporose von Seiten der Gelenke eingeschränkt ist, jedoch nie geraucht hat, normalgewichtig war und normale Blutdruck-, Lipid- und Blutzuckerwerte zeigt.

Betrachtet man jedoch diese 89-Jährige mit Gelenkproblemen im Vergleich mit einer gleichaltrigen Diabetikerin mit nachgewiesener peripherer Neuropathie, so erkennt man eine fast gänzlich verloren gegangene Regulationsfähigkeit durch die irreversible Schädigung der vegetativen Fasern.

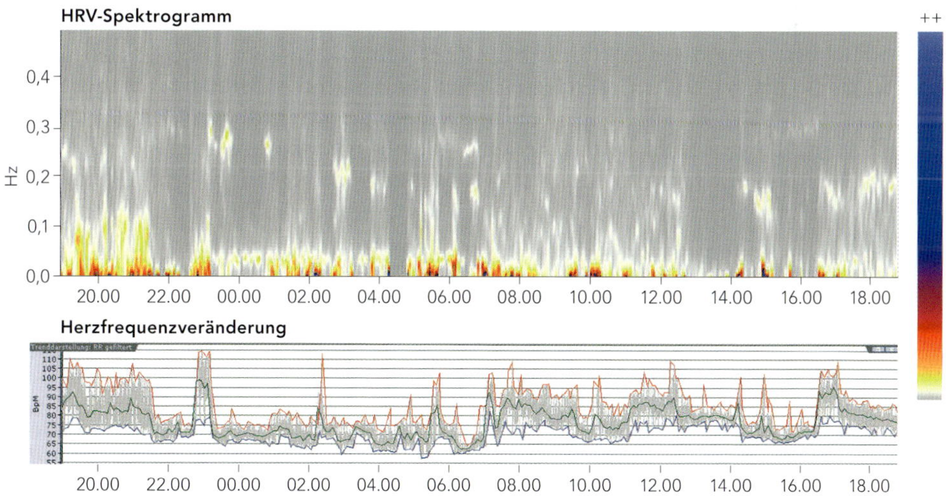

Abb.: 89 Jahre weiblich, Polyarthrose, Osteoporose, arterielle Hypertonie

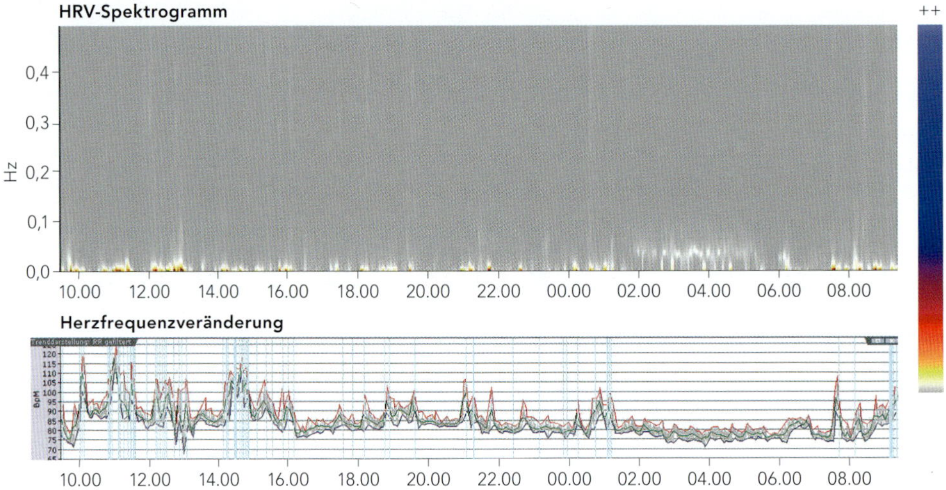

Abb.: 89 Jahre weiblich, Diabetes mellitus II, Hyperlipidämie, PNP

8.4.1. Telomere als Marker des biologischen Alters

Telomer-DNA sind Nukleoproteine, die beim Menschen aus Wiederholungen der Sequenz TTAGGG bestehen und die Enden der linearen Chromosomen bilden. Diese werden dadurch vor End-zu-End-Fusionen und -Degradierungen während des Vorgangs der Zellteilung bewahrt. Die menschliche Telomer-DNA verkürzt sich im Laufe der Alterung durch jede Zellteilung und als Resultat von oxidativem Stress. Während ein Embryo noch Telomere mit 15.000 Basenpaaren besitzt, verringert sich die Länge bis zur Geburt bereits auf 10.000 und bis zu unserem Lebensende auf 5.000 bp. Wenn eine kritische Länge der Telomere erreicht ist, kann sich die Zelle nicht länger teilen und tritt in eine Phase ein, die als Seneszenz bezeichnet wird. Seneszenz korreliert mit Alterung. Dieser Mechanismus, der die Zelle normalerweise in die Apoptose führt, existiert, um Genom-Instabilität und die Entstehung von Krebs zu verhindern. Wenn sich eine Zelle mit kurzen Telomeren jedoch weiter teilt, erhöht sich die Wahrscheinlichkeit für die Entstehung einer Krebszelle exponentiell.

Seneszenz ist immer mit mitochondrialer Dysfunktion verbunden. Mitochondriale „leakiness" ist der Schlüsselfaktor der Alterung. Je mehr Undichtheit am Komplex 1 der Mitochondrienmembran auftritt, umso mehr freie Radikale entstehen, die in Folge die benachbarte mitochondriale DNA schädigen, womit die Energiegewinnung abnimmt. Dies ist für die Zelle das Signal, nach Möglichkeit vermehrt neue Mitochondrien zu bilden. Wenn sie aufgrund von Alterung keine optimal funktionierenden Mitochondrien mehr besitzt, sondern beginnen müsste, genetisch geschädigte Mitochondrien zu klonen, wird diese Zelle normalerweise in den programmierten Zelltod, in die Apoptose, geschickt. In der mitochondrialen Theorie der Alterung ging man früher davon aus, dass freie Radikale prinzipiell schädlich für Zellen sind. Nun erscheint es so, als würde die Natur die Produktion freier Radikale dazu nutzen, um geschädigte Mitochondrien zu eliminieren und die Bildung von neuen, gesunden Mitochondrien für eine bessere Energieversorgung der Zellen einzuleiten. Dies ist für das Überleben der Zelle von essentieller Bedeutung. Dies würde auch erklären, warum die bloße Gabe von Antioxidantien zu keiner Lebensverlängerung führt, da dadurch in die empfindliche mitochondriale Signalgebung eingegriffen wird. Vielmehr wäre es also sinnvoll, die „leakiness" für freie Radikale am Komplex 1 zu verringern, um die mitochondriale DNA vor Schäden zu bewahren. Ein mitochondrialer Selbstschutz-Mechanismus scheint das UCP 2 (Uncoupling protein 2) zu sein, dessen Up-Regulierung neben der hormonellen Wirkungen eine Feedback-Reaktion auf ROS darstellt und als Kontrolle dienen dürfte.

Wie ist nun oxidativer Stress noch mit der Telomer-Länge verbunden? Oxidativer Stress schädigt natürlich jede Form der DNA, besonders jedoch die Telomer-DNA, welche durch ihren Reichtum an Guanin besonders anfällig für oxidative Schädigung ist und über ineffiziente Reparaturmechanismen verfügt. Dies trägt zu einer Beschleunigung der Zellseneszenz bei. Ein weiterer Ansatzpunkt der oxidativen Schädigung ist die Telomerase, jenes Enzym, welches Chromosomenenden wieder verlängern kann. Die Telomerase war die erste reverse Transkriptase, die beim Menschen entdeckt wurde. Ohne diese würden Gewebe mit sehr hoher Teilungsrate wie zum Beispiel Stammzellen sehr schnell sehr viele Telomerrepeats verlieren. So ist die Telomerase während der Embryonalentwicklung, in Stammzellen, aktivierten Lymphozyten und Haarfollikeln usw. aktiv. In adulten Zellen ist die Telomerase zwar herunterreguliert, aber immer noch nachweisbar, jedoch – und dies ist das zweischneidige Schwert – in 80–90% der malignen Zellen sehr hoch aktiv.

Bei Menschen können Single-Gen-Mutationen zu direkten Veränderungen der Telomere und der Aktivität der Telomerase führen und damit zu einer Reihe von Erkrankungen mit besonders frühzeitiger Mortalität. Dazu zählen Progerie, Dyskeratosis congenita, einige Formen der aplastischen Anämie und idiopathische Fibrose. Zusätzlich zeigen Genom-Studien, dass gewisse Kombinationen von SNPs an Genloci, die für entsprechende Telomerfaktoren kodieren, mit einem erhöhten Risiko an pulmonalen und kardialen Erkrankungen verbunden sind.

Kurze Telomerlängen in weißen Blutkörperchen sind nicht nur durch Erkrankungen wie Infektionen, Krebs, Herz-Kreislauf-Erkrankungen, sondern ebenso bereits durch entsprechende Risikofaktoren wie Hypertonie, Adipositas, Diabetes und Rauchen

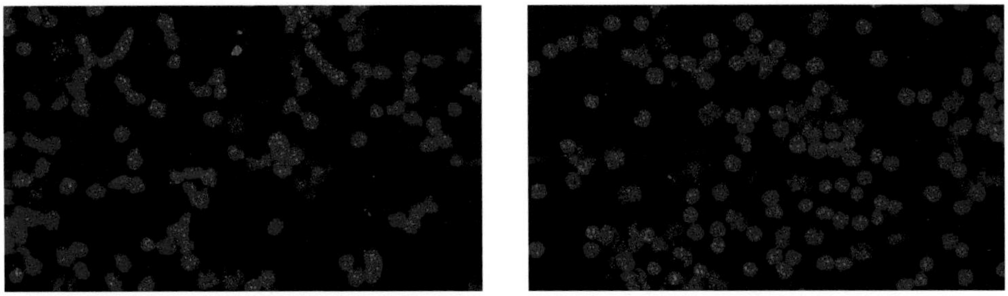

Abb.: Zellkerne (blau) und Telomere (rot). Eine höhere Intensität der roten Farbe weist auf längere Telomere und einen geringeren Prozentsatz kritisch-kurzer Telomere hin (Aufnahme: Life Length, mit freundlicher Genehmigung von Salvagen)

mit altersabhängiger Morbidität und Mortalität verbunden und nehmen diese in der Telomermessung auch bereits vorweg.

Bei Patienten mit arterieller Hypertonie und Herzinsuffizienz ist eine Veränderung der HRV seit langem gut beschrieben und als Parameter für erhöhtes Mortalitätsrisiko bekannt. Dieses Risiko wird zumindest teilweise durch oxidativen Stress moduliert. Weiters wird der offensichtliche Zusammenhang zwischen oxidativem Stress, Parametern der HRV und Feinstaubexposition in einer Reihe von Studien beschrieben. Dies gilt stärker für ältere als für jüngere Menschen. In Studien zeigte sich ein durchgängiger Zusammenhang zwischen Feinstaubexposition und Abnahme von HF, rMSSD und pNN 50%. Im Gegensatz dazu gab es keinen Zusammenhang mit der LF-Domain. Als Begründung wird die Innervation der Grenzfläche Alveolen/Luft durch den Parasympathikus, den Nervus vagus, angesehen.

Vor allem in jüngeren Individuen (20 bis 50 Jahre) könnte sich die Veränderung der Telomerase-Aktivität im Gegensatz zur Telomer-Länge als besonders früher Marker einer noch präklinischen Erkrankung erweisen. Die Abnahme der Telomerase-Aktivität könnte ein Vorbote einer späteren Telomerverkürzung sein. Dies ist wichtig, da Übergewicht und Rauchen bereits bei jungen Menschen mit einer verringerten Telomerase-Aktivität verknüpft sind.

Leider existieren derzeit nur Kurzzeit-HRV-Studien in direktem Zusammenhang mit Telomerlänge und Telomerase-Aktivität.

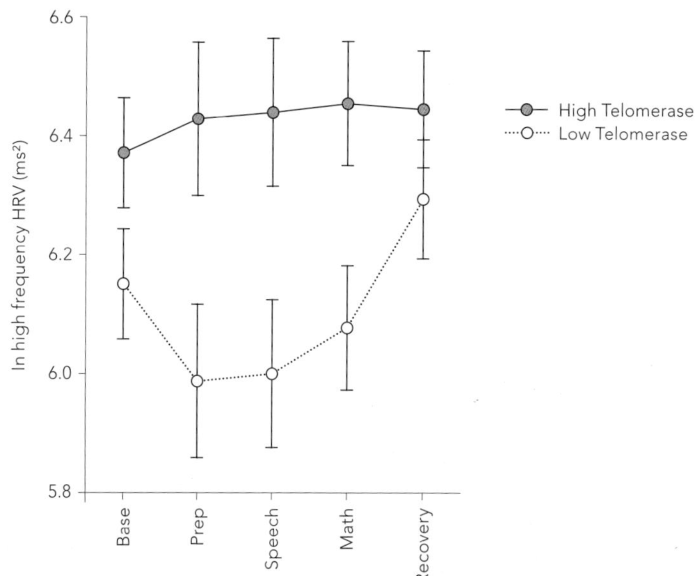

Abb.: Vergleich der High-frequency-Werte (HF-Werte) zwischen Gruppen hoher und niedriger Telomeraseaktivität zu Beginn und während belastender Aufgabenstellungen. Alle Werte wurden nach Alter und BMI korreliert (nach: Cell aging in relation to stress arousal and cardiovascular disease risk factors, Elissa S. Epel et al. 2006, Psychoneuroendocrinology 31(3): 277–287).

In Folge einige Beispiele mit 24-Stunden-HRV-Messungen und gleichzeitigen Bestimmungen der Telomerlänge.

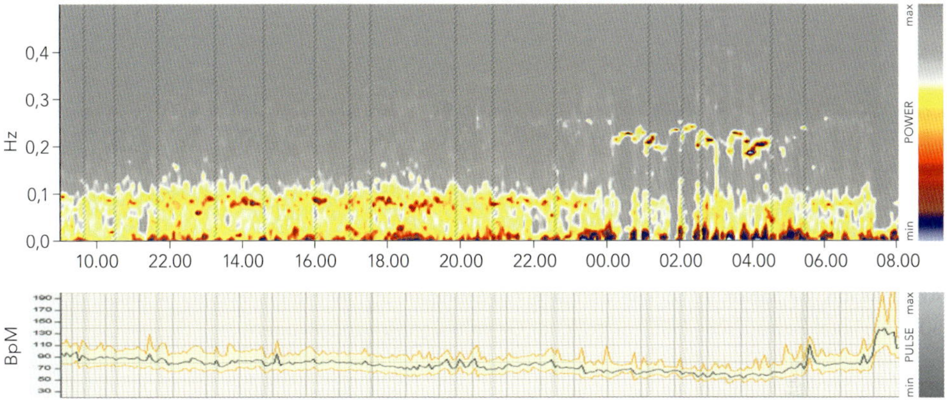

Abb.: Mann, 41 Jahre, 104.545 Herzschläge/24 Stunden. SDNN 142 ms, rMSSD 32 ms, pNN 50% 13, Total Power 4522 (mit freundlicher Genehmigung von Salvagen)

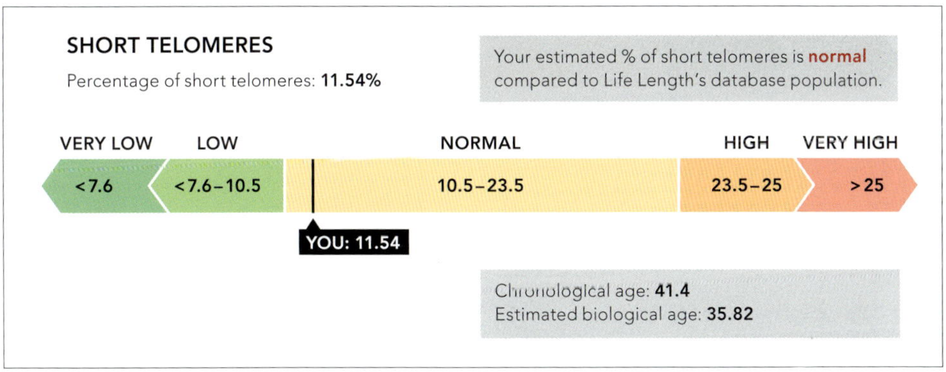

Abb.: Telomermessung (mit freundlicher Genehmigung von Salvagen)

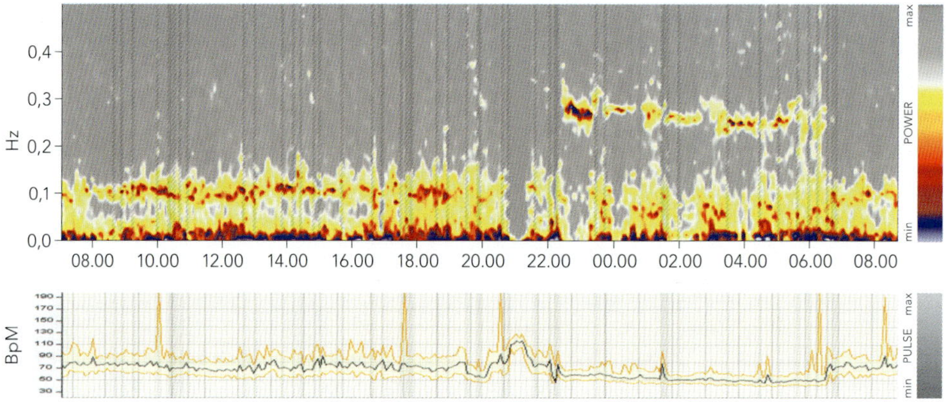

Abb.: Mann, 37 Jahre, 93.867 Herzschläge/24 Stunden. SDNN 198 ms, rMSSD 54 msec, pNN 50% 30, Total Power 7.234 (mit freundlicher Genehmigung von Salvagen)

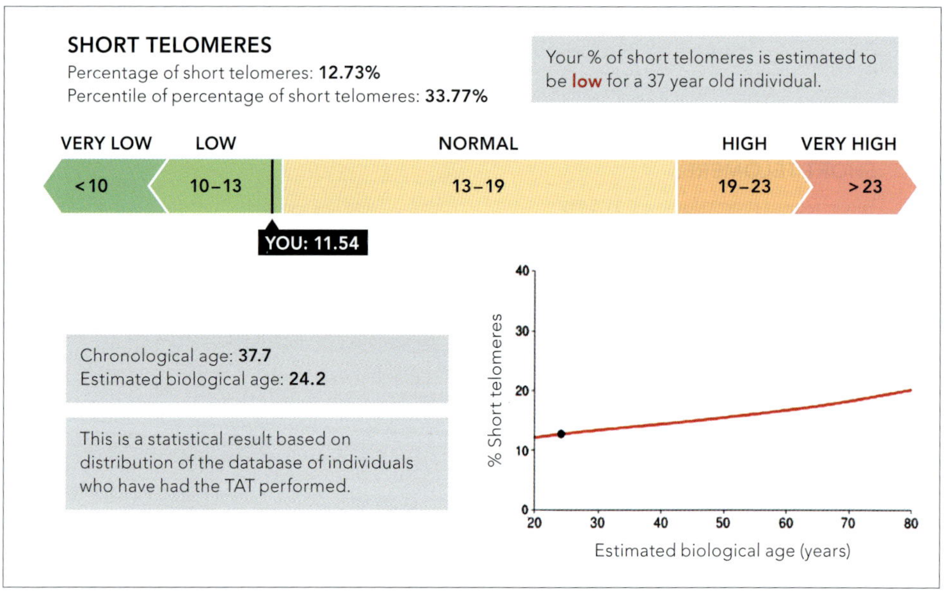

Abb.: Telomermessung (mit freundlicher Genehmigung von Salvagen)

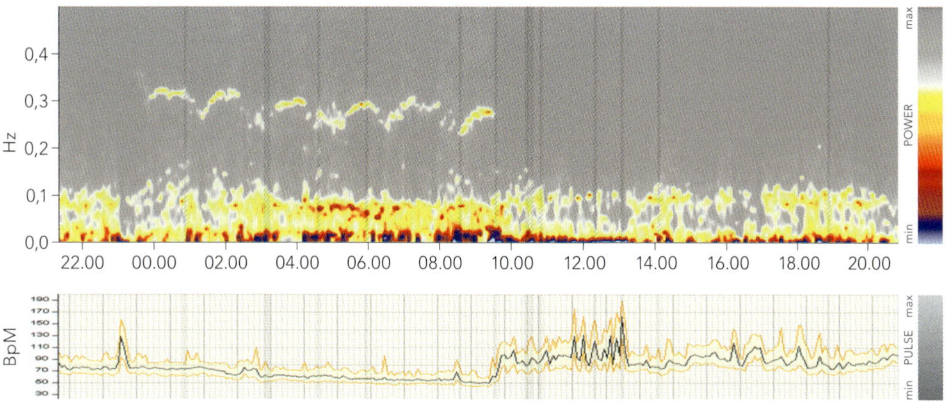

Abb.: Mann, 31 Jahre, Lymphom, 113.470 Herzschläge/24 Stunden. SDNN (?), rMSSD 31 msec, pNN 50% 13,4, Total Power 3.907 (mit freundlicher Genehmigung von Salvagen)

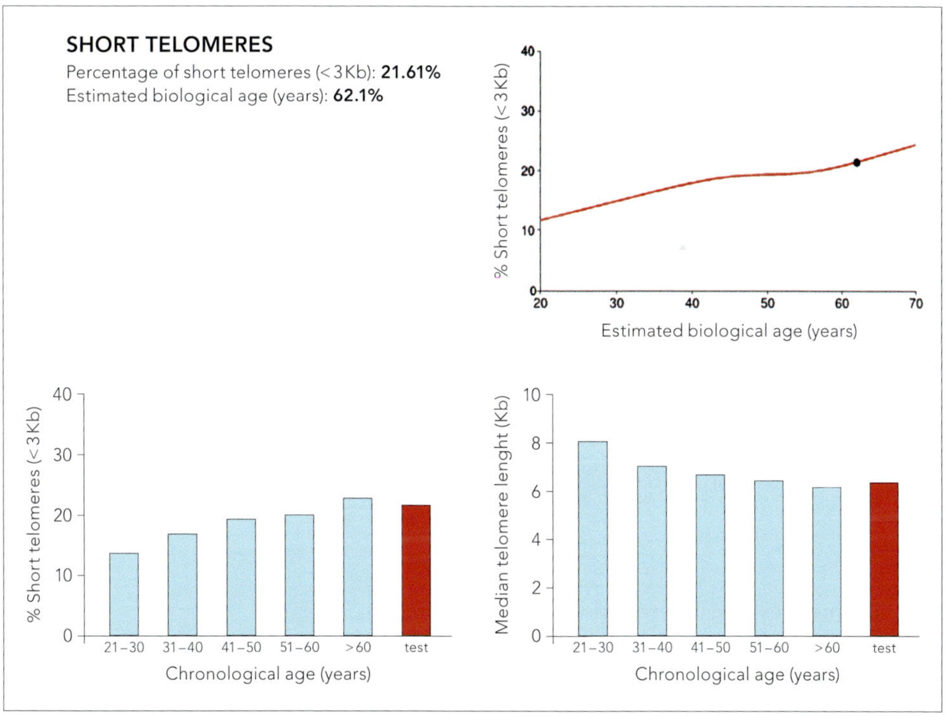

Abb.: Telomermessung. Die unteren beiden Diagramme zeigen den Vergleich der verschiedener Altersgruppen mit dem gemessenen Prozentsatz kurzer Telomere (rot) bzw. mit der gemessenen medianen Telomerlänge (mit freundlicher Genehmigung von Salvagen).

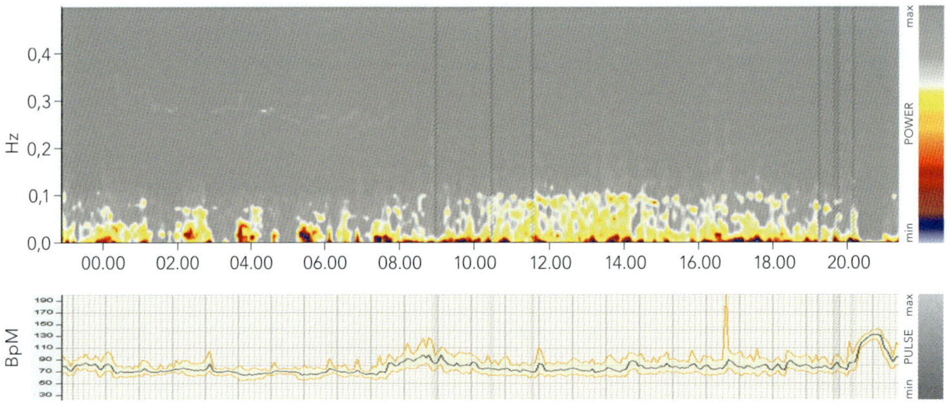

Abb.: Frau, 56 Jahre, 104.319 Herzschläge/24 Stunden. SDNN 101 ms, rMSSD 20 msec; pNN 50% 3; Total Power 1.820 (mit freundlicher Genehmigung von Salvagen)

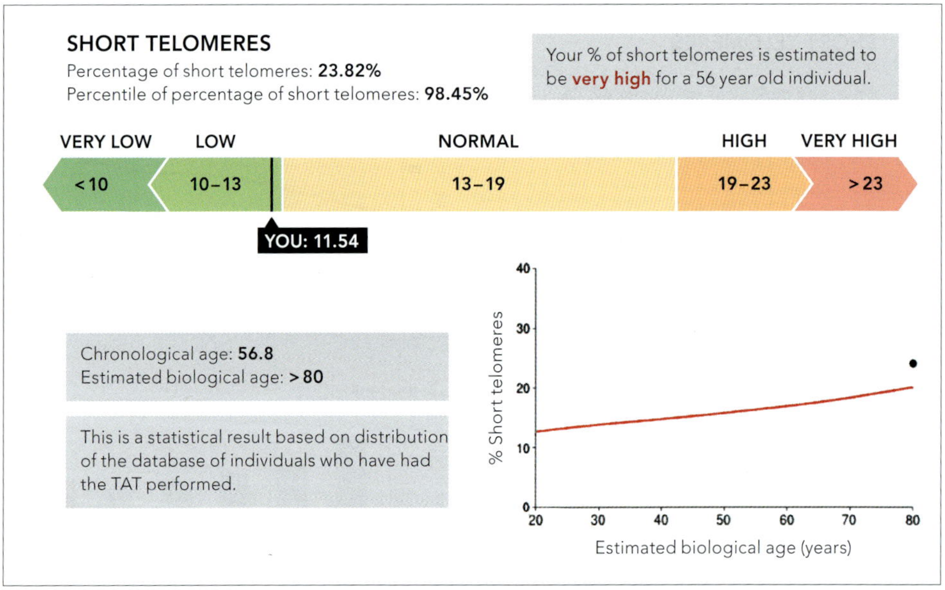

Abb.: **Telomermessung** (mit freundlicher Genehmigung von Salvagen)

8.4.2. Alterskorrelierte „Normwerte"

Ken Umetani und Kollegen haben sich die Mühe gemacht, die Veränderungen der HRV durch Alter und Geschlecht bei Gesunden von 10 bis 99 Jahren zu erheben.

Alter in Jahren	Männlich	weiblich
10–19	16	14
20–29	16	26
30–39	19	20
40–49	25	40
50–59	11	11
60–69	10	10
70–79	9	12
80–89	6	15
Total	**112**	**148**

Tab.: Alter und Geschlecht der Probanden – 24-Stunden-Time-Domain-HRV und Herzrate – Relation zwischen Alter und Geschlecht über neun Dekaden (nach: Umetani 1998)

Er fand, wie schon vermutet, eine große Bandbreite in den einzelnen Werten. Faktum ist jedoch: Die HRV nimmt mit dem Alter ab. Die Standardabweichung (SDNN) reduzierte sich am langsamsten. In der zehnten Dekade wurden 60% der Werte der zweiten Dekade erreicht. Am raschesten nahmen pNN 50% und rMSSD als Parameter des Parasympathikus ab. PNN 50% erreicht in der sechsten Dekade 24%, rMSSD 47% der Werte der zweiten Dekade und stabilisiert sich danach.

Alter	SDNN (ms)	SDANN (ms)	SDNN Index (ms)	rMSSD (ms)	pNN 50%	HR (Schläge/min.)
10–19	176 ± 38	159 ± 35	81 ± 20	53 ± 17	25 ± 13	80 ± 10
20–29	153 ± 44	137 ± 43	72 ± 22	43 ± 9	18 ± 13	79 ± 10
30–39	143 ± 32[1]	130 ± 33	64 ± 15[1]	35 ± 11[1]	13 ± 9[1]	78 ± 7
40–49	132 ± 30[1]	116 ± 31[1]	60 ± 13[1,2]	31 ± 11[1,2]	10 ± 9[1]	78 ± 7
50–59	121 ± 27[1]	106 ± 27[1]	52 ± 15[1,2]	25 ± 9[1,2]	6 ± 6[1,2]	76 ± 9
60–69	121 ± 32[1]	111 ± 31[1]	42 ± 13[1,2,3,4]	22 ± 6[1,2]	4 ± 5[1,2]	77 ± 9
70–79	124 ± 22[1]	114 ± 20[1]	43 ± 11[1,2,3,4]	24 ± 7[1,2]	4 ± 5[1,2]	72 ± 9
80–99	106 ± 23[1,2,3]	95 ± 24[1,2,3]	37 ± 12[1,2,3,4]	21 ± 6[1,2,3]	3 ± 3[1,2,3]	73 ± 10

1 p <0,05, andere Altersstufen versus 10–19 Jahre
2 p <0,05, andere Altersstufen versus 20–29 Jahre
3 p <0,05, andere Altersstufen versus 30–39 Jahre
4 p <0,05, andere Altersstufen versus 40–49 Jahre

Vorliegende Daten entsprechen dem Mittelwert ± SD.

HR = Herzrate
pNN 50% = Prozentsatz der Intervalle mit mindestens 50 ms vom vorausgehenden Interval
rMSSD = Quadratwurzel des Mittelwertes der Summe der quadrierten Differenzen zwischen benachbarten RR-Intervallen
SDANN = Standardabweichung des mittleren normalen RR-Intervals für alle 5-Minuten-Abschnitte einer 24-Stunden-Messung
SDNN = Standardabweichung aller RR-Intervalle
SDNN-Index = Mittelwert der Standardabweichung aller RR-Intervalle für alle 5-Minuten-Abschnitte einer 24-Stunden-Messung

Tab.: Effekte der Alterung auf die 24-Stunden-Herzratenvariabilität und Herzfrequenz in Dekaden.

Alter	95%-Konfidenzlimit					
	SDNN	SDANN	SDNN	rMSSD	pNN	HR
	(ms)	(ms)	Index (ms)	(ms)	50%	Schläge/min.)
10	101–279	85–261	48–113	25–103	4–137	57–105
20	93–257	79–241	42–107	21–87	3–97	56–104
30	86–237	73–223	36–100	18–74	2–68	55–103
40	79–219	67–206	30–94	15–63	1–48	54–102
50	73–202	63–190	24–88	13–53	1–34	53–100
60	68–186	58–176	18–82	11–45	1–24	52–99
70	62–172	53–163	11–77	9–38	1–17	51–98
80	57–159	49–151	5–70	8–32	0–12	49–97
90	53–147	45–140	0–58	7–28	0–9	48–96

Da die Verwendung von rMSSD und pNN 50 aus einer verzerrten Datenverteilung resultiert, bietet die Anwendung von oberen und unteren 95%-Konfidenzlimits eine verlässlichere Methode, einen normalen HRV-Bereich zu definieren, als die Verwendung des Mittelwertes ±2SD.

Tab.: Effekte der Alterung auf untere und obere 95%-Konfidenzlimits der 24-Stunden-Herzratenvariabilität und Herzfrequenz.

Kritisieren könnte man an dieser Studie, dass Tag-Nacht-Veränderungen nicht berücksichtigt wurden und alle Altersgruppen über 60 Jahre statistisch gesehen unterrepräsentiert sind, wobei es aber in der Realität sehr schwierig ist, viele gesunde ältere Menschen für Messungen zu rekrutieren.

Matthias Fenzl und Christian Schlegel haben 2010 HRV-Effektgrößen aus Einzelstudien mit altersgemäßen und geschlechtsspezifischen Angaben zusammengetragen. Sie fanden eine signifikante negative Alterskorrelation, die sich am besten als eine quadratische Funktion beschreiben lässt. Die Datenbasis enthält auch Minimalnormen für Aussagen zu Morbiditätswahrscheinlichkeit beim Vorliegen kritischer HRV-Werte. Die hier angeführten zeitbezogenen Indizes gelten für Langzeit-HRV-Messungen.

	Alter	ms
Snowrowski et al. 2002	<35	117
	35–44	91
	45–55	89
	>55	89

Tab.: SDNN – Cut-off-Werte für die Trennung von normalen gegen pathologische Werte

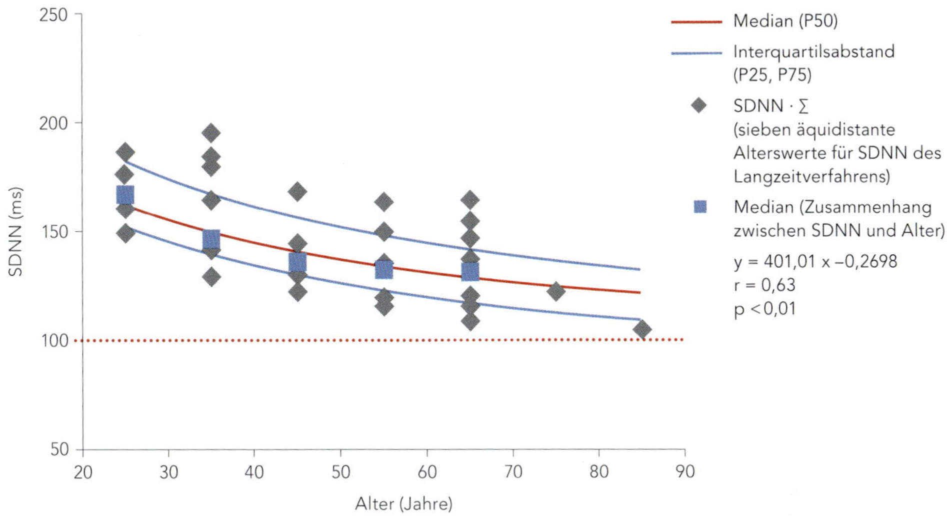

Abb.: Unter Alltagsbedingungen ist in den Altersgruppen bis 70 Jahre ein SDNN >100 ms zu erwarten. Subgruppen mit 1890 Studienteilnehmern (modifiziert nach: Matthias Fenzl, Christian Schlegel; Herzratenvariabilität – Diagnosemittel für die Gesundheit: altersbezogene Effektgrößen, Schweizerische Zeitschrift für „Sportmedizin und Sporttraumatologie" 58 (4), 134–140, 2010)

Autor	Jahr	N	Subgruppe	Lagemasse	Alter	Studientyp
Cowan et al.	1994	111	m/w	M±S	50–65	Querschnitt
Bigger et al.	1995	274	m/w	M±S	40–69	Kohorte
Yamasaki et al.	1996	210	m/w, T/N	M±S	20–78	Kohorte
Jensen-Urstad et al.	1997	102	m/w	M±S	20–69	Kohorte
Stein et al.	1997	60	m/w	M±S	33–67	Kohorte
Umetani et al.	1998	260	m+w	M±S	20–99	Kohorte
Ramaekers et al.	1998	141	m/w	M±S	<30–>60	Kohorte
Pikkujarnsa et al.	1999	78	m/w, T/N	M±S	15–>60	Kohorte
Sowsnowski et al.	2002	296	m+w	Median	<35–>55	Kohorte
Bonnemeier et al.	2003	166	m+w	M±S	20–70	Kohorte
Antelmi et al.	2004	653	m/w	M±S	20–>60	Kohorte
Felber et al.	2006	499	m/w	Perzentile	20–80	Follow-Up
Langzeit-HRV-Messungen						

Tab.: Die Veränderungen der HRV-Indizes erfolgen unter dem Einfluss des Alterns. Die deutlichsten Abnahmen wurden zwischen der 2. und 4. Lebensdekade gefunden. Danach ist kein verstärkter Abwärtstrend nach der 6. Lebensdekade zu erkennen (aus: Matthias Fenzl, Christian Schlegel; Herzratenvariabilität – Diagnosemittel für die Gesundheit: altersbezogene Effektgrößen, Schweizerische Zeitschrift für „Sportmedizin und Sporttraumatologie" 58 (4), 134–140, 2010).

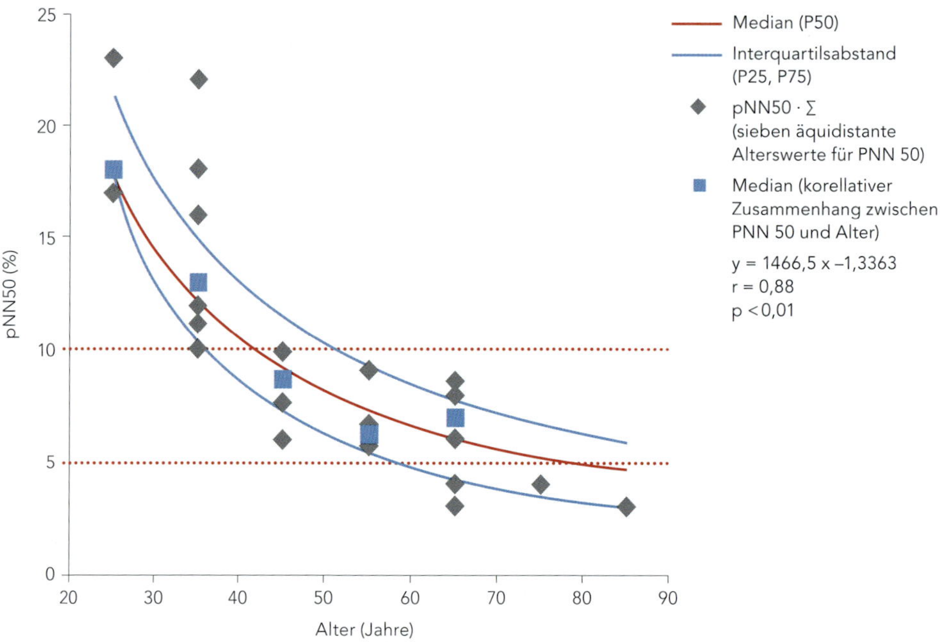

Abb.: PNN 50%. Bis 40 Jahre ist ein Wert > 10% zu erwarten, in der Altersgruppe 40–60 Jahre 5–10% oder darüber. Subgruppen mit 1594 Studienteilnehmern (modifiziert nach: Matthias Fenzl, Christian Schlegel; Herzratenvariabilität – Diagnosemittel für die Gesundheit: altersbezogene Effektgrößen, Schweizerische Zeitschrift für „Sportmedizin und Sporttraumatologie" 58 (4), 134–140, 2).

Erstmals wurde in Mannheim durch Marc. N. Jarczok et al. auch eine Evaluierung von RMSSD als eigener Marker für kardiovaskuläres Risiko durchgeführt. Ein RMSSD-Wert tagsüber von 35 ± 5 oder darunter sowie nachts von 35 ± 7 oder darunter deutet ebenso wie cut off´s von CRP, Leukozyten, HbA1c, LDL, HDL, Triglyceride und Blutdruck auf ein erhöhtes kardiovaskuläres Risiko hin.

8.4.3. Kinder und Jugendliche

Die HRV bei Kindern und Jugendlichen wurde unter anderem von M.S. Silvetti, F. Drago und P. Ragonese untersucht und im International Journal of Cardiology 2001 publiziert. Bei 103 gesunden Kindern und Jugendlichen – davon 46 weiblichen – wurden 24-Stunden-HRV-Messungen durchgeführt. Die Kinder wurden in vier männliche und weibliche Gruppen im Alter von 1–5, 6–10, 11–15, 16–20 Jahren eingeteilt. SDNN nimmt mit dem Alter zu und ist genderabhängig. Bei männlichen Probanden war die Standardabweichung (SDNN) signifikant höher, wobei es bei den Parasympathikus-Parametern rMSSD und pNN 50% keinen signifikanten Unterschied zwischen den Geschlechtern gab. Allerdings zeigte sich bei letzteren eine Relation zum BMI. rMSSD und pNN 50% nehmen bis zum zehnten Lebensjahr zu. Mit zunehmendem Alter kam es erwartungsgemäß zu einer progressiven und signifikanten Abnahme der HR.

Faulkner et al. untersuchten 75 Jugendliche mit 15 ± 1,6 Jahren und fanden in der 24-Stunden-Messung signifikant niedrigere HRV-Werte bei Mädchen und Afroamerikanern. In einer Studie über HRV bei asiatischen und kaukasischen Kindern, die in Kanada leben, ergaben sich Unterschiede in der Frequency Domain, sodass man unterschiedliche Rassenzugehörigkeit bei Normwerten berücksichtigen muss (Reed et al. 2006). Die Daten zeigen, dass es bei gesunden Kindern und Jugendlichen zu einer zunehmenden Modifikation der HRV kommt, was auf eine progressive Entwicklung des autonomen Nervensystems hindeutet. Gleichzeitig erlaubt die HRV-Messung eine frühe Identifizierung subklinischer, kardialer und autonomer Veränderungen bei Jugendlichen. Unterschiedliche Rassenzugehörigkeit erfordert auch entsprechende Normwerte.

Untersuchungen der Trends der autonomen Aktivität bei Kindern durch Freia De Bock et al. weisen auf eine Verschlechterung der vagalen Kontrollen in allen Altersstufen von 0 bis 16 Jahren hin. Die Daten aus 1997 stammen von 200 gesunden Kindern (48,6% Buben), die mittels 24-Stunden-HRV (Medilog) erfasst wurden. Die aktuellen Messungen schlossen 156 gesunde Kinder (48,1% Buben) von 1/2008 bis 4/2012 ein. Diesmal wurde das System Spacelabs verwendet. Verglichen mit den Messungen aus 1997 wurde eine deutlich eingeschränkte vagale (RMSSD) und erhöhte sympathische Aktivität (LF/HF) beobachtet. Auch hier war der BMI zur Vagusaktivität negativ korreliert. Offenbar ist es in den letzten 15 Jahren zu einer Veränderung kindlicher autonomer Regulation in Richtung reduzierter vagaler Kontrolle gekommen.

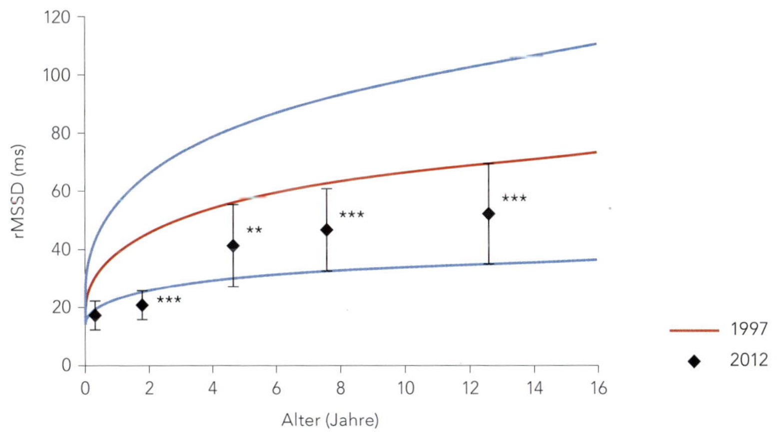

Abb.: Autonome Aktivität bei Kindern – HRV-Messungen 1997 und 2012
(nach: De Bock F. et al., Do our children lose vagus activity? Potential time trends of children's autonomic nervous system activity, Int J Cardiol 2013)

8.4.4. Senioren

Bei Menschen über 65 Jahren sind pNN 50% und rMSSD nicht zur Risikostratifizierung hinsichtlich Mortalität geeignet, da beide über dem Alter von 60 Jahren relativ stabil bleiben. SDNN, LF und HF sind jedoch sensible Parameter.

HRV-Messungen	Publizierte Cutpoints	% > 65 Personen mit niedrigeren Cutpoints
SDNN-Index	< 30 ms < 20 ms	25 % 4 %
rMSSD	< 15 ms	12 %
pNN 50	< 0,75 %	14 %
SDNN	< 50 ms	0 %
SDANN	< 40 ms	0 %

Tab.: Niedrige HRV im Alter – Beziehungen zu Cutpoints für Mortalitätsrisiko

Es bestehen auch altersabhängige Veränderungen der Baroreflex-Sensitivität. Der Baroreflex nimmt auch bei Personen mit normalem Blutdruck im Alter ab. Ursache dafür sind allgemeine Atherosklerose und axonale Degeneration des Nervus vagus. Regelmäßige körperliche Aktivität im Sinne von aerobem Ausdauertraining, die über das Alltagsniveau hinausgeht, verzögert diese Veränderungen.

Die Abnahme der neuralen Kontrolle des Herzens erklärt sich einerseits durch die Abnahme des Parasympathikus sowohl untertags als auch in der Nacht, andererseits durch die Abnahme der kardialen β-Adrenozeptoren-Antwort durch eine reduzierte Anzahl und/oder reduzierte Bindungsaffinität.

Zusammenfassend erklären sich die Alterungseffekte durch eine generelle Abnahme der Parasympathikusaktivität in der Gesamtvariabilität und der respiratorischen Sinusarrhythmie (RSA), wobei die stärksten Effekte bis zur sechsten Dekade auftreten. Weiters kommt es zu einem erhöhten Sympathikustonus mit erhöhten Noradrenalinspiegeln. Dies betrifft vor allem die Muskulatur, wo es zu einer Abnahme der Durchblutung kommt, wobei sich eine Korrelation zur Intima-Media-Dicke zeigt. Weiters wirkt sich der erhöhte Sympathikustonus auf Darm und Herz aus. Am Herzen kommt es zu einer Abnahme von Anzahl und Reaktivität der β1-adrenergen Rezeptoren im Sinne einer Rezeptor-Resistenz. Durch Abnahme der Baroreflexsensitivität nehmen die Blutdruckschwankungen zu und orthostatische Hypotonien treten häufiger auf. All dies zusammen bedeutet eine verminderte Anpassungsfähigkeit unter Stressbedingungen. Man könnte von einer „Altersstarre" des Herzens sprechen.

8.5. Gender-Effekte

Bedingt durch den unterschiedlichen Hormonhaushalt und die Körperkomposition bestehen Geschlechtsunterschiede. Im Alter unter 30 Jahren sind alle HRV-Werte bei Frauen niedriger als bei Männern. Diese Gender-Unterschiede werden ab dem 30. Lebensjahr geringer und verschwinden über dem 50. Lebensjahr gänzlich. Die Herzfrequenz ist bei Frauen unter 50 Jahren höher, dieser Unterschied verschwindet jedoch bei Älteren.

Alter und Geschlecht		SDNN (ms)	SDANN (ms)	SDNN Index (ms)	rMSSD (ms)	pNN 50%	HR (Schläge/min.)
10–29	m	182 ±35*	162 ±33*	88 ±20*	53 ±18*	26 ±13*	76 ±10*
	w	147 ±43*	133 ±42*	66 ±18*	43 ±18*	17 ±12*	83 ±8*
30–49	m	146 ±30*[1]	131 ±31*[1]	65 ±14*[1]	34 ±13[1]	13 ±10[1]	76 ±7*
	w	129 ±30*	114 ±31*	58 ±13*	31 ±10[1]	10 ±7[1]	79 ±7*
50–69	m	117 ±30[1,2]	104 ±28[1,2]	46 ±18[1,2]	22 ±8[1,2]	4 ±5[1,2]	78 ±11
	w	125 ±29	114 ±29	49 ±11[1]	25 ±7[1]	5 ±4	74 ±10[1]
70–99	m	123 ±24[1]	109 ±28[1]	43 ±12[1,2]	22 ±5[1,2]	3 ±2[1,2]	72 ±11
	w	114 ±23[1]	102 ±22[1]	38 ±10[1,2]	22 ±8[1,2]	4 ±4[1,2]	73 ±8[1,2]

* p < 0,05, männlich (m) vs. weiblich (w) in der gleichen Altersgruppe
1 p < 0,05, andere Gruppen vs. Altersgruppe 10–29 Jahre für das gleiche Geschlecht
2 p < 0,05, andere Gruppen vs. Altersgruppe 30–49 Jahre für das gleiche Geschlecht
Vorliegende Daten entsprechen dem Mittelwert ± SD.

Tab.: 24-Stunden-Time-Domain-HRV und Herzschläge – Zusammenhänge zwischen Alter und Geschlecht über neun Dekaden (Umetani 1998)

Männer und Frauen verhalten sich zum Beispiel in Stress-Situationen unterschiedlich: Bei Männern dominieren „Fight and Flight"-Reaktionen, bei Frauen „Tend and Befriend". Grund dafür sind anatomische und biochemische Unterschiede im Gehirn. Während der Entwicklung des Embryos entscheiden zirkulierende Hormone über die sexuelle Differenzierung des Gehirns. Die Anwesenheit von männlichen Hormonen in einem Zeitfenster der frühen Schwangerschaft bedingen ein „männliches" Gehirn, das Fehlen von männlichen Hormonen ein „weibliches" Gehirn. Nicht nur in der Embryonalzeit, auch im späteren Leben nehmen Hormonspiegel einen wesentlichen Einfluss auf Physiologie und Verhalten. Elektrophysiologische, Verhaltens- und Neuroimaging-Studien haben diese geschlechtsabhängigen Unterschiede auch für die kardiale autonome Kontrolle, wie sie bereits in der HRV bekannt waren, aufgezeigt. Studien mittels Positronen-Emissions-Tomographie (PET) zeigen unter Stress Geschlechtsunterschiede in der Durchblutung der Amygdala.

Das in der Nebenniere produzierte DHEA hat dabei unter den Androgenen die deutlichsten Auswirkungen auf die HRV. S-DHEA zeigte in Studien einen regulierenden Effekt auf die sympathoadrenale Aktivität. Physiologische Spiegel der Androgene Testosteron und S-DHEA sind bei Männern positiv mit der Parasympathikusregulation korreliert, zu hohes Estradiol hingegen positiv mit der Sympathikusaktivität. Sinkende Androgenspiegel bei alternden Männern führen zu einer Verschlechterung der autonomen Funktion, eine Testosteron-Supplementierung verbessert diese wieder. Bei Männern, die einen Myokardinfarkt erlitten haben, sind höhere Testosteronspiegel mit höherer Parasympathikusaktivität verbunden, so dass man von einer positiven Auswirkung der Androgene auf die autonome Regulation des Herzens ausgehen kann. Insgesamt zeigen Männer eine stärkere Modulation des LF-Anteils, möglicherweise im Zusammenhang mit der größeren Muskelmasse und der größeren Zahl an Neuronen in sympathischen Ganglien.

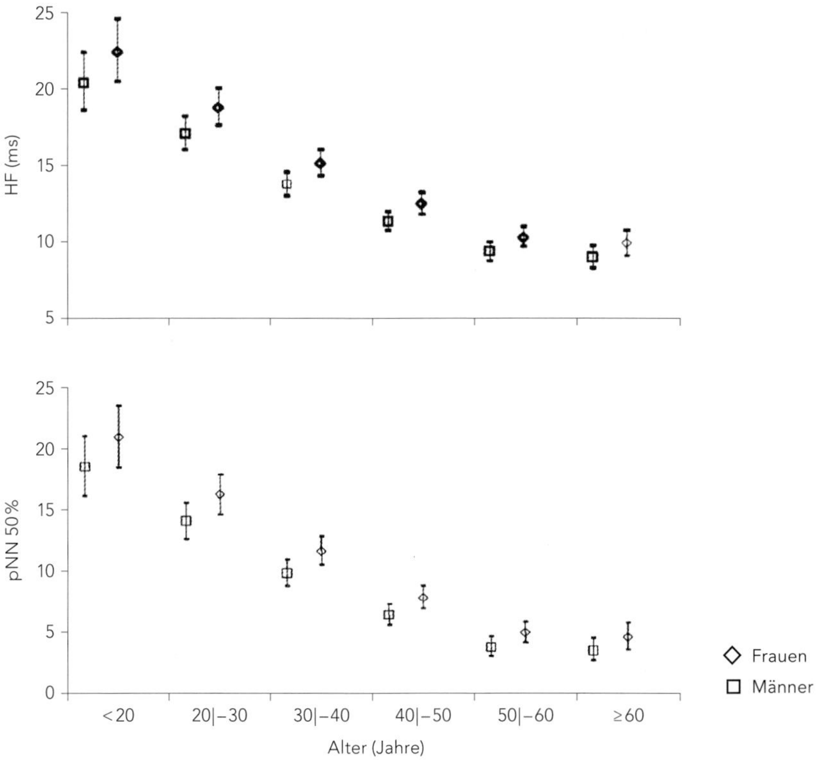

Abb.: Gender-Effekte bei der Herzratenvariabilität 1 (nach: Antelmi I. et al; Influence of Age, Gender, Body Mass Index, and Functional Capacity on Heart Rate Variability in a Cohort of Subjects Without Heart Disease; J Cardiol 2004; 93: 381–385)

An der im Vergleich zu den Männern besseren parasympathischen Regulationsfähigkeit der Frauen sind Estradiol und Progesteron gleichermaßen beteiligt. Studien zeigen eine positive Korrelation von Progesteron mit der Endothel-Funktion, Durchblutung und kardialen Signalübertragung. Progesteron unterdrückt beziehungsweise ergänzt die Wirkungen von Estradiol und ein Hormonungleichgewicht mit Östrogendominanz verschlechtert das kardiovaskuläre Risiko. Frauen weisen insgesamt bis zur Menopause eine höhere Herzfrequenz und eine geringere Gesamtvariabilität, aber einen höheren HF-Anteil als Männer auf.

Innerhalb der Zyklusphasen der Frauen finden sich keine signifikanten Unterschiede der HRV, lediglich in der späten Lutealphase kommt es unter dem Abfall von Estradiol, Progesteron und Serotonin zu einer Abnahme der Parameter. Bei Frauen, die unter Prämenstruellem Syndrom (PMS) leiden, fällt diese stärker aus (siehe Abbildung auf Seite 152).

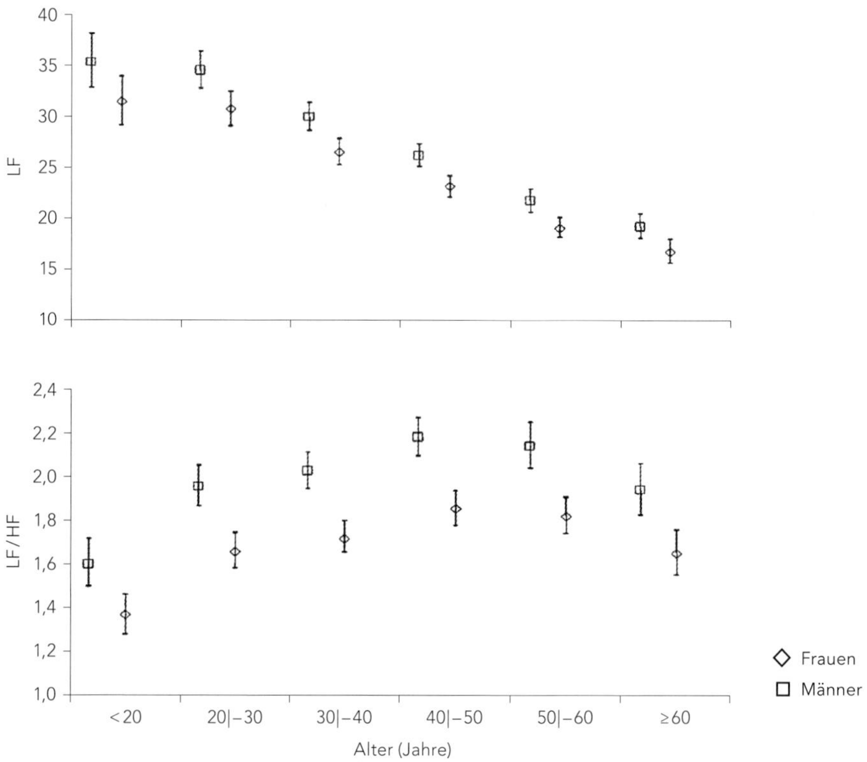

Abb.: Gender-Effekte bei der Herzratenvariabilität 2 (nach: Antelmi I. et al; Influence of Age, Gender, Body Mass Index, and Functional Capacity on Heart Rate Variability in a Cohort of Subjects Without Heart Disease; J Cardiol 2004; 93: 381–385)

Bei prämenopausalen Frauen mit Nachtdiensten kommt es in der Follikelphase zu einer verringerten Parasympathikusaktivität und zu einer erhöhten Sympathikusaktivität. Dies ist insofern interessant, da eine im März 2015 im American Journal of Preventive Medicine erschienene große epidemiologische Studie mit rund 75.000 Krankenschwestern zeigte, dass bei Frauen mit Nachtschichtarbeit über einen Zeitraum von länger als fünf Jahren die Gesamtsterblichkeit und die Mortalität durch Herz-Kreislauf-Erkrankungen im Vergleich zu Frauen ohne Nachtdiensten signifikant erhöht waren.

Auf die Veränderung der hormonellen Situation in der Menopause reagieren viele Frauen mit Beschwerden wie Wallungen und Schweißausbrüchen. Nächtliche Wallungen in der Menopause bei sonst ungestörtem Schlaf weisen eine Reduktion der Vagusaktivität und eine Zunahme der Herzfrequenz auf. Bereits eine nur niedrigst dosierte Östrogensubstitution zeigte, vorerst im Tierversuch, einen positiven Effekt auf das Redoxsystem, was mit einem geringeren linksventrikulären enddiastolischen Druck und einer höheren HRV verbunden war. Orale Östrogene, welche heute definitiv nicht mehr empfohlen werden können, zeigen nachteilige Effekte auf die HRV, während dies bei transdermalem Estradiol nicht feststellbar ist.

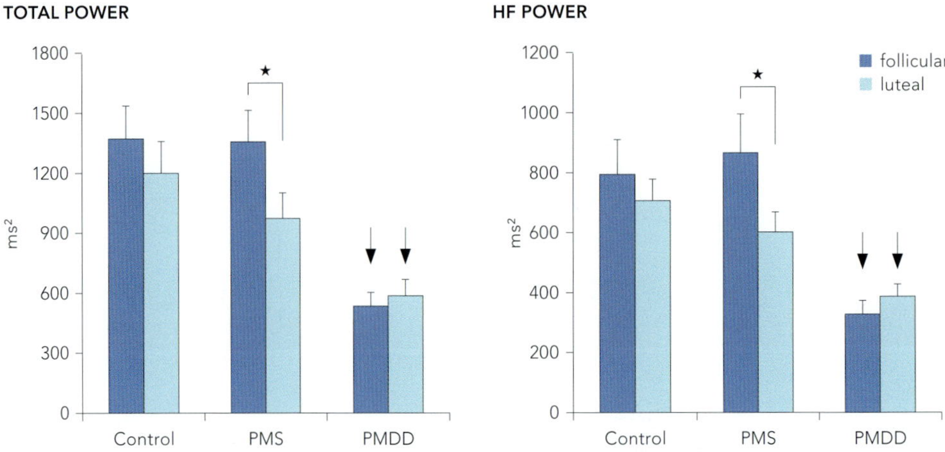

Abb.: Vergleich der Total Power und der High-Frequency-Domain (HF) zwischen der Lutealphase der Kontrollgruppe und Prämenstruellen-Syndrom-Gruppe (nach: Tamaki Matsumoto et al., Altered autonomic nervous system activity as a potential etiological factor of premenstrual syndrome and premenstrual dysphoric disorder, BioPsychoSocial Medicine2007, 1: 24)

Die Abnahme der Vagusmodulation bei Frauen jenseits des 50. Lebensjahres und die abnehmende körperliche Leistungsfähigkeit der Männer könnte die bekannte Annäherung der HRV-Parameter der Geschlechter mit fortschreitendem Alter erklären.

8.5.1. HRV-Score

Prof. Dr. Reiner Buchhorn entwickelte mit eigenen Daten für Kinder und mit von Bonnemeier mit demselben Gerät gemessenen Normwerten deutscher Erwachsener aus dem Jahr 2005 einen HRV-Score. Dazu werden die Abweichungen von Herzfrequenz, SDNN und rMSSD und deren Tag-/Nacht-Quotient nach einem Punktesystem bewertet. Da für den SDNN kein circadianer Wert angegeben werden kann und Säuglinge noch über keinen stabilen Tag-/Nacht-Rhythmus verfügen, erfolgt hierfür eine Vergabe von 2 Punkten pro Parameter. Maximal sind 6 Punkte möglich, die minimal erreichbare Punktezahl ist -3. Rot/Gelb entspricht einer eingeschränkten vagalen Kontrolle, Grün dem Normbereich, ein ausgeprägter Vagotonus kann auf einen guten Trainingszustand oder aber auch zum Beispiel auf eine Anorexie hinweisen.

Kinder 24-Stunden-Mittelwerte (Time-Domaine-Analyse)					Tag/Nacht-Ratio		
	Alter	Untergrenze	Durch. schnitt	Obergrenze		%	
Herzfrequenz	0–1	119	128	137			erhöht = 1 (Sgl. 2) Ratio =1 erniedrigt = –1
	>1–3	111	118	125		>10	
	>3–6	89	98	107		>15	
	>6–10	83	90	97		>15	
	>10–16	73	81	90		>15	
SDNN (Globale HRV)	0–1	62	72	82			erniedrigt = 2 erniedrigt = –1
	>1–3	66	82	99			
	>3–6	89	115	132			
	>6–10	116	141	165			
	>10–16	128	173	218			
RMSSD (Vagus)	0–1	13	18	22			erniedrigt = 1 (Sgl. 2) Ratio = 1 erhöht = –1
	>1–3	16	21	26		>20	
	>3–6	27	41	55		>30	
	>6–10	32	46	60		>30	
	>10–16	35	52	70		>15	

Erwachsene 24-Stunden-Mittelwerte (Time-Domaine-Analyse) Tag/Nacht-Ratio							
	Alter	Untere Grenze Mann	Max.	Untere Grenze Frau	Max.	%	
Herzfrequenz	20–29	65	81	69	88	>15	erhöht = 1 Ratio = 1 erniedrigt = –1
	30–39	69	84	73	89	>12	
	40–49	69	84	73	94	>10	
	50–59	66	79	71	87	>10	
	60–69	66	82	69	87	>10	
SDNN	20–29	146	218	138	210		erniedrigt = 2 erhöht = –1
	30–39	122	188	112	178		
	40–49	112	184	84	156		
	50–59	106	174	101	149		
	60–69	94	146	74	126		
RMSSD	20–29	33	69	22	58	>20	erniedrigt = 1 Ratio = 1 erhöht = –1
	30–39	21	51	20	50	>15	
	40–49	20	38	17	35	>10	
	50–59	15	35	14	34	>10	
	60–69	13	25	13	25	0	

Tab.: HRV-Score nach Reiner Buchhorn, basierend auf Mittelwerten und Standardabweichungen gesunder Personen im Alter von 0 bis 70 Jahren

HRV Score	Bewertung
(–2)–(–3)	vagotoner Status (Anorexie/Sport u.a.)
(–1)–1	Normwerte
2–3	Autonome Regulationsstörung 1°
4–5	Autonome Regulationsstörung 2°

Tab.: Bewertung des HRV-Score

8.6. Unmittelbare und kurzfristige Einflüsse auf die HRV

8.6.1 Akute Infekte

Jeder Infekt, vor allem wenn er von Fieber begleitet ist, führt zu einer unmittelbaren Verschlechterung der HRV. Oft ist dies bereits einen Tag vor Ausbruch der Symptome zu beobachten. Daher sollten HRV-Messungen erst wieder nach Beendigung der Rekonvaleszenz durchgeführt werden.

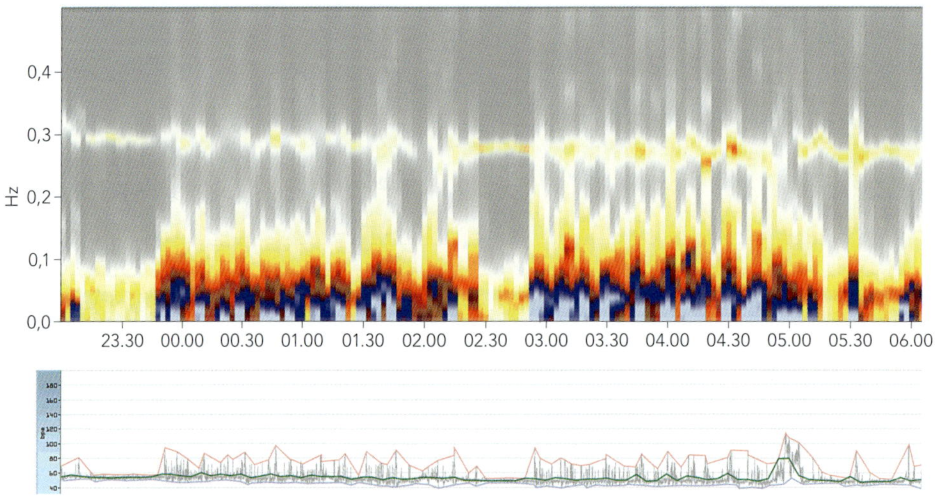

Abb.: Mann, 39 Jahre, sportlich, Ausschnitt aus der Nacht bei grippalem Infekt

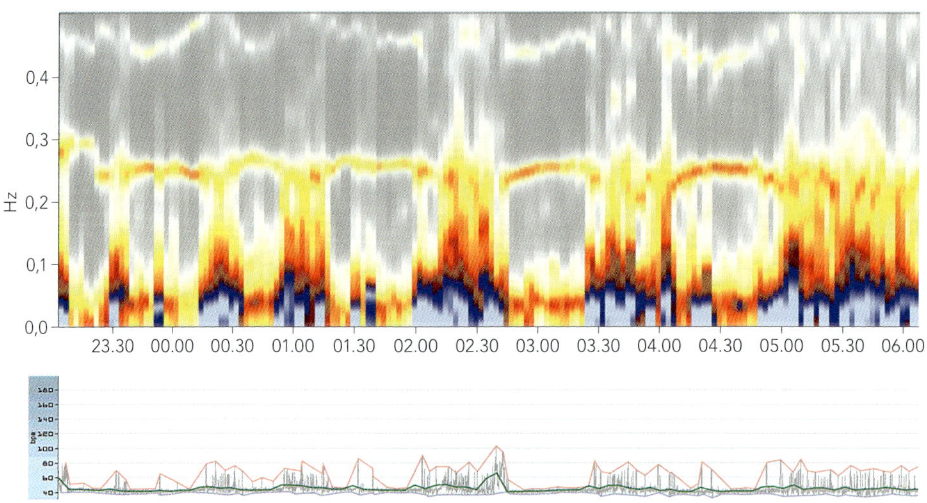

Abb.: Derselbe Mann, Ausschnitt aus der Nacht, eine Woche nach Genesung

So stabil die Werte der HRV grundlegend sind, bei fieberhaften Infekten kommt es zu kurzfristigen Verschlechterungen der Parameter. Oft wirkt sich ein beginnender Effekt bereits auf die Messung aus, bevor noch entsprechende Symptome vorhanden sind.

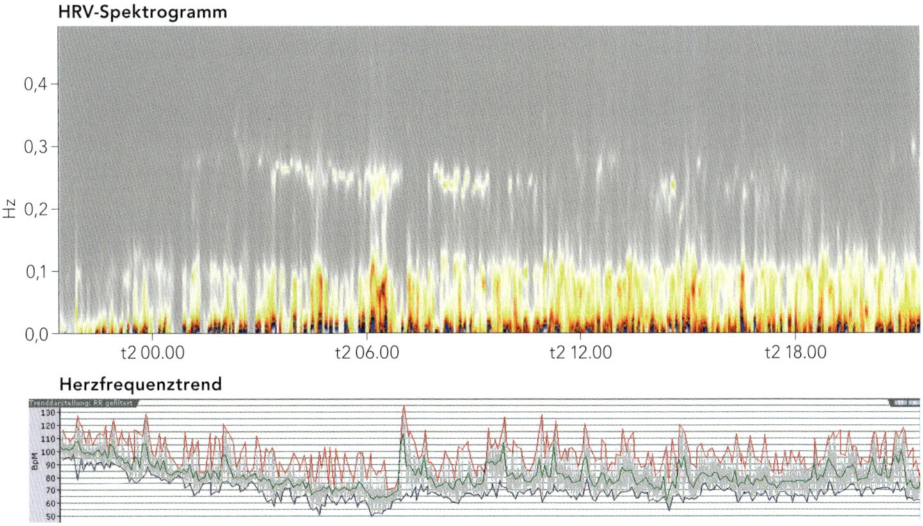

Abb.: 43-jährige Frau mit fieberhaftem Infekt. Zu Beginn der Messung beträgt die Temperatur > 39 °C und sinkt im Lauf der Nacht ab. pNN 50 % 4

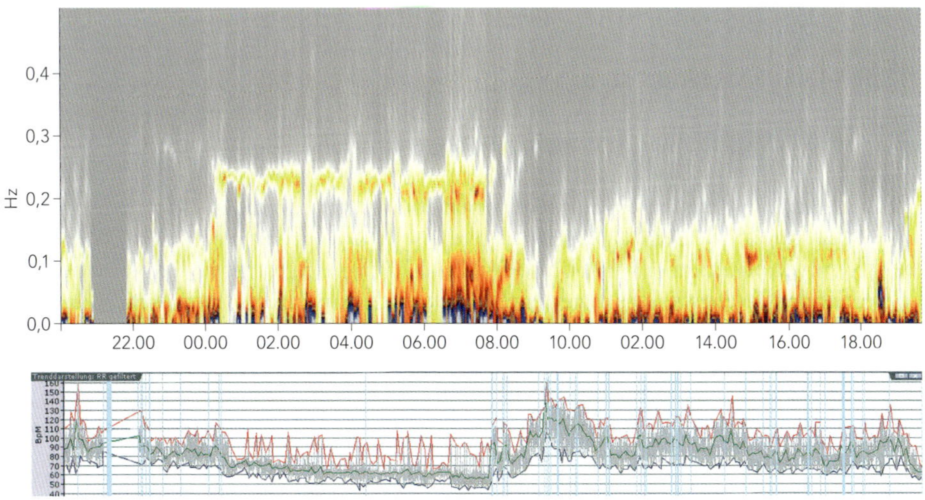

Abb.: HRV-Bild nach abgelaufenem Infekt. pNN 50 % 15

8.6.2. Medikamente

An jeder Erkrankung und pharmakologischen Intervention ist das autonome Nervensystem beteiligt. Leider gibt es hier bezüglich Medikamente noch wenige Studien, sie werden aber zunehmend mehr. Bei bekanntem Wirkprofil kann die HRV auch zur Evaluierung herangezogen werden. Ebenso könnte eine pharmakologische Therapie entsprechend den individuellen Bedürfnissen verändert werden.

Generell sind einige Bedingungen wie Alter, Gender, Gesundheit beziehungsweise Pathologie, deren Art und Schweregrad, Aktivitätslevel etc. zu berücksichtigen. Wichtig sind weiters die Länge der Messung und verwendete und nicht verwendete Parameter. Hinsichtlich der Dosierung sind neben der Menge auch der Zeitpunkt der Einnahme, die Art der Anwendung etc. von Bedeutung. Weiters, ob das Medikament einmalig gegeben wird oder ein Dauermedikament ist und welche Interaktionen mit anderen Medikamenten zu erwarten sind.

„Voodoo Autonomics: Good vagus versus bad adrenergic" (Ary Goldberger)

Ganz vereinfacht könnte man sagen, dass Medikamente, welche den Vagus erhöhen und sympathische Effekte und Inflammation verringern, gesund zu sein scheinen. Parasympathomimetika werden zum Beispiel in der Alzheimertherapie eingesetzt, Cholinomimetika finden als periphere Muskelrelaxantien und Spasmolytika, Acetylcholinesterase-Blocker als Pyridostigmin und Neostigmin bei Myasthenia gravis oder in der Glaukomtherapie Verwendung. Sympathikolytika können zentrale Alpha-2-Rezeptorenblocker wie zum Beispiel Clonidin sein, die auch sedierend und anxiolytisch wirken, oder I-1-Imidazolin-Rezeptor-Agonisten wie Monoxidin und Rilmenidin. Auch Dopaminergika, MAO-Hemmer und Anästhetika zählen zu dieser Gruppe. Peripher wirksam im Sinne einer Alpha-Adrenozeptor-Blockade sind zum Beispiel Substanzen wie Doxazosin, Trizyklika, ältere Antihistaminika, Prazosin und Haloperidol. Für eine selektive Beta-Adrenozeptor-Blockade stehen heute zahlreiche Substanzen zur Verfügung. Sympatholytisch wirken auch Inhibitoren des RAAS-Systems.

Medikamente, die den Vagus verringern beziehungsweise sympathische Effekte verstärken, dürften schädigende/proinflammatorische und proarrhythmische Wirkung haben. Sympathomimetika sind zum Beispiel so häufig eingesetzte Medikamente wie abschwellende Nasentropfen (Adrenozeptor-Stimulation), betamimetische Inhalativa in der Pulmologie oder auch trizyklische Antidepressiva. Zu den Parasympatholytika zählen als Klassiker Atropin und Scopalamin, gewisse Antidepressiva (z. B. Imipramin), Tranquilizer (Phenothiacin), Antiarrhythmika (Disopyramid), Anticholinergika zum Beispiel bei überaktiver Blase, Harninkontinenz und indirekt Antihistaminika der ersten Generation sowie Diuretika.

Die meisten Medikamentenstudien stammen aus der Kardiologie und den Studien nach Myokardinfarkt. Die sympathikusdämpfende Wirkung der Beta-Blockade ist gut dokumentiert. Nach einem Infarkt dauert es rund ein Jahr, bis sich die Vagusaktivität nach dem Event wieder erholt. Unter Beta-Blockade (hier mit Propanolol) zeigt sich eine verbesserte Wiedererlangung der kardialen Vagus-Modulation bei Sympathikusdominanz.

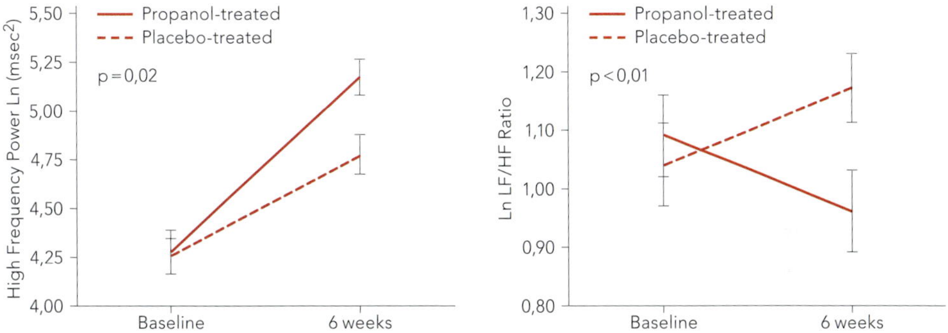

Abb.: Unterschied zwischen Propanolol-Therapie versus Placebo bezüglich HF und LF/HF als Ausdruck der Parasympathikusaktivität (nach: Lampert et al. 2003)

In einer weiteren Studie wurde untersucht, ob Carvedilol als Alpha-1- und Beta-Blocker die regulierende Parasympathikusaktivität bei Patienten mit Herzinsuffizienz, die damals mit Digoxin und ACE-Hemmern behandelt wurden, steigern kann.

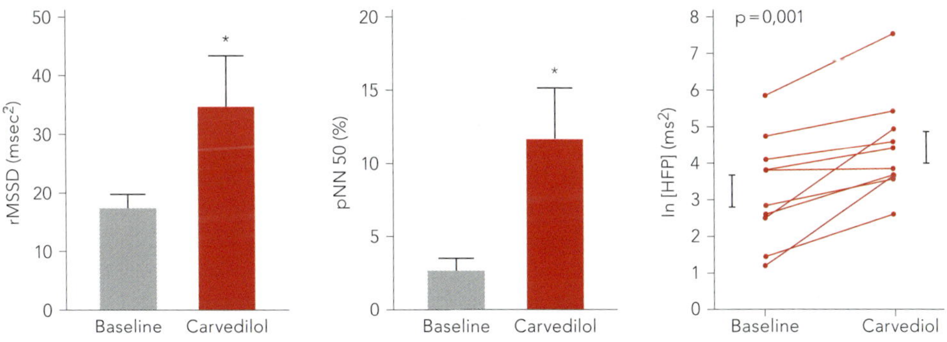

Abb.: Parasympathikusaktivität (rMSSD, pNN 50 %, HF) unter Therapie mit Digoxin, ACE-Hemmern und Carvedilol (nach: Goldsmith et al. 1997)

Carvedilol erhöht die Aktivität des parasympathischen Nervensystems bei diesen Patienten mit moderater bis schwerer Herzinsuffizienz.

8.6.2.1. Medikamente in der Neurokardiologie

Betablocker verringern das Mortalitätsrisiko nach MCI, besitzen antifibrillatorisches Potential und verringern die Sympathikusaktivität. Nebivolol scheint im Vergleich mit Atenolol keinen weiteren Vorteil hinsichtlich einer Erhöhung der vagalen Aktivität zu besitzen.

Ivabradin verbessert die HRV bei Patienten mit nonischämischer dilatativer Cardiomyopathie.

Imidazolin-Rezeptor-Agonisten senken spezifisch die Überaktivität des Sympathikus durch Bindung an I-1-Imidazolinrezeptoren im Hirnstamm.

Ca-Kanal-Blocker Nifedipin, als Vertreter der ersten Generation, scheint in der retardierten Form die Sensitivität für Acetylcholin zu verbessern. **Amlodipin** als Vertreter der dritten Generation ist hoch lipophil mit einer besonders hohen Affinität zu kardialen und vaskulären Zellmembranen. Da es eine sehr lange Wirkdauer besitzt, könnte eine Langzeitgabe dazu führen, dass die Gefäße nicht mehr entsprechend auf die autonome Regulation reagieren können. **Azelnidipin**, ebenfalls dritte Generation, unterscheidet sich deutlich von Amlodipin und scheint die Herzfrequenz bei Patienten mit arterieller Hypertonie durch Inhibition der Sympathikusaktivität zu senken. Eine Monotherapie mit **Efonidipin** oder **Clinidipin** ist einer Monotherapie mit Amlodipin wegen der verringerten Sympathikus- und verstärkten Parasympathikusaktivierung vorzuziehen.

ACE-Hemmer, AT-Hemmer, Renin-Hemmer – im Rahmen einer moderaten arteriellen Hypertonie kommt es zu einer Reduktion von SDNN, pNN 50% und LF. Dies spiegelt den Verlust des vagalen Tonus wider. Nach drei Monaten Therapie mit ACE-Hemmern kommt es zu einer messbaren Erholung der zuvor eingeschränkten Werte.

Kurzwirksame **Schleifendiuretika** führen reflektorisch zu einer Sympathikusaktivierung.

Lipophile Statine bewirken unter Bedingungen mit erhöhter Sympathikusaktivität und oxidativem Stress eine direkte Reduktion der Sympathikusefferenzen, wahrscheinlich als Resultat zentral reduzierter ROS und verstärkter NO-Produktion.

Depression ist mit einer reduzierten HRV verbunden und je schwerer die Depression ausgeprägt ist, umso niedriger fallen die HRV-Werte aus. Antidepressive medikamentöse Therapie mit Serotonin-Wiederaufnahmehemmer wie **Escitalopram** und **Duolexin** zeigen ebenso wie **Mirtazepin** und **Nefazodon** keine Beeinflussung der HRV-Parameter. Die Therapie verbessert also das Problem der eingeschränkten HRV nicht, obwohl die depressiven Symptome abnehmen. Die Therapie mit trizyklischen Antidepressiva hingegen verringern die HRV signifikant noch weiter. Da Patienten mit Depression auch ohne Nachweis einer Herzkreislauferkrankung bereits eine eingeschränkte HRV zeigen, könnte diese Therapie die Morbidität und Mortalität in dieser Gruppe erhöhen.

COPD-Patienten zeigen im Vergleich zu Gesunden ebenfalls eingeschränkte HRV-Parameter. Diese korrelieren mit dem Schweregrad der Erkrankung und scheinen durch anticholinerge oder adrenerge Medikation nicht beeinflusst zu werden.

8.6.2.2. Anästhetika

Während einer Vollnarkose ist die Regulation sowohl im LF- als auch HF-Bereich in Abhängigkeit zu den verwendeten Substanzen und der Anästhesietiefe unterdrückt. Generell kommt es bei einer Inhalationsanästhesie bei Verlust des Bewusstseins zu einer Zunahme der Herzfrequenz und einer Reduktion der Gesamtvariabilität bis um 80%. Die Leistung im HF-Bereich nimmt mit der Tiefe der Anästhesie in Abhängigkeit zu der vagolytischen Wirkung der verwendeten Substanzen ab.

Die Gabe von **Propofol** führt zu einer Abnahme des Blutdrucks und der Leistung im HF-Bereich ohne Auswirkung auf die Herzfrequenz oder den LF-Bereich, was auf eine stärkere Betroffenheit des parasympathischen Anteils des autonomen Nervensystems hindeutet.

Thiopental reduziert die Regulation im HF-Bereich, erhöht jedoch LF und die log-LF/HF-Ratio.

Midazolam verringert vor allem die HF-Regulation in einer von der Dosis abhängigen Art und Weise und wirkt dabei stärker als **Diazepam** oder **Lorazepam**.

Opioide reduzieren vorwiegend die Regulation im LF-Bereich.

Fentanyl in niedriger Dosierung führt zu einer generellen Abnahme der Modulation des autonomen Nervensystems und einer reduzierten Sympathikusaktivierbarkeit, sodass eine intraoperative Vagusstimulation oder Hypotonie vegetativ unbeantwortet bleiben könnte.

8.6.2.3 Melatonin

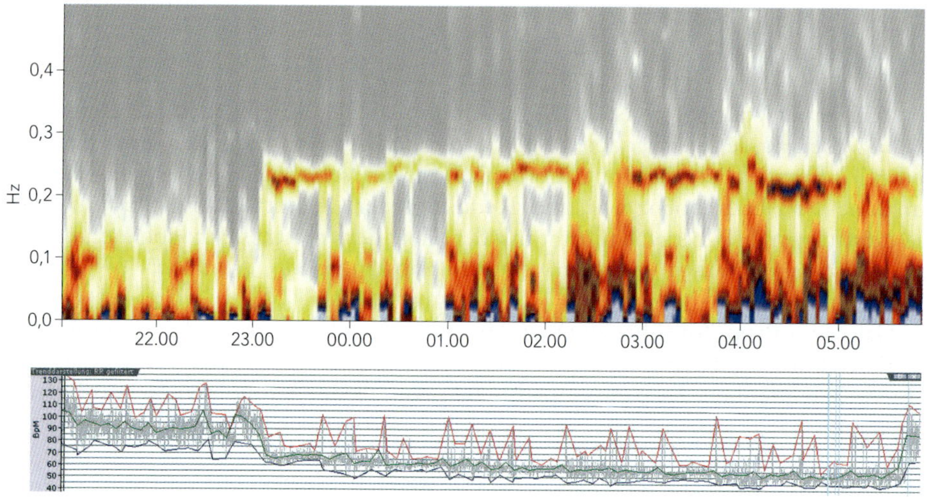

Abb.: Nachtmessungen einer Frau, 42 Jahre, ohne subjektive Schlafstörung. pNN 50 %: 25, min. HF: 42/min. um 4.05 Uhr. Die Einnahme eines retardierten Melatonins (Melachron®) in der ersten Nacht zeigt eine deutlichere Parasympathikusaktivierung (pNN 50 % und RSA) und eine bessere Schlafarchitektur als in der Kontrollnacht ohne Malatoningabe (siehe nächste Abbildung).

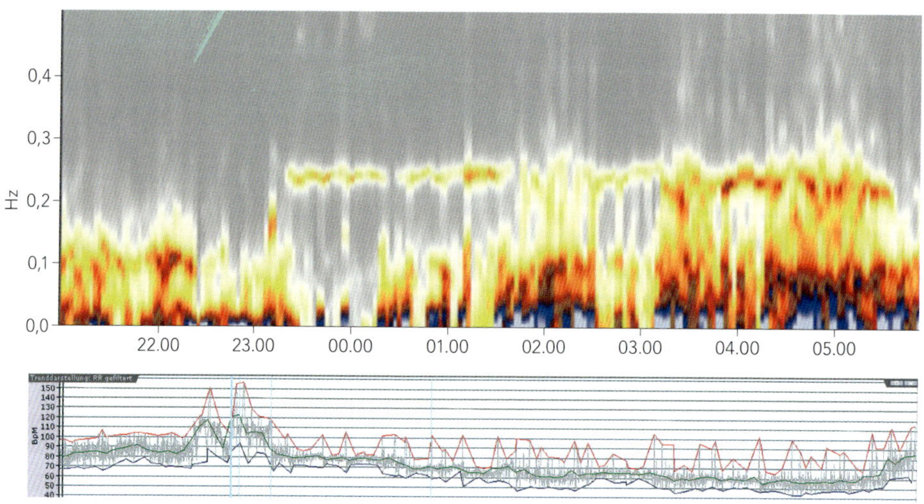

Abb.: Dieselbe Frau – Kontrollnacht ohne Melatoningabe. pNN 50 %: 17, min. HF: 43/min. um 4.45 Uhr

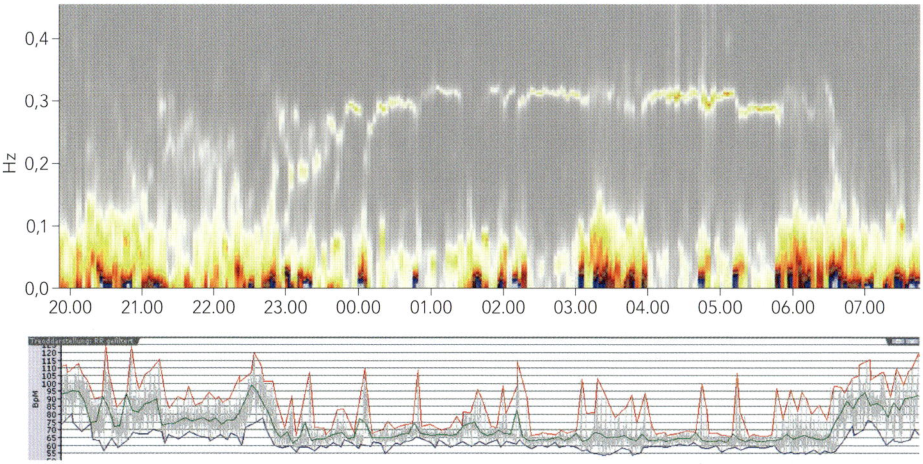

Abb.: 46-jährige Patientin, ein Jahr nach Burn-out. pNN 50% 5,13 (Zwölf-Stunden Nachtmessung)

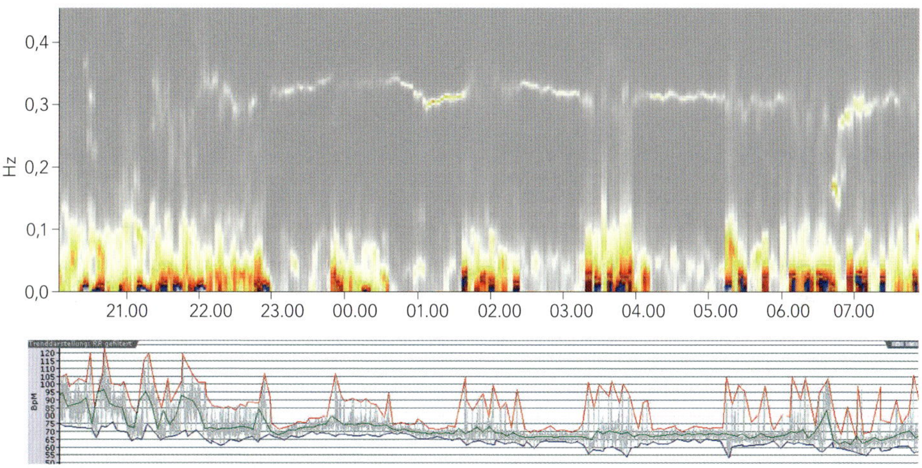

Abb.: Dieselbe Patientin, Zwölf-Stunden-Nachtmessung mit 3 mg retardiertem Melatonin. pNN 50% 10,21.

8.6.3. Genuss- und Suchtmittel

8.6.3.1. Nikotin

Der Effekt von Nikotin ist komplex, und ein Großteil der Studien beschäftigt sich mit der HRV im Zusammenhang mit der Raucherentwöhnung. Dabei sind allerdings Phänomene wie Desensibilisierung der Nikotin-Rezeptoren oder das Auftreten von Entzugserscheinungen als das autonome Nervensystem beeinflussende Faktoren zu berücksichtigen. Zwischen aktiv und passiv rauchenden und nicht rauchenden Jugendlichen findet sich noch kein signifikanter, messbarer Unterschied in den HRV-Parametern. Nikotinabhängige weisen tagsüber eine verminderte parasympathische Aktivität und eine erhöhte Herzfrequenz auf.

Was schon ein einwöchiger Rauchstopp verändert, zeigt ein Versuch mit normotensiven, circa 33-jährigen Männern: Es kommt zu einer Abnahme der Anzahl der Herzschläge in 24 Stunden, einer Erhöhung von pNN 50% und HF als Zeichen der Verbesserung der Parasympathikusaktivität und zu einer Abnahme der Serumkonzentrationen für Adrenalin und Noradrenalin.

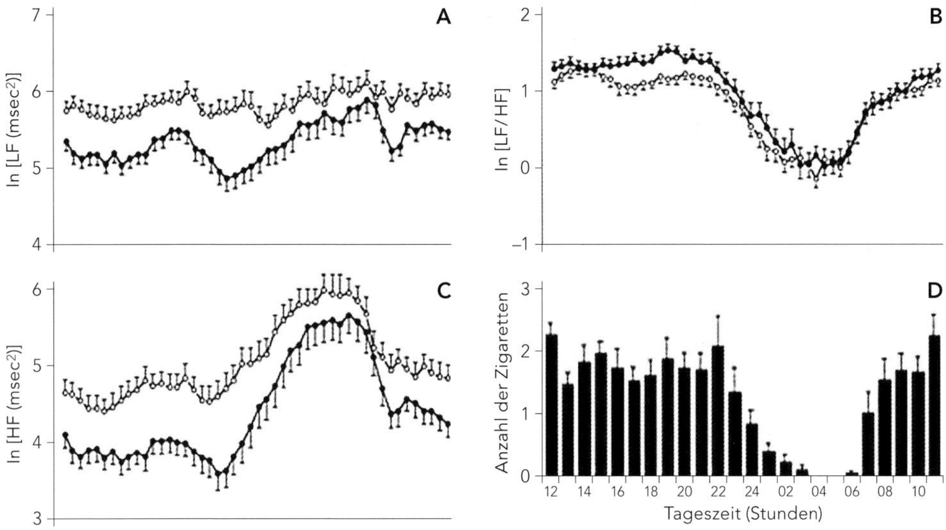

Abb.: Tagesverlauf Raucher. Die Balkengrafik (D) zeigt die Anzahl der Zigaretten an, die in der Nacht natürlich absinkt. Die dunklen Kurven entsprechen der Werte der Raucher, die helleren derjenigen nach Rauchstopp. Kurve C entspricht log LF/HF, Kurve B HF und Kurve A LF. In der Nacht finden sich die geringsten Unterschiede, da hier auch bei den Rauchern der unmittelbare Effekt der Zigaretten auf das Vegetativum fehlt (nach: Minami et al. 1999).

Rauchstopp von männlichen erwachsenen Rauchern verbessert deren HRV auch längerfristig signifikant. Erfolgreiche Exraucher zeigen im Follow-up im Vergleich mit rückfällig gewordenen Probanden eine signifikant höhere SDNN, rMSSD, pNN 50% LF und HF, wenn sie sowohl nikotin- als auch rauchfrei bleiben.

Auch Feinstaub ist ein kardiovaskulärer Risikofaktor (Partikelgröße $< 2{,}5\,\mu m$, Ozon). Er führt zu pulmonaler und systemischer Entzündung, oxidativem Stress, vorzeitiger Atherosklerose und veränderter kardialer autonomer Funktion.

Zusammenfassung: Beim Rauchen ist neben dem systemischen Entzündungseffekt vor allem die unmittelbare Nikotinwirkung auf das Vegetativum von Bedeutung.

8.6.3.2. Koffein

Koffein gehört zur Gruppe der Methylxanthine. Etwa 30 Minuten nach Kaffeegenuss erreicht die Koffeinwirkung ihr Maximum und hält im Normalfall zwischen zwei und fünf Stunden an. Koffein wirkt vor allem auf die Großhirnrinde. Es blockiert die Phospholipidesterase und verstärkt dadurch die Wirkung von Catecholamin-Neurotransmittern.
Eine wichtige Wirkung des Koffeins ist die Blockierung von Adenosin-Rezeptoren. Dies führt unter anderem dazu, dass bei müden Personen Schläfrigkeitserscheinungen aufgehoben werden und die geistige Leistungsfähigkeit gesteigert wird.

In einer Studie mit Typ-I-Diabetikern und gesunden Probanden war die Aufnahme einer moderaten Menge an Koffein (zwei bis drei Tassen Filterkaffee) mit einer Verbesserung der HRV assoziiert. Es gab keinen Hinweis dafür, dass diese Koffeindosis zu Arrhythmien oder Gewöhnung führte. Die Spektralanalyse ergab, dass die Verbesserung der HRV die Folge einer verstärkten Parasympathikusaktivität mit einer gleichzeitigen Abnahme der Sympathikusaktivität war (Richardson et al. 2004).

Ein Review von Julian König et al. zeigte, dass die beste Evidenz für einen Anstieg der HF durch Kaffeekonsum gegeben ist. Allerdings sind die Studien hinsichtlich Teilnehmern, Studiendesign, Messmethoden etc. uneinheitlich, ebenso fehlen Studien hinsichtlich der Langzeitwirkung.
Kurzzeitige Einflüsse auf die Vagusaktivität gesunder Probanden lassen sich für koffeinhaltigen Espresso ebenso wie für entkoffeinierten Espresso und heißes Wasser nachweisen. Die HRV wurde sowohl nach Konsum koffeinhaltigen als auch entkoffeinierten Kaffees signifikant erhöht. Bei gewohnheitsmäßigen Kaffeetrinkern fiel die Zunahme der vagalen Kontrolle nach entkoffeiniertem Espresso jedoch geringer aus. Am besten ist sie in der aufrechten Position ausgeprägt. Zu einer Zunahme des systolischen Blutdrucks kam es übrigens nur bei Probanden, die nicht gewohnheitsmäßig Kaffee trinken.

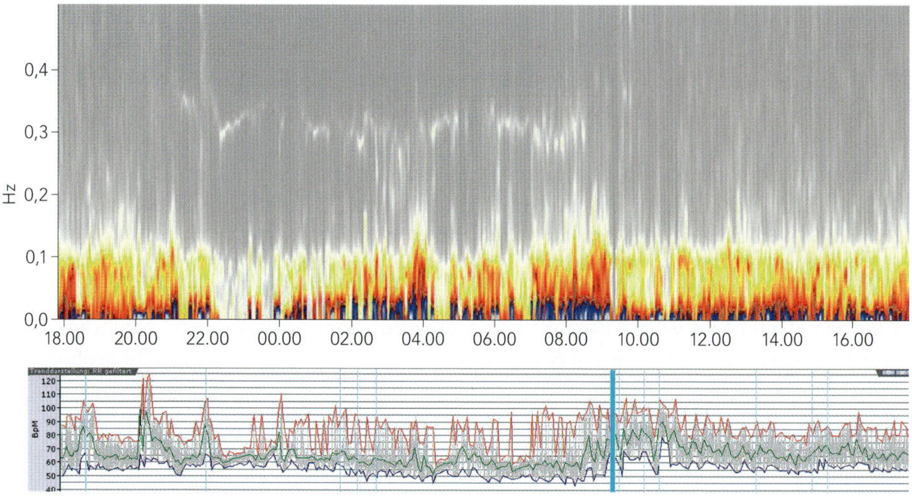

Abb.: 30-jährige Frau, schlank, Nikotinabusus – zwölf Zigaretten und mehrere koffeinhaltige Energy-Drinks pro Tag. Nikotin und Koffein wirken sympathikusstimulierend. Protektive Faktoren: regelmäßiges Ausdauertraining, Medikament: SSRI (Citalopram). Insgesamt gute Regulationsfähigkeit, etwas Belastungszeichen, aber in erster Linie fehlende Strukturierung. Es findet sich eine deutliche Dominanz des Aktivierers Symapthikus sowie eine gestörte Schlafarchitektur bei ungünstigen Schlafbedingungen am Abend, starker nächtlicher Sympathikustätigkeit und schwacher Durchsetzungskraft des Parasympathikus. Unter antidepressiver Therapie derzeit kein typisches Schlafmuster, wie es bei Depression zu erwarten wäre. Keine effektiven Pausen untertags. Insgesamt herabgesetzte Erholungsfähigkeit.

8.6.3.3. Alkohol

Alkohol verursacht zentral und peripher eine Vasodilatation und eine Abnahme der Kontraktionskraft der Herzmuskelzellen. Er überwindet rasch die Blut-Hirn-Schranke und beeinflusst Membranen, Ionenkanäle, Enzyme und Rezeptoren von Nervenzellen im zentralen Nervensystem. Die Effekte von Alkohol auf das Gehirn sind unter anderem die Blockade der Freisetzung und der Synthese von Acetylcholin, eine verlangsamte Reizleitung, die Verminderung des Serotonin-Umsatzes sowie die Erhöhung der Dopaminfreisetzung und des Glukoseverbrauchs. Alkohol kann auch das noradrenerge System stimulieren, was vorerst zu einer Aktivierung, danach aber, aufgrund einer Reduktion seiner Aktivität, zu einem Gefühl der Depression führt.

Alkohol wird oft aufgrund seiner Effekte auf das eigene Wohlgefühl zur Reduktion von Spannung und Angst und zur Steigerung des Selbstwertgefühls missbraucht.
Im Sport ist Alkohol beim Bogenschießen, Schießen und im Motorsport verboten. Zunächst wie ein Stimulans wirkend, unterdrückt Alkohol parallel zur Höhe des Blutalkoholspiegels schließlich neurologische Funktionen und beeinträchtigt Gedächtnis, Sehvermögen, Sprache und motorische Koordination.

Legt man die Wirkung auf übliche Konsumeinheiten um, ergibt sich folgendes Bild:

Menge Getränke	*Blutalkohol*	*Wirkungen*
1 Glas Bier (0,25 l) oder 0,2 l Wein	< 0,2 ‰	Enthemmende Wirkung mit Steigerung der Redseligkeit
3 Glas Bier oder 0,5 l Wein	0,5 ‰	Deutliches Nachlassen der Reaktionsfähigkeit, insbesondere auf rote Signale, deutliche Erhöhung der Risikobereitschaft
5–8 Glas Bier oder 1 l Wein	1,0 ‰	Beginnender Verlust der Bewegungskoordination, des Gleichgewichts und der Reflexe, deutliche Angetrunkenheit
10 Glas Bier oder 1,5 l Wein	1,5 ‰	Plaudersucht, Selbstgespräch, Stottern und Schwanken, starke Betrunkenheit
12 Glas Bier oder 2 l Wein	2,0 ‰	Erbrechen, hilfloser Zustand, schwere Gleichgewichtsstörungen, Kleinhirndysfunktion, schwerer Rausch
	ab 2,5 ‰	Störung von Atmung und Blutkreislauf, das Bewusstsein setzt aus, Lebensgefahr
	über 4 ‰	Meist tödlich

Tab.: Menge und Wirkung von Alkohol [Quelle: http: //www.suchtmittel.de/info/alkohol/000206.php (08-08-08)]

Alkoholgenuss beeinträchtigt vor allem abends die Aktivierung des Parasympathikus, was eine abgeschwächte RSA, die erst im Verlauf der Nacht an Stärke gewinnt, und eine nur langsam absinkende nächtliche Pulsrate verursacht. Bei höheren Alkoholmengen kommt es zu einem kompletten Verlust der Regulationsfähigkeit.
Erst nach Metabolisierung des Alkohols kehrt die Variabilität zurück (VLF, dann LF, dann HF). Bei zusätzlichen Faktoren wie zum Beispiel Histamin- oder Alkoholintoleranz können diese Veränderungen auch bei geringeren Alkoholmengen auftreten.

Die Auswirkungen von Alkohol auf den Schlaf und das Schlaf-EEG bei Gesunden und Alkoholabhängigen in den verschiedenen Phasen der Abhängigkeit wurden untersucht (Gann et al. 2004). Gesunde schlafen anfänglich subjektiv besser. Eine höhere Dosis kann aber zur Durchschlafstörung in der zweiten Nachthälfte führen. Das Trinken größerer Alkoholmengen vor dem Schlafengehen führt zur Verkürzung der REM-Phase (Rapid Eye Movement, Traumphase).

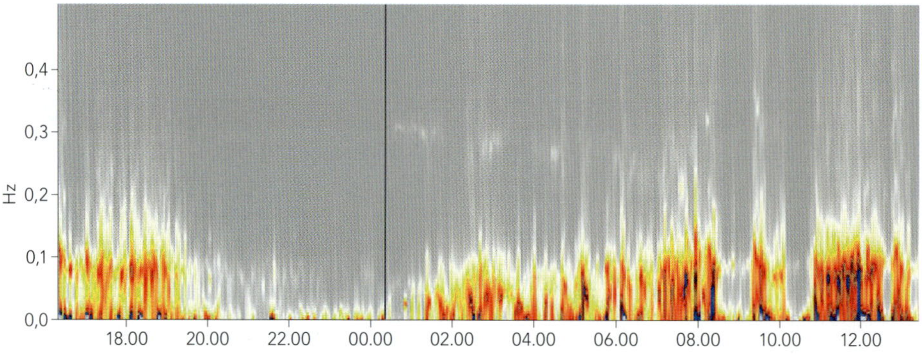

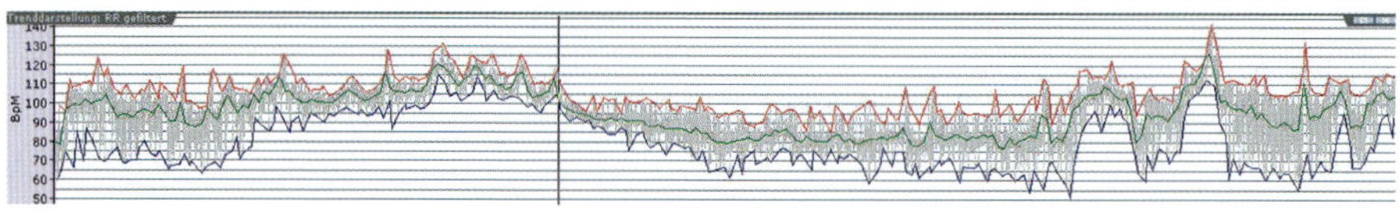

Pulskurve

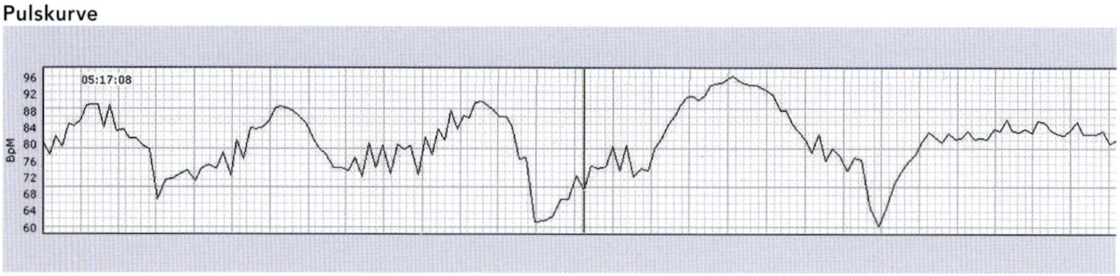

Atemkurve

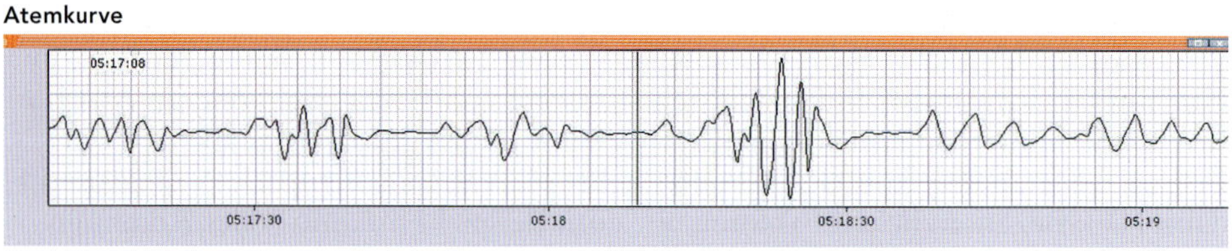

SDNN (ms)	r-MSSD (ms)	pNN50 (%)	Total	log LF/HF
85,9	19,3	2,75	2017,5	0,844

Abb.: 45-jähriger Mann, der ab 20.00 Uhr beginnt, Alkohol zu konsumieren, und sich kurz nach Mitternacht schlafen legt. Es kommt zum fast kompletten Verlust der an den Randzeiten sichtbaren adäquaten Variabilität. Während des Schlafes ist die reguläre Architektur aufgehoben, es kommt lediglich zu einer trägen Pulsabnahme. Die RSA ist nur angedeutet mit geringster Intensität und über weite Strecken unterbrochen vorhanden. Es kommt immer wieder zu pulswirksamen Atemstörungen. Insgesamt wurden über 120.000 Schläge analysiert, die durchschnittliche Herzrate betrug am Tag 99/min. und in der Nacht 93/min. Die minimale Herzrate wurde mit 51/min. um 8.21 Uhr gemessen. Die Standardabweichung ist in dieser Messung unter 100 ms (erhöhtes Risiko für Arrhythmien bei vorhandenem arrhythmischen Substrat auf Myokardebene), der Parasympathikuswert pNN 50 % ist erniedrigt und die Balance im Gesamten in Richtung Sympathikusdominanz verschoben.

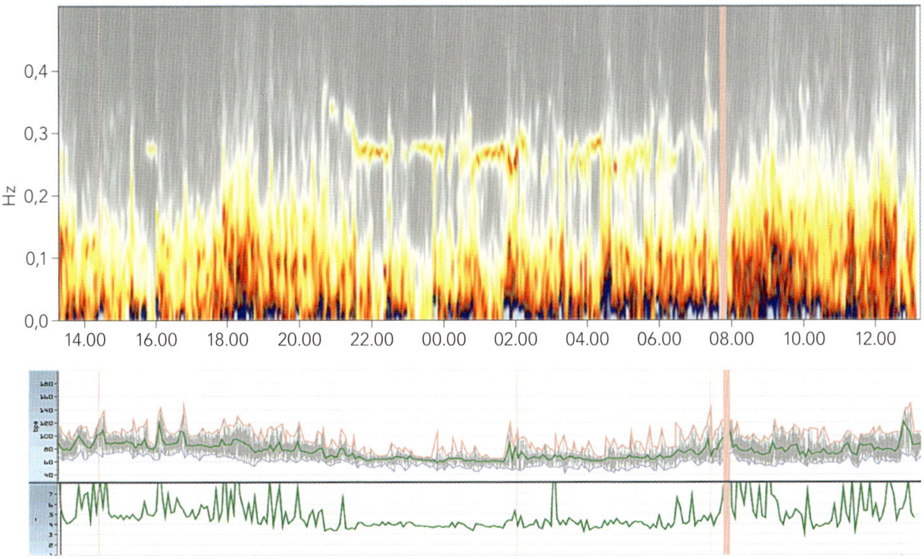

Abb.: 23-jähriger Mann, SDNN 141,6 ms, rMSSD 39 ms, pNN 50% 15,07, TP 4468,4, log LF/HF 0,442

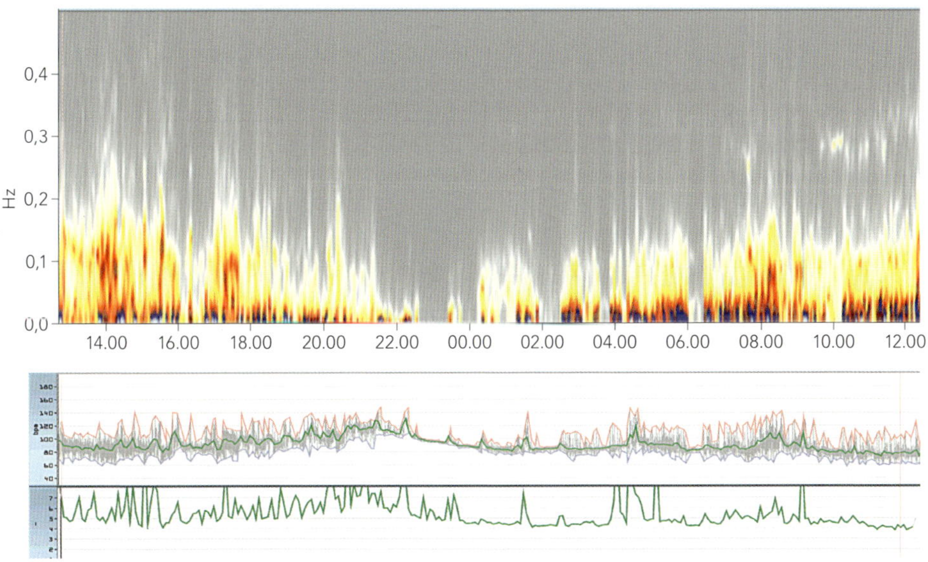

Abb.: Derselbe Mann, SDNN 88,4 ms, rMSSD 16,8 ms, pNN 50% 2,03, TP 1691,5, log LF/HF 0,758

Bei Entzug oder Verkürzung des REM-Schlafes über längere Zeit kommt es zu seelischem Ungleichgewicht. Nervosität, seelische Spannungen, Angstgefühle und Empfindungsstörungen sind die Folge.

Bei Alkoholkranken finden sich in allen Phasen der Erkrankung Einschlafstörungen und eine verminderte Gesamtschlafzeit sowie häufig andere Schlafstörungen, wie Schlafapnoe-Syndrom oder periodische Beinbewegungen im Schlaf. Es fanden sich Prädiktoren für ein erhöhtes Rückfallrisiko bei abstinenten Alkoholkranken.
Bei chronischer Schädigung des Parasympathikus kommt es bei akutem Entzug verstärkt zu klassischen Entzugssymptomen. 25 Prozent der unbehandelten Deliriumzustände enden tödlich, wobei Herzrhythmusstörungen, die vom Körper nicht mehr reguliert werden können, eine wesentliche Rolle spielen.

Die Schäden am vegetativen Nervensystem scheinen irreparabel zu sein, wie Untersuchungen an fünf Jahre abstinenten Alkoholikern gezeigt haben, sodass weiterhin ein erhöhtes Risiko für Herzprobleme besteht. „Es gibt einen sehr deutlichen Zusammenhang zwischen alkoholverursachten Nervenschäden im parasympathischen System und den heftigen körperlichen Entzugserscheinungen, die bis zum plötzlichen Herztod führen können“, meint dazu Prof. K. J. Bär vom Universitätsklinikum Jena.
Wesentlich scheint eine Adaptierung der Standardmedikation zu sein, da Benzodiazepine unter anderem eine Reduktion des Vagustonus verursachen und somit den Parasympathikus weiter schwächen. Medikamente mit direkten oder indirekten neuroautonomen Effekten werden die HRV beeinflussen.

8.6.3.4 Temperatur

Hitze (>35 Grad C – wet bulb globe temperature) verursacht eine Aktivierung des sympathischen Nervensystems und eine Reduktion des Parasympathikus. Dies korreliert mit entsprechenden Veränderungen der Herzfrequenz, der Körpertemperatur und subjektiven Beschwerden. Ein Anstieg der LF/HF-Ratio zeigt jegliche Temperatur-Missempfindung an.

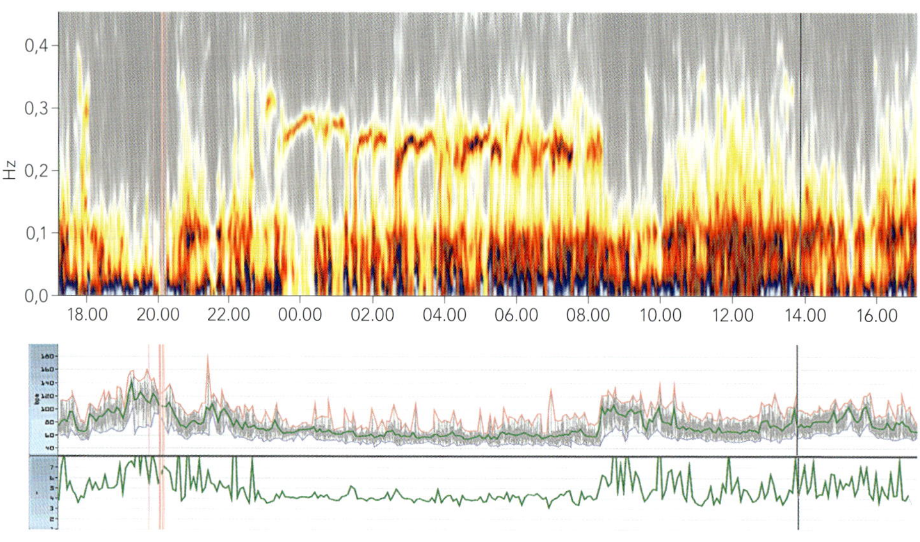

Abb.: Frau, 20 Jahre, gesund, Außentemperatur 20 Grad. SDNN 180 ms, rMSSD 48,2 ms, pNN50% 23,56, TP 6146, Log LF/HF 0,48, 106.543 Schläge/24 Stunden, durchschnittliche HR 79/min

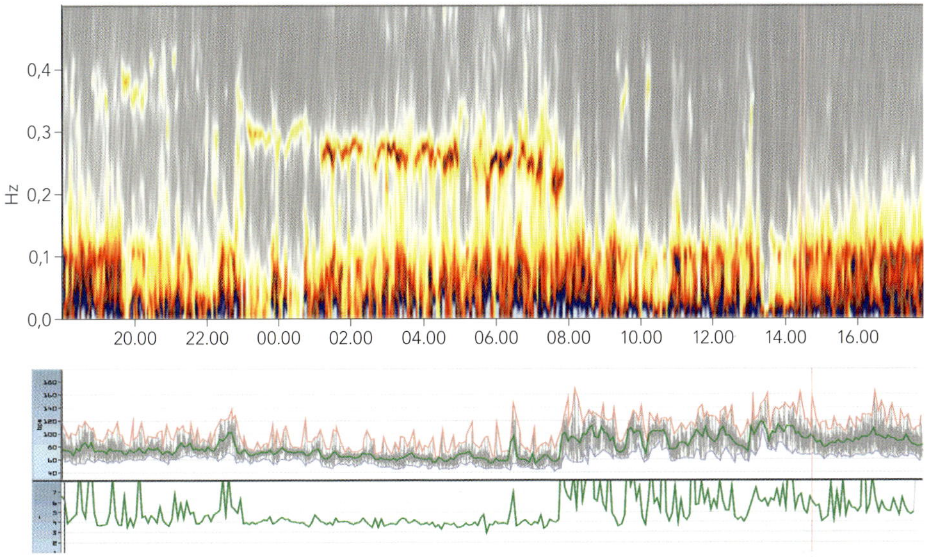

Abb.: dieselbe Frau, Außentemperatur 38 Grad. SDNN 162 ms, rMSSD 35,5 ms (–26 %), pNN50 % 14,48 (–39 %), TP 3615, Log LF/HF 0,604, 111.998 Schläge/24 Stunden, durchschnittliche HR 84/min (–6 %)

8.7. Substanzenspezifische längerfristige Einflüsse auf das vegetative Nervensystem

Eine Neuropathie verursachen können

- **Alimentäre Einflüsse:** chronischer Alkoholabusus, Vitaminmangel (Vitamin B12)
- **Zytostatika:** Vincaalkaloide, Doxorubicin, Cisplatin, Cytosinarabinosid, Paclitaxel
- **Medikamente:** Amiodaron, Pentamidin, Gold, Cyclosporin, Botulinustoxin
- **Schwermetalle:** Arsen, Kupfer, Thallium, Blei
- **Organische Verbindungen:** Acrylamid, Styrene, Hexacarbonverbindungen und Pestizide.

Eine für Oxaliplatin spezifische Toxizität ist die von der kumulativen Dosis abhängige sensorische periphere Neuropathie. Diese tritt zunächst nur vorübergehend nach Applikation des Medikaments und durch Kälteexposition auf. Bei Fortsetzung der Behandlung kommt es zu einer anhaltenden sensorischen Polyneuropathie mit Taubheitsgefühl und Parästhesien auch ohne Kälteexposition. Dies ist die Dosislimitierung des Zytostatikums Oxaliplatin. Nach größeren Operationen kann es – vermutlich durch Hämolyse und damit Freisetzung von Oxaliplatin aus den Erythrozyten – zu einer Verschlechterung dieser Neuropathie kommen.

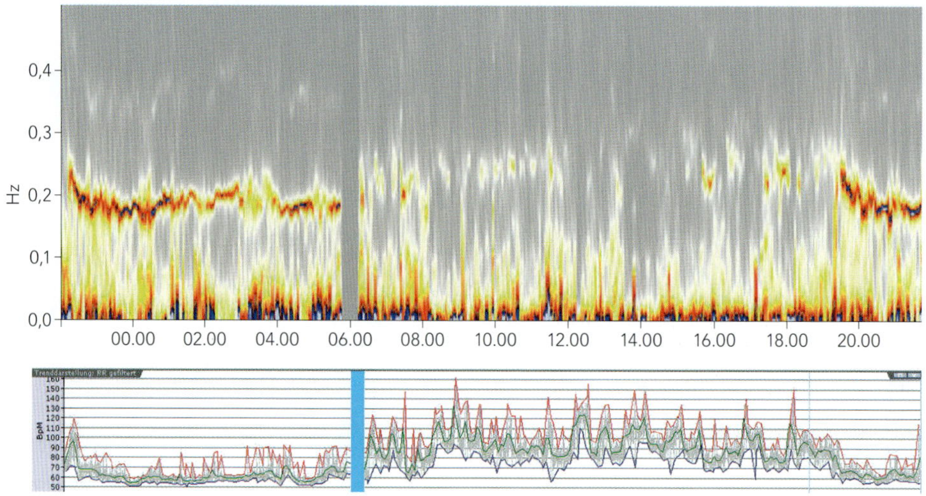

Abb.: 45-jährige Frau nach sechs Zyklen Chemotherapie mit Oxaliplatin bei multifokalem cholangiozellulärem Karzinom-Stadium 4, St.p. Port a cath Thrombose bei Faktor-V-Leiden, normalgewichtig, Nichtraucherin, keine kardialen Risikofaktoren. Sie gibt periphere neuropathische Beschwerden, Kälteintoleranz und Müdigkeit an. In der Messung fällt eine erhaltene Tag-Nacht-Regulation mit einer etwas reduzierten nächtlichen Pulsabsenkung (minimal 50/min.) und eine aufgehobene Schlafarchitektur bei kräftiger RSA auf. Die nächtliche kardioventilatorische Kopplung ist aufgehoben. Untertags finden sich deutliche Müdigkeitszeichen. Auffallend ist die massive Reduktion der LF-Bande (0,05 bis 1,5 Hz).

LITERATUR

Albright A et al. American College of Sports, Medicine position stand. Exercise and type 2 diabetes. Med Sci Sports Exerc 2000; 32: 1345–1360

Allison CN et al. Sex Differences in the Neural Correlates of Autonomic Arousal: A Pilot PET Study, Int J Psychophysiol. 2011 June; 80(3): 182–191

Andersson U, Tracey KJ. Neural reflexes in inflammation and immunity. The Journal of Experimental Medicine, 209(6), 2012a, 1057–1068. doi: 10.1084/jem.20120571

Andersson U, Tracey KJ. Reflex Principles of Immunological Homeostasis. Annual Review of Immunology, 30(1), 2012b, 313–335. doi: doi:10.1146/annurev-immunol-020711-075015

Antelmi I et al. Influence of Age, Gender, Body Mass Index, and Functional Capacity on Heart Rate Variability in a Cohort of Subjects Without Heart Disease, Am J Cardiol 2004; 93: 381–385

Aruna D et al. C-reactive protein, interleukin 6, and risk of developing type 2 diabetes mellitus. JAMA 2001; 286: 327–334

Baccarelli et al. Cardiac Autonomic Dysfunction: Effects from Particulate Air Pollution and Protection by Dietary Methyl Nutrients and Metabolic Polymorphisms Circulation. Apr 8, 2008; 117(14): 1802–1809

Barres R, Yan J, Egan B et al. Acute exercise remodels promoter methylation in human skeletal muscle. Cell Metab 2012; 15(3): 405-11

Bernal-Mizrachi C et al. An afferent vagal nerve pathway links hepatic PPARa activation to glucocorticoid-induced insulin resistance and hypertension. Cell Metab 2007; 5 (2): 91–102

Bernardi L et al. Effects of controlled breathing, mental activity and mental stress with or without verbalization on HRV. J Am Coll Card 2000; 35 (6): 1462–1469

Bigger JT Jr et al. Components of heart rate variability measured during healing of acute myocardial infarction. Am J Cardiol 1988; 61: 208–215

Bigger JT Jr et al. Frequency domain measures of heart period variability and mortality after myocardial infarction. Circulation 1992; 85: 164–171

Bonaz B, Picq C, Sinniger V, Mayol JF, Clarençon D. Vagus nerve stimulation: from epilepsy to the cholinergic anti-inflammatory pathway. Neurogastroenterology & Motility, 25(3), 2013, 208–221. doi: 10.1111/nmo.12076

Bonnemeier H et al. Circadian profile of cardiac autonomic nervous modulation in healthy subjects: differing effects of aging and gender on HRV. J. Cardiovasc. Electrophysiol. 2003; 14 (8): 800–802

Borovikova LV. Decreased HRV associated with increased inflammation in middle-aged men: Discussion. American Heart Journal 2008; 156 (4): 759e1–759e7

Borovikova LV et al. Vagus nerve stimulation attenuates the systemic inflammatory response to endotoxin. Nature. 2000; 405: 458–462

Bosmann M, Ward PA. The inflammatory response in sepsis. Trends in Immunology, 34(3), 2013, 129–136. doi: http://dx.doi.org/10.1016/j.it.2012.09.004

Buccelletti E et al. Heart rate variability and myocardial infarction: systematic literature review and metanalysis. Eur Rev Med Pharmacol Sci 2009; 13 (4): 299–307

Busjahn A et al. Angiotensin-Converting Enzyme and Angiotensinogen Gene Polymor phisms, Plasma Levels, Cardiac Dimensions. A Twin Study. Am J Cardiol 1998; 81: 755–760

Campos C et al. Efficacy of a Low Dose of Estrogen on Antioxidant Defenses and Heart Rate Variability, Oxidative Medicine and Cellular Longevity Volume 2014, Article ID 218749, 7 pages

Chen S-R et al. Impact of physical activity on heart rate variability in children with type 1 diabetes. Child's Nervous System 2008; 24 (6)

Chiu IM, von Hehn CA, Woolf CJ. Neurogenic inflammation and the peripheral nervous system in host defense and immunopathology. Nat Neurosci, 15(8), 2012, 1063–1067

Christensen JH. Omega-3 poly-unsaurated fatty acids and heart ratevariability; frontiers in physiology, November 2011, Volume 2, Article 84

Chuang K-J et al. The effect of urban air pollution on inflammation, oxidative stress congulation and autonomic dysfunction in young adults. American J of Respiratory and Critical Care Medicine 2007; 176: 370–376

Chung M et al. Heart rate variability across the menstrual cycle in shift work nurses, J Exp Clin Med 2011; 3(3): 121–125

Colberg S et al. Use of Heart Rate Reserve and Rating of Perceived Exertion to Prescribe Exercise Intensity in Diabetic Autonomic Neuropathy, Diabetes Care 2003; 26 (4): 986–990

Cooley RL et al. Evidence for a Central Origin of the Low-Frequency Oscillation in RR-Interval Variability. Circulation 1998; 98: 556–561

Dai J et al. Mediterranean dietary pattern is associated with improved cardiac autonomic function among middle-aged men: a twin study. Circ Cardiovasc Qual Outcomes, 3(4), 366-73, 2010

De Bock F et al. Do our children lose vagus activity? Potential time trend of children's autonomic nervous system activity. Int J Cardiol 2013

Dipietro J et al. Physiological reactivity of pregnant women to evoked fetal startle, Journal of psychosomatic research, 10/2013; 75(4): 321–326

Dogru MT. The relationship between serum sex steroid levels and heart rate variability parameters in males and the effect of age; Arch Turk Soc Cardiol 2010; 38(7): 459–465

Earnest CP et al. HRV Characteristics in Sedentary Postmenopausal Women following 6 Month of Exercise Training: The DREW Study. PloS ONE 2008; 3 (6): e2288, doi 10, 1371

Eckberg D. Sympathovagal balance: a critical appraisal. Circulation 1997; 96: 3224–3332

Emdin M et al. Hyperinsulinemia und Autonomic Nervous System Dysfunction in obesity: Effects of Weight loss. Circulation 2001; 103 (4): 513–519

Epel ES et al. Cell aging in relation to stress arousal and cardiovascular disease risk factors; Psychoneuroendocrinology (2006) 31, 277–287

Esperer HD. HRV, ein neuer Parameter für die nicht invasive Risikostratifizierung nach MCI und arrhythmogenen Synkopen Herzschr Elektrophys 1992; 3: 1–16

Fangyi G et al. Total and Cause-Specific Mortality of U.S. Nurses Working Rotating Night Shifts, American Journal of Preventive Medicine, March 2015 Volume 48, Issue 3, Pages 241–252

Faulkner MS et al. Cardiovascular autonomic function in healthy adolescents. Heart and lung: Journal of acute & critical care 2003; 32(1): 10–22

Ficker J et al. Obstructive sleep apnoea and diabetes mellitus: the role of cardiovascular autonomic neuropathy. Eur Respir J 1998; 11: 14–19

Fraga MF, Ballestar E, Paz MF et al. Epigenetic differences arise during the lifetime of monozygotic twins. Proceedings of the National Academy of Sciences of the United States of America 2005; 102(30): 10604–10609

Franchini M, Lippi G, The intriguing relationship between the ABO blood group, cardiovascular disease and cancer, BMC Medicine 2015, 13: 7

Friedrich HC. Cardiac parasympathetic regulation in obese women with binge-eating Disorder. Int J Obes 2006; 30: 534–542

Galetta F et al. Lifelong physical exercise prevents the age-related impairment of heart rate variability and exercise capacity in elderly people. J Sports Med Phys Fitness 2005; 45 (2): 217–221

Gann H et al. Die Bedeutung des Schlafs für gesunde Alkoholkonsumenten und alkoholabhängige Patienten. Der Nervenarzt 2004; 75 (5): 431–441

Garan H. Heart Rate Variability in Acute Myocardial Infarction. Cardiology 2009; 114: 273–274

Gold RD et al. Ambient Pollution and Heart rate variability. Circulation 2000; 101: 1267

Goldsmith RL, Bigger JT, Bloomfield DM et al. Long-term carvedilol therapy increases parasympathetic nervous system activity in chronic congestive heart failure. Am J Cardiol 1997; 80: 1101–1104

Gollasch M, Tank J, Luft FC, Jordan J, Maass P, Krasko C, Sharma AM, Busjahn A, Bähring S. The BK channel ß1 subunit gene is important to blood pressure and baroreflex regulation in man. J Hypertension 2002; 20: 927–933

Gondim RM et al. Are smoking and passive smoking related wirh heart rate variability in male adolescents? Einstein (São Paulo) 13, 2015, 27–33

Grahame TJ, Schlesinger RB. Oxidative stress-induced telomeric erosion as a mechanism underlying airborne particulate matter-related cardiovascular disease; Particle and Fibre Toxicology 2012, 9: 21

Grassi G et al. Assessment of sympathetic cardiovascular drive in human hypertension: achievements and perspectives. Hypertension 2009; 54 (4): 690–697

Guzzetti S et al. Different spectral components of 24h heart rate variability are related to different modes of death in chronic heart failure. European Heart Journal 2004; 26 (4): 357–362

Haicheng Z et al. Effect of hormone replacement therapy on HRV in postmenopausal women. Chinese medical journal 2000; 113: 7

Handy DE et al. Epigenetic Modifications Basic Mechanisms and Role in Cardiovascular Disease; Circulation. 2011; 123: 2145–2156

Hansen AL, Dahl L, Olson G et al. Fish Consumption, Sleep, Daily Functioning, and Heart Rate Variability. Journal of Clinical Sleep Medicine: JCSM: Official Publication of the American Academy of Sleep Medicine 2014; 10(5): 567–575

Hansen AL et al. Reduced Anxiety in Forensic Inpatients after a Long-Term Intervention with Atlantic Salmon, Nutrients 2014, 6, 5405–5418

Harte CB, Meston CM. Effects of smoking cessation on heart rate variability among long-term male smokers. Int J Behav Med. 21 (2), 2014, 302–309

He M, Wolpin B, Rexrode K, Manson JE, Rimm E, Hu FB et al. ABO blood group and risk of coronary heart disease in two prospective cohort studies. ArterioscIerThrombVasc Biol. 2012; 32(9): 2314-20

Hennersdorf MG, Strauer BE. Autonome Dysfunktion bei Herzerkrankungen und Diabetes mellitus. Internist 2002; 43: 1065–1075

Holohan B et al. Telomeropathies: An emerging spectrum disorder; J. Cell Biol. Vol. 205 No. 3 289–299

Hu FB, Meigs JB, Li TY, Nader R, Manson JE. Inflammatory markers and risk of developing type 2 diabetes in women. Diabetes. 2004; 53: 693–700

Huikuri HV et al. Sudden Death Due to Cardiac Arrhythmias. NEJM 2002; 346: 946–947

Ito H et al. Effects of increased physical activity and mild caloric restriction on HRV in obese women. Jap Heart Journal 2001; 42 (4): 459–469

Ji H et al. Central cholinergic activation of a vagus nerve-to-spleen circuit alleviates experimental colitis. Mucosal Immunol 7: 335–347, 2014

Johnston GR, Webster NR. Cytokines and the immunomodulatory function of the vagus nerve. British Journal of Anaesthesia 2009; 102 (4): 453–462

Joyce DA, Steer JM, Kloda A. Dexamethasone antagonizes IL-4 and IL-10-induced release of IL-1RA by monocytes but augments IL-4-, IL-10- and TGF-beta-induced suppression of TNF-alpha release. J Interferon Cytokine Res 1996; 16 (7): 511–517

Kaikkonen KM et al. Physical activity and aerobic fitness are positively associated with heart rate variability in obese adults; Journal of Physical Activity and Health, 2014, 11, 1614–1621

Kaster MP, Machado NJ, Silva HB, Nunes A, Ardais AP, Santana M, Cunha RA. Caffeine acts through neuronal adenosine A2A receptors to prevent mood and memory dysfunction triggered by chronic stress. Proceedings of the National Academy of Sciences, 112(25), 2015, 7833–7838. doi: 10.1073/pnas.1423088112

Kinsella MT et al. Impact of maternal stress, depression & anxiety on fetal neurobehavioral development. Clinical obstetrics ans gynecology 2009; 52 (3): 425–440

Kimura I et al. Short-chain fatty acids and ketones directly regulate sympathetic nervous system via G protein-coupled receptor 41 (GPR41) PNAS 2011 108 (19) 8030–8035

Kleiger RE et al. Decreased HRV and it´s assoziation with increased mortality after acute MCI. Am J Cardiology 1987; 59 (4): 256–262

Klinkenberg AV et al. Heart rate variability changes in pregnant and non-pregnant women during standardized psychosocial stress, Acta Obstetricia Et Gynecologica Scandinavica 12/2008; 88(1): 77–82

Korshunov VA, Dyachenko IA, Murashev AN. Genetic Determinants of Heart Rate Variation and Cardiovascular Diseases. 2013

Kuo TBJ et al. Effect of aging on gender differences in neural control of heart rate. Am J Physiol Heart Circ Physiol 1999; 277 (6): 2233–2239

Kupper N et al. Heritability of Ambulatory Heart Rate Variability. Circulation 2004; 110: 2792–2796

Kwon JY et al. Changes in spectral power of fetal heart rate variability in smallfor-gestational-age fetuses are associated with fetal sex, Early Hum Dev. 2014 Jan; 90(1): 9–13

Lampert R et al. Decreased HRV is associated with higher levels of Inflammation in middle-aged men. American Heart Journal 2008; 156 (4): 759.e1–759.e7

Lampert R et al. Effects of propranolol on recovery of heart rate variability following acute myocardial infarction and relation to outcome in the Beta-Blocker Heart Attack Trial. Am J Cardiol 2003; 91: 137

Lantto H et al. Vasomotor hot flashes and heart rate variability: a placebo-controlled trial of postmenopausal hormone therapy. Menopause. 2012 Jan; 19(1): 82-8

Leicht AS et al. Heart rate variability and endogenous sex hormones during the menstrual cycle in young women; Exp Physiol. 2003 May; 88(3): 441-6

Leicht AS et al. HRV and endogenous sex hormons during the menstrual cycle in young women. Experimental Physiology 2003; 88: 3

Lepeule J, Bind MAC, Baccarelli AA, Koutrakis P, Tarantini L, Litonjua A, Sparrow D, Vokonas P, Schwartz JD. Epigenetic influences on associations between air pollutants and lung function in elderly men: the Normative Aging Study. Environ Health Perspect 2014, 122: 566–572

Leung RST. Influence of Cheyne-Stokes respiration on ventricular response to atrial fibrillation in heart failure. J Appl Physiol 2005; 99: 1689–1696

Li I, Chwo S, Pawan C. Saliva Cortisol and Heart Rate Variability as Biomarkers in Understanding Emotional Reaction and Regulation of Young Children – A Review. Psychology, 4, 19–26, 2013

Liu W, Lian Z, Liu Y. Heart rate variability at different thermal comfort levels. Eur J Appl Physiol, 103(3), 2008, 361–366. doi: 10.1007/s00421-008-0718-6

Lombardi F, Malliani A, Pagani M, Cerutti S. Heart rate variability and its sympatho-vagal modulation. Cardiovasc Res 1996; 32: 208–216

Lotufo PA et al. A systematic review and meta-analysis of heart rate variabilityin epilepsy and antiepileptic drugs; Epilepsia, 53(2): 272–282, 2012

Lu B, Kwan K, Levine YA, Olofsson PS, Yang H, Li J, Tracey KJ. α7 Nicotinic Acetylcholine Receptor Signaling Inhibits Inflammasome Activation by Preventing Mitochondrial DNA Release. Molecular Medicine, 20(1), 2014, 350–358. doi: 10.2119/molmed.2013.00117

Luyer MD. Nutritional stimulation of cholecystokinin receptors inhibits inflammation via the vagus nerve; J Exp Med. Oct 17, 2005; 202(8): 1023-1029

Madden KM et al. Exercise training and HRV in older adult female subjects. Clinical and investigate medicine 2006; 29 (1): 20–28

Madden KM et al. The effects of endurance and strength training on measures of hrv in healthy elderly female subjects. Seattle 2002

Malave HA et al. Circulating Levels of Tumor Necrosis Factor Correlate With Indexes of Depressed Heart Rate Variability. A Study in Patients With Mild-to-Moderate Heart Failure. Chest 2003; 123: 716–724

Mancia G et al. Blood Pressure and HRV in normotensive and hypertensive human beings. Circ Res 1983; 53 (1): 96–104

Mancia G et al. Smoking impairs baroreflex sensitivity in humans. Am J Physiol heart circ Physiol 1997; 273

Mann MC et al. Impact of gender on the cardiac-autonomic response to angiotensin II in healthy humans J. Appl. Physiol., 112: 1001–1007, 2012

Martelli D, Yao ST, McKinley MJ, McAllen RM. Reflex control of inflammation by sympathetic nerves, not the vagus. The Journal of Physiology, 592(7), 2014, 1677–1686. doi: 10.1113/jphysiol.2013.268573

Maser RE et al. Impact of surgically induced Weight Loss on cardiovascular autonomic function: One year follow-up. Obesity 2007; 15: 364–369

Matteoli G. A distinct vagal anti-inflammatory pathway modulates intestinal muscularis resident macrophages independent of the spleen, Gut 2014; 63: 938–948

Matteoli G et al. The vagal innervation of the gut and immune homeostasis ; Gut 2013; 62: 1214–1222

May LE et al. Aerobic exercise during pregnancy influences fetal cardiac autonomic control of heart rate and heart rate variability. Early Hum Dev. 2010 Apr; 86(4): 213-7

May LE et al. Aerobic exercise during pregnancy influences infant heart rate variability at one month of age, Early Hum Dev. 2014 Jan; 90(1): 33-8

May LE. Maternal physical activity mode and fetal heart outcome. Early Hum Dev. 2014 Jul; 90(7): 365-9

May LE, Suminski RR, Langaker MD, Yeh HW, Gustafson KM. Regular Maternal Exercise Dose and Fetal Heart Outcome. Med Sci Sports Exerc. 2012

McCracken J et al. Annual Ambient Black Carbon Associated with Shorter Telomeres in Elderly Men: Veterans Administration Normative Aging Study; Environ Health Perspect. 2010 Nov; 118(11): 1564-70

Meisel C, Höflich C, Volk H. Pathophysiologie und Immun-Monitoring der Sepsis. In: Sack U et al. Zelluläre Diagnostik. Basel 2007, 785–797

Melo RC et al. Effects of age and physical activity on the autonomic control of heart rate in healthy men. Brazilian J of Medical and Biological Research 2005; 38: 1331–1338

Michelle C. Mann et al. Vitamin D Levels Are Associated with Cardiac Autonomic Activity in Healthy Humans, Nutrients 2013, 5, 2114–2127

Philip J. Millar et al. Statins and the autonomic nervous system; Clinical Science (2014) 126, 401–415

Minami J et al. Effects of smoking cessation on blood pressure and HRV in habitual smokers. Hypertension 1999; 33: 586–590

Moles VM et al. The Relationship Between Brain-Heart Autonomic Signaling and Aging: A Gender-Specific Longitudinal Perspective from the Baltimore Longitudinal Study on Aging; Heart Rhythm Volume 10, Issue 11, November 2013, Pages 1752

Moodithaya S, Avadhany ST. Gender Differences in Age-Related Changes in Cardiac Autonomic Nervous Function, Journal of Aging Research, Volume 2012, Article ID 679345

Morris BJ. Sympathetic Meta-Analysis of Adrenoceptor Gene Variants in Hypertension. American Journal of Hypertension, 23(3), 2010, 225. doi: 10.1038/ajh.2009.267

Murray DR. What Is "Heart Rate Variability" and Is It Blunted by Tumor Necrosis Factor? Chest 2003; 123 (3): 664–667

Nagy E et al. Gender-Related Heart Rate Differences in Human Neonates, Pediatric Research(2000) 47, 778–780

Nahas Z et al. Two-year outcome of vagus nerve stimulation (VNS) for treatment of major depressive episodes. J Clin Psych 2005; 66: 1097–1104

Narkiewicz K et al. Altered cardiovascular variability in obstructive sleep apnea. Circulation 1998; 98: 1071–1077

Neumann SA, Lawrence EC, Jennings JR, Ferell RE, Manuck SB. Heart Rate Variability Is Associated With Polymorphic Variation in the Choline Transporter Gene. Psychosomatic Medicine 2005; 67: 168–171

Newton-Cheh C, Guo CY, Wang TJ, O'Donnell CJ, Levy D, Larson MG. Genome-wide association study of electrocardiographic and heart rate variability traits: the Framingham Heart Study. BMC Med Genet 8, 2007, Suppl 1, S7. doi: 10.1186/1471-2350-8-s1-s7

Ntanasis-Stathopoulos J. Epigenetic regulation on gene expression induced by physical exercise. J Musculoskelet Neuronal Interact. 2013 Jun; 13(2): 133-46.

Ojala T, Aaltonen J, Siira S et al. Fetal cardiac sympathetic activation is linked with maternal body mass index. Early Hum Dev. 2009; 85(9): 557–560

Okada M, Kakehashi M. Effects of outdoor temperature on changes in physiological variables before and after lunch in healthy women. Int J Biometeorol, 58(9), 2014, 1973–1981. doi: 10.1007/s00484-014-0800-1

Papaioannou V et al. Association of heart rate variability and inflammatory response in patients with cardiovascular diseases: current strengths and limitations; Front. Physiol., 10 July 2013

Pavlov V, Wang H, Czura CJ, Friedmann S, Tracey K. The Cholinergic Anti-inflammatory Pathway: A Missing Link in Neuroimmunomodulation. Mal Med 2003; 9 (5–8): 125–134

Perciaccante A et al. Circadian rhythm of the autonomic nervous system in insulin resistant subjects in normoglycemia, impaired fasting glycemia, impaired glucose tolerance, type II diabetes mellitus. BMC Cardiovasc Disor 2006; 2 (6): 19

Piestrzeniewicz K et al. Obesity and HRV in men with myocardial infarction. Cardiology Journal 2008; 15 (1): 43–49

Poliwczak AR et al. Effect of short-term testosterone replacement therapy on heart rate variability in men with hypoandrogen-metabolic syndrome; Pol Arch Med Wewn. 2013; 123(9): 467-73

Ponikowski P. Depressed heart rate variability as an independent predictor of death in chronic congestive heart failure secondary to ischemic or idiopathic dilated cardiomyopathy. Am J Cardiol 1997; 79 (12): 1645–1650

Ponikowski P. Detection and significance of a discrete very low frequency rhythm in RR interval variability in chronic congestive heart failure. Am J Cardiol 1996; 77: 1320–1326

Pope CA et al. Cardiovascular Mortality and Long-Term Exposure to Particulate Air Pollution. Epidemiological Evidence of General Pathophysiological Pathways of Disease. Circulation 2004; 109: 71–77

Porter TR et al. Autonomic pathophysiology in heart failure patients. Sympathetic-cholinergic interrelations. J Clin Invest 1990; 85 (5): 1362–1371

Princi T. Gender-related Effects of Carbohydrate Ingestion and Hypoxia on Heart Rate Variability: Linear and Non-linear Analysis; XII Mediterranean Conference on Medical and Biological Engineering and Computing 2010, IFMBE Proceedings Volume 29, 2010, pp 160–163

Prior JC. Progesterone Within Ovulatory Menstrual Cycles Needed for Cardiovascular Protection: An Evidence-Based Hypothesis, Journal of Restorative Medicine 2014; 3: page 85

Propper CB, Holochwost SJ. The influence of proximal risk on the early development of the autonomic nervous system, Developmental Review, Volume 33, Issue 3, Sep. 2013, Pages 151–167

Rabbone I et al. Early cardiovascular autonomic dysfunction, b cell function and insulin resistance in obese adolescents Acta Biomed 2009; 80: 29–35

Rao F, King D, Wessel J, Schork NJ, O'Connor DT. Beta-adrenergic control of human heart rate variability (HRV): prediction by multiple single nucleotide polymorphisms (SNSP) at the beta-2 (ADRB2) though not the beta-1 (ADRB1) adrenergic receptor genetic loci. American Journal of Hypertension, 17(5, Supplement), 2004, S79–S80. doi: http://dx.doi.org/10.1016/j.amjhyper.2004.03.203

Reed KE et al. Difference in HRV between asian and kaukasian children living in the same canadian community. NRC Research Press web, 2006

Richardson T et al. Influence of Coffeine on Heart Rate Variability in Patients With Long-Standing Type 1 Diabetes. Diabetes Care 2004; 27 (5): 1127–1131

Rosas-Ballina M. Acetylcholine-Synthesizing T Cells, Relay Neural Signals in a Vagus Nerve Circuit, Science 7, October 2011: Vol. 334, no. 6052 pp., 98-101

Rosas-Ballina M, Olofsson PS, Ochani M, Valdes-Ferrer SI, Levine YA, Reardon C, Tracey KJ. Acetylcholine-synthesizing T cells relay neural signals in a vagus nerve circuit. Science, 334 (6052), 2011, 98–101. doi: 10.1126/science.1209985

Rosen SD et al. The brain-heart axis in the perception of cardiac pain: the elusive link between ischaemia and pain. Ann Med 2000; 32: 350–364

Sameni R et al. A Review of Fetal ECG Siagnal Processing; Issues and promising directions. The open pacing, electrophysiology & therapy journal 2010; 3: 4–20

Schuit A et al. Exercise Training and HRV in older people (62–73 Jahre). Med Sci Spots Exerc 1999; 31 (6): 816–821

Schwartz J et al. Glutathion e-S-Transferase M1, Obesity, Statins and Autonomic Effects of Particles; American Journal of respiratory and critical care medicine Vol 172

Sesso HD et al. C-reactive protein and the risk of developing hypertension. JAMA 2003; 290: 2945–2951

Shah NC et al. Short-term magnesium deficiency downregulates telomerase, upregulates neutral sphingomyelinase and induces oxidative DNA damage in cardiovascular tissues: relevance to atherogenesis, cardiovascular diseases and aging; Int J Clin Exp Med 2014; 7(3): 497–514

Shimazu T et al. Aging oft the autonomic nervous system. Rinsho 2005

Silvetti MS, Drago F, Ragonese P. Heart rate variability in healthy children and adolescents is partially related to age and gender. International Journal of Cardiology 2001; 81 (2): 169–174

Singh JP, Larson MG, O'Donnell CJ et al. Genome scan linkage results for heart rate variability (the Framingham Heart Study). Am J Cardiol 2002; 90 (12): 1290–1293

Singh JP et al. Reduced Heart Rate Variability and New-Onset Hypertension: Insights Into Pathogenesis of Hypertension: The Framingham Heart Study. Hypertension 1998; 32 (2): 293–297

Soares-Miranda L et al. Vigorous physical activity and vagal modulation in young adults. European Journal of Cardiovascular Prevention & Rehabilitation 2009; 16 (6): 708–711

Spallone V et al. Relationship between the circadian rhythms of blood pressure and sympathovagal balance in diabetic autonome neuropathy. Diabetes 1993; 42: 1745–1752

Spielmann N. HRV in relation to the menstrual cycle in trained and untrained women. Diss. Berlin 2005

Stein PK. Assessment of Autonomic Tone Using Frequency Domain HRV. www.hrvcongress.org

St-Pierre J, Bouchard L, Poirier P. The impact of obesity on cardiovascular structure and function: the fetal programming era. Pediatric Health, Medicine and Therapeutics 3 (2012): 1–8

Straub RH, Wiest R, Strauch UG, Härle P, Schölmerich J. The role of the sympathetic nervous system in intestinal inflammation. Gut, 55 (11), 2006, 1640–1649. doi: 10.1136/gut.2006.091322

Sundman EA, Olofsson PS. Neural control of the immune system, Advances in Physiology Education, Published 1 June 2014, Vol. 38, no. 2, 135–139, DOI: 10.1152/advan.00094.2013

Tamaki M et al. Altered autonomic nervous system activity as a potential etiological factor of premenstrual syndrome and premenstrual dysphoric disorder, BioPsychoSocial Medicine 2007, 1: 24

Tank J, Diedrich A, Szczech E, Luft FC, Jordan J. Baroreflex regulation of heart rate and sympathetic vasomotor tone in women and men. Hypertension 2005; 45: 1159–1164

Tentolouris N et al. Differential effects of high-fat and high-carbohydrate isoenergetic meals on cardiac autonomic nervous system activity in lean and obese women; Metabolism. 2003 Nov; 52(11): 1426-32

Thayer JF. Vagal tone and the inflammatory reflex

Thurston RC et al. Hot flashes and cardiac vagal control: a link to cardiovascular risk? Menopause. 2010 May–Jun; 17(3): 456–461

Thurston RC et al. Hot flashes and cardiac vagal control during women's daily lives, Menopause. 2012 April ;19(4):406–412

Tougas G et al. Evidence of impaired afferent vagal function in patients with diabetes gastroparesis. Pacing Clin Electrophysiol 1992; 15: 1597–1602

Tracey KJ. Reflex control of immunity. Nat Rev Immunol, 9(6), 2009, 418–428

Tsuij H. Impact of reduced hrv on risk for cardiac events. The Framingham heart study. Circulation 1996; 94: 2850–2855

Tudor-Locke C et al. How Many Steps/day are Enough? For Adults; International Journal of Behavioral Nutrition and Physical Activity 2011, 8: 79

Tuomainen P et al. Regular physical exercise, heart rate variability and turbulence in a 6-year randomized controlled trial in middle-aged men: The DNASCO study. Life science 2005; 77 (21): 2723–2734

Ulloa L. The cholinergic anti-inflammatory pathway meets microRNA. Cell Res, 23(11), 2013, 1249–1250. doi: 10.1038/cr.2013.128

Umetani K et al. Twenty-four hour time domain heart rate variability and heart rate relations to age and gender over nine decades. J of the American College of Cardiology 1998; 31 (3): 593–601

Uno K et al. Neuronal pathway from the liver modulates energy expenditure and systemic insulin sensitivity. Science. 2006; 312: 1656–1659

Uppangala C, Kodavanji B, Vinodini NA, Noojibail A, Kini RD, Arunkumar N et al. Comparison of heart rate variability in different ABO blood groups of young adults. Int J Med Sci Public Health 2014; 3: 1466–1469

Uthman BM et al. Effectiveness of vagus nerve stimulation in epilepsy patients: a 12-year observation. Neurology 2004; 63: 1124–1126

Vanoli E et al. Heart rate variability during specific sleep stages. A comparison of healthy subjects with patients after myocardial infarction. Circulation 1995; 91 (7): 1918–1922

Vina J et al. Role of mitochondrial oxidative stress to explain the different longevity between genders. Protective effect of estrogens, Free Radical Research, December 2006; 40(12): 1359–1365

Vinik A. The Conductor of the Autonomic Orchestra. Frontiers in Endocrinology, 3, 2012. doi: 10.3389/fendo.2012.00071

Vinik AI et al. Diabetic cardiovascular autonomic neuropathy. Circulation 2007; 115: 387–397

Watkins LR, Goehler LE, Relton JK, Tartaglia N, Silbert L, Martin D, Maier SF. Blockade of interleukin-1 induced hyperthermia by subdiaphragmatic vagotomy: evidence for vagal mediation of immune-brain communication. Neurosci Lett, 183(1-2), 27–31, 1995

Wehner von Segesser S, Mallat Z. Protective Role of Interleukin-10. Atherosclerosis Circulation Research 1999; 85: e17–e24

West SD, Nicoll DJ, Stradling JR. Prevalence of obstructive sleep apnoea in men with type 2 diabetes Thorax 2006; 61: 945–950

Witte DR et al. Risk factors for cardiac autonomic neuropathy in type 1 diabetes mellitus. Diabetologica 2005; 48: 164–171

Wranicz JK et al. Sex Steroids and Heart Rate Variability in Patients after Myocardial Infarction. Annals of Noninvasive Electrocardiology, 9: 156–161, 2004

Xin W et al. Short-term effects of fish-oil supplementation on heart rate variability in humans: a meta-analysis of randomized controlled trials, Am J Clin Nutr. 2013 May; 97(5): 926–35

Yamamoto S, Iwamoto M, Inoue M, Harada N. Evaluation of the effect of heat exposure on the autonomic nervous system by heart rate variability and urinary catecholamines. J Occup Health, 49(3), 2007, 199–204

Yehuda R et al. Transgenerational Effects of Posttraumatic Stress Disorder in Babies of Mothers Exposed to the World Trade Center Attacks during Pregnancy. Journal of Clinical Endocrinology & Metabolism, DOI: 10.1210/jc.2005-0550, 2005

Yu Z et al. Intervention of spironolacton on HRV and its circadian rhythm in patients with heart failure Journal of chinese clinical medicine 2006

Yudkin JS et al. C-reactive protein in healthy subjects: associations with obesity, insulin resistance, and endothelial dysfunction. ATVG 1999; 19: 972–978

Zalli A et al. Shorter telomeres with high telomerase activity are associated with raised allostatic load and impoverished psychosocial resources; PNAS, March 25, 2014; vol. 111; no. 12; 4519–4524

De Zambotti M et al. Vagal withdrawal during hot flashes occurring in undisturbed sleep. Hot flashes and autonomic activity; Menopause 2013 Nov 20 (11)

Ziegler D et al. Diminished HRV and prolonged QTc interval but not increased QT dispersion are predicators of mortality in diabetic population. Diabetes 2004; 53: A57

Ziegler D et al. Evaluation of statistical, geometric, frequence domain and non-linear measures of 24 hours hrv in diabetic patients with various degrees of cardiovascular autonomic neuropathy. Clin Auton Res 1998; 8: 282–283

Zimmermann-Viehoff F et al. Short-term effects of espresso coffee on heart rate variability and blood pressure in habitual and non-habitual coffee consumers – A randomized crossover study; Nutritional Neuroscience, April 2015

Zhao R et al. Influences of Age, Gender, and Circadian Rhythm on Deceleration Capacity in Subjects without Evident Heart Diseases, 2014, Annals of Noninvasive Electrocardiology DOI: 10.1111/anec.12189

9. STOFFWECHSELERKRANKUNGEN

9.1. Zentrale Adipositas

Adipositas steht in Zusammenhang mit verringerter Parasympathikus- und erhöhter Sympathikusaktivität. Für Übergewicht und Adipositas besteht unabhängig von kardialen Risikofaktoren ein signifikantes Risiko für eine veränderte kardiale autonome Funktion. Dies gilt auch für Jugendliche.

9.1.1. Die Rolle einfacher Kohlenhydrate

Die Aufnahme großer Mengen einfacher Kohlenhydrate führt zu einer anhaltenden Verkürzung der „pre-ejection period" (PEP), – darunter versteht man die Zeit vom Beginn der ventrikulären Depolarisation bis zum Beginn des linksventrikulären Auswurfes, ein systolisches Zeitintervall, welches eine Aussage über die Ventrikelfunktion erlaubt –, in einer vorübergehenden Erhöhung der Ruheherzfrequenz und systolischen Blutdruckerhöhung. Diese Veränderungen sprechen für eine verstärkte Aktivierung des sympathischen Nervensystems. Keinen Hinweis gibt es dafür, dass es zu mit Zucker assoziierten übermäßigen kardiovaskulären Reaktionen auf mentale Belastungen kommt. Eine Dysregulation des Zuckerstoffwechsels kann über chronische Aktivierung des Sympathikussystems ein erhöhtes kardiovaskuläres Risiko bedeuten.

9.1.2. Leptin

Leptin ist das Hormon, das unseren Energiehaushalt kontrolliert, indem es dem Gehirn über die vorhandenen peripheren Energiereserven Auskunft gibt. Es wird daher in Adipozyten produziert, aber auch Mucosa-Zellen des Magens bilden Leptin und geben es in den Dünndarm ab. Leptin aktiviert dort sensorische Afferenzen des Nervus vagus, diese kontrollieren die Nahrungsaufnahme, indem sie in der postprandialen Phase über Cholezystokinin (CKK) Sättigungssignale vom Darm an den Hirnstamm übermitteln und damit Menge und Dauer des Essens begrenzen.

Der Nucleus arcuatus im Hypothalamus wird auch als Fenster des Gehirns bezeichnet, da er für verschiedene Botschaften aus der Peripherie entsprechende Rezeptoren aufweist. Dazu zählt die Ghrelin-Produktion bei leerem Magen, Insulin während der Nahrungsaufnahme und Leptin aus dem Fettgewebe. Der Nukleus arcuatus besitzt außerdem zwei Sorten von Neuronen, denen eine Hauptrolle im Rahmen der Nahrungsaufnahme zukommt. Die erste Gruppe dieser Neuronen produziert appetitstimulierende Neuropeptide, welche durch das Leptin unterdrückt werden. Die zweite Gruppe produziert Botenstoffe, die appetitzügelnd wirken. Diese werden durch Leptin aktiviert.

Die meisten adipösen Menschen produzieren besonders hohe Spiegel an Leptin, es kann jedoch seine Wirkung an den Rezeptoren in der Peripherie und zentral nicht mehr entfalten, es besteht eine sogenannte Leptin-Resistenz. Diese führt auch zu einer Abnahme der Empfindlichkeit der Neurone der Vagusafferenzen für CKK, wodurch kein Sättigungsgefühl mehr erfolgt, was zu erhöhter Nahrungsaufnahme und Gewichtszunahme trotz „voller Speicher" führt. Defekte in der Leptin-Signalgebung der Vagusafferenzen im Darm scheinen ein sehr frühes Ereignis in der Entwicklung der Adipositas zu sein. Zusammen mit anderen Faktoren wie Hormone, Zytokine, Produkte der Mikrobiota nehmen die Vagusafferenzen eine zentrale Rolle innerhalb der Darm-Gehirn-Achse ein. Erhöhte Leptinspiegel sind bei Übergewicht signifikant und invers mit der HRV korreliert. Je höher die Leptinspiegel ansteigen, umso mehr verschiebt sich das Verhältnis in Richtung Sympathikusaktivierung.

9.1.3. Insulin

Das Insulinsignal wird nicht nur im Hypothalamus beantwortet, sondern reguliert auch über Insulinrezeptoren im dorsalen vagalen Komplex (DVC) die hepatische Glukoneogenese und die Nahrungsaufnahme. Nachdem die Glukoseproduktion in der Leber die Hauptenergiequelle des Gehirns darstellt, erscheint es nur logisch, dass das Gehirn über humorale und nervale Wege Monitoring und Kontrolle ausübt, welche auf das Engste mit dem autonomen Nervensystem und vor allem mit dem Nervus vagus verknüpft ist. Aufgrund eines humoralen und autoregulatorischen Systems in der Leber wird der Glukosestoffwechsel vor allem durch ein in Ungleichgewicht geratenes autonomes System beeinflusst. Insulinresistenz bewirkt, dass die Absenkung hoher Blutzuckerspiegel nicht mehr erfolgen kann und die Energiebalance gestört ist. Selbst eine nur kurzzeitige Gewichtszunahme bei Gesunden führt zu einer Veränderung des autonomen Gleichgewichts im Sinne einer Abschwächung der Parasympathikus-Aktivität und einer Zunahme der Sympathikusaktivität, beides ist bei Gewichtsnormalisierung reversibel

9.1.4. Cortisol

Cortisol als Stresshormon ist für die Bereitstellung von Zucker im Rahmen der „Fight-or-flight"-Reaktion zuständig. Diese Situation ist eigentlich kurzfristig ausgelegt, und in diesem Zusammenhang ist auch die „Gegenspielerrolle" zu Insulin sinnvoll. Cortisol verursacht im Skelettmuskel eine Insulinresistenz. Dies könnte längerfristig mit erhöhten Insulinspiegeln und zentraler Adipositas in Zusammenhang stehen. Eine Studie mit übergewichtigen und schlanken Männern zeigte, dass es nach einer kohlenhydratreichen Mahlzeit bei beiden Gruppen zu einer Aktivierung des Sympathikussystems gekommen ist, jedoch nur bei den Männern mit Übergewicht auch zu einer Aktivierung der Stressachse mit Ausschüttung von Cortisol.

9.1.5. Viszerale Adipositas

Das sogenannte intraabdominale „Bauchfett" ist eher als Hormondrüse zu bezeichnen, da von den Adipozyten zahlreiche Botenstoffe gebildet werden, die proinflammatorisch wirken und langfristig die Entstehung von Atherosklerose, arterielle Hypertonie und Diabetes vorantreiben. Bauchumfang, HOMA-Index, IL-6 und hs-CRP korrelieren mit der Verschiebung der autonomen Balance in Richtung Sympathikusaktivität. Die unterdrückte vagale Kontrolle verbessert sich durch Abnahme des viszeralen Fettanteils.

9.1.6. NAFLD

Die nicht alkoholbedingte Fettlebererkrankung (NAFLD) zählt neben der viszeralen Adipositas zur zentralen Adipositas und stellt unabhängig von anderen verknüpften Risiken wie dem Metabolischen Syndrom einen eigenständigen Faktor für die Entwicklung von Atherosklerose dar. Die Patienten weisen eine Hyperleptinämie und Hyperinsulinämie und eine hohe Prävalenz des metabolischen Syndroms auf. Neben den bekannten Einflüssen dieser Faktoren dürften die autonomen Veränderungen bei NAFDL durch erhöhten oxidativen Stress und Minimalentzündung zustande kommen. Es wurden in Studien auffällig erhöhte Werte von asymmetrischem Dimethylarginin (ADMA) gefunden, einem eigenständigen kardiovaskulären Risikofaktor und endogenen Inhibitor der NO-Synthase, welcher im Zusammenhang mit der Sympathikusaktivierung stehen dürfte. Die Bestimmung von ADMA zusammen mit einer HRV-Messung könnte als Frühmarker kardiovaskulärer Erkrankungen betrachtet werden.

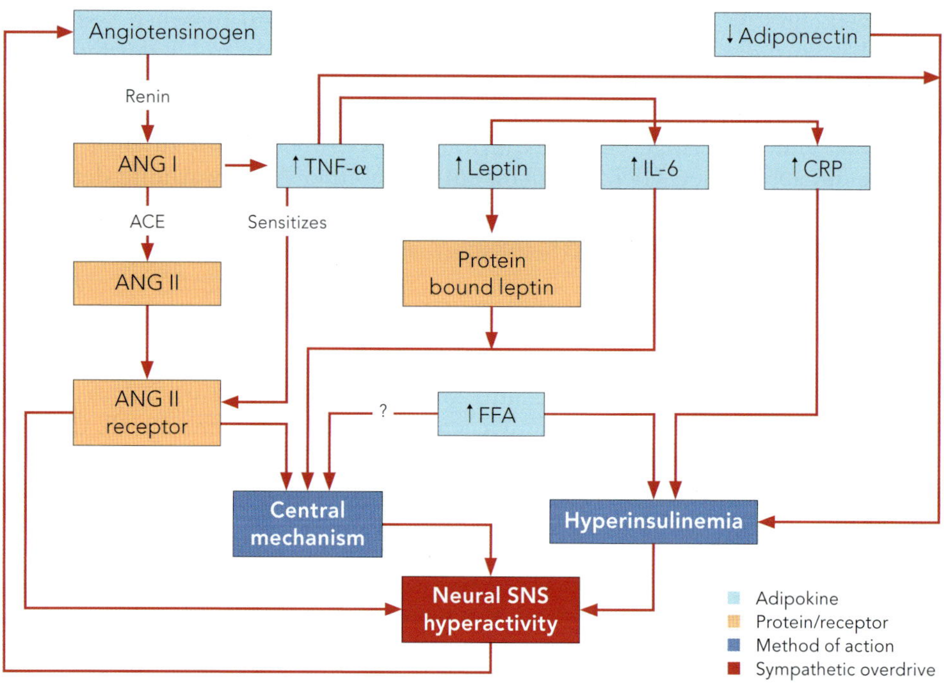

Abb.: Zytokinausschüttung und Verschiebung der autonomen Balance in Richtung Sympathikus bei Adipositas (nach: Smith M.M., Minson C.T.; Obesity and adipokines: effects on sympathetic overactivity; J Physiol 590.8 (2012), pp 1787–1801)

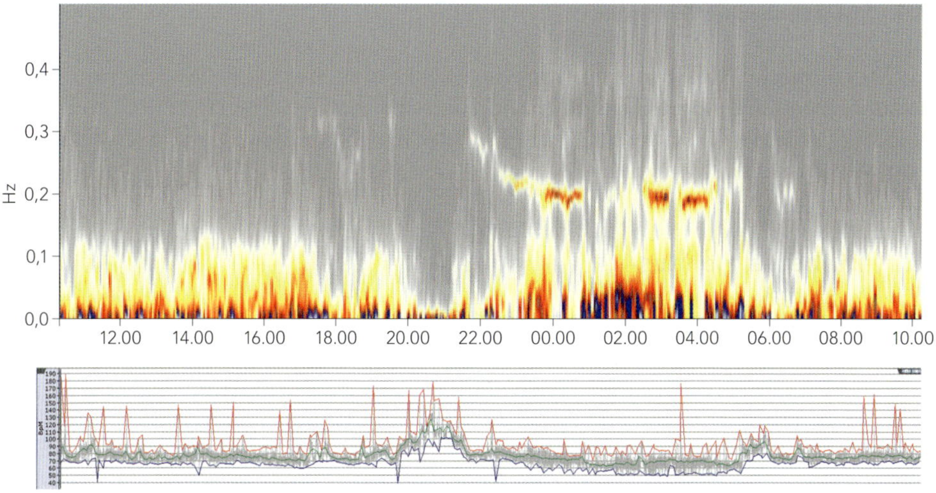

Abb.: Mann 45 Jahre, metabolisches Syndrom. SDNN 106 ms, rMSSD 21,9 ms, pNN 50% 3,06, Total Power 1543,log LF/HF 0,7

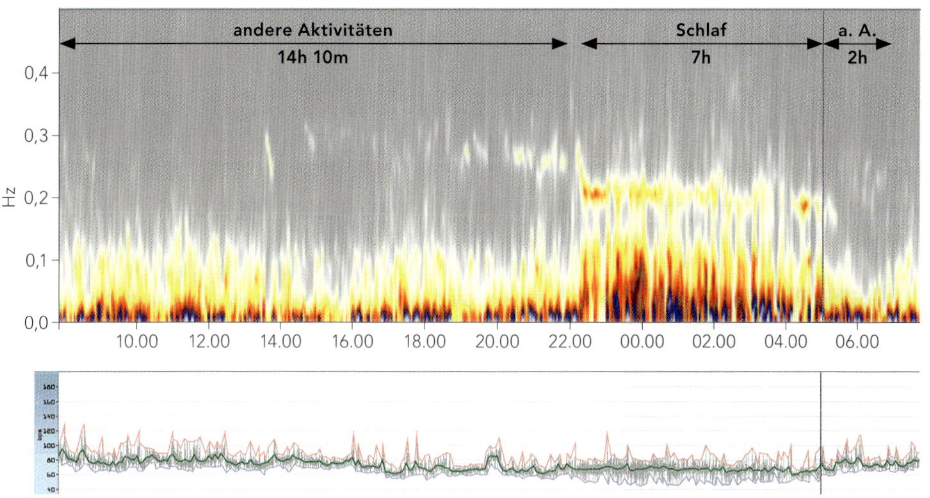

Abb.: Derselbe Mann, 48 Jahre, minus 30 kg KG, allerdings nur zwei Wochen postoperativ nach ausgedehnter Operation (Bauchdeckenplastik) und zu hoher Trainingsbelastung in den letzten Monaten. SDNN 97 ms, rMSSD 25,8 ms, pNN 50% 4,24, Total Power 2128,l og LF/HF 0,5

9.1.7. Metabolisches Syndrom

Das Metabolische Syndrom vereinigt das Risiko von arterieller Hypertonie, Dyslipidämie, zentraler Adipositas und (prä)diabetischer Stoffwechsellage zum „tödlichen Quartett". Alle Auffälligkeiten in der HRV der Einzelkomponenten finden sich auch beim Metabolischen Syndrom.

9.2. Diabetes mellitus

Eine verminderte HRV ist bei Diabetikern ohne manifeste Herzerkrankung häufig zu beobachten und gilt als schlechter Prognosefaktor. Entzündliche Zytokine wie IL-6 und Leptin korrelieren mit den Veränderungen der sympathovagalen Balance. Neben dem Diabetes selbst sind Alter, Genetik und Komorbiditäten wie Adipositas und Rauchen Risikofaktoren für eine verminderte HRV bei Typ-II-Diabetes (Ziegler et al. 2004). Bei Diabetes Typ I sind Alter, Genetik, HbA1c, arterielle Hypertonie, distale symmetrische Polyneuropathie, Retinopathie und Hyperglykämie Risikofaktoren für eine autonome Dysfunktion (Witte et al. 2005).
Die HRV ist abgesehen von Länge und Stoffwechsellage der Erkrankung der wichtigste Prädiktor für die Entwicklung einer KHK.

9.2.1. Kardiale autonome Neuropathie (CAN)

Die Prävalenz einer kardiovaskulären autonomen Neuropathie (CAN) ist schwierig festzumachen und schwankt je nach Studienendpunkten. Bei einem Viertel aller Typ-I- und einem Drittel aller Typ-II-Diabetiker wird diese Komplikation gefunden. Sie ist mit einer erhöhten Sterblichkeit und dem Risiko für stumme Ischämien assoziiert. Da es durch eine manifeste autonome Dysfunktion auch zu einer Belastungsintoleranz kommt, wobei die Anfordernisreaktionen von Herzfrequenz und Blutdruck nicht entsprechend ausgelöst werden können, sollten vor jedem Trainingsprogramm eine HRV-Messung und ein standardisierter Belastungstest durchgeführt werden. Bei Hinweis auf eine CAN ist jedoch eine Ergometrie möglicherweise nicht sinnvoll und ausreichend, da eine Herzfrequenzstarre unter Belastung vorliegt, sondern es sollte auch ein Stressimaging erfolgen (zum Beispiel Myokardszintigraphie unter medikamentöser Belastung).
Bei der Durchführung der Trainingstherapie kann bei einer manifesten CAN nicht auf eine Steuerung durch die Pulskontrolle zurückgegriffen werden. Bei diesen Patienten könnte die Intensität des Trainings mittels der BORG-Skala (Rating of Perceived Exertion scale) monitiert werden, welche die individuelle Intensitätsempfindung heranzieht.

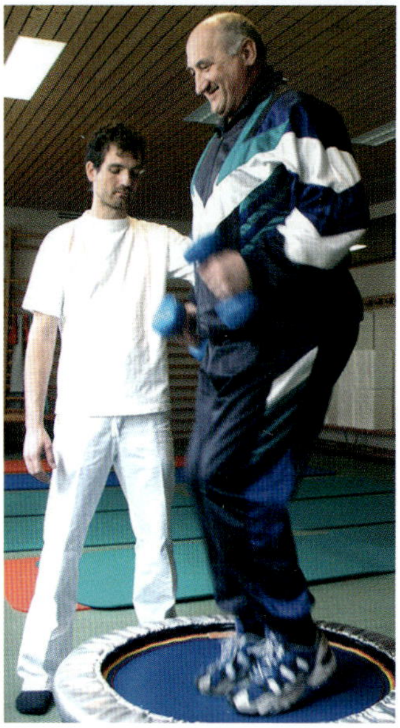

Abb: Training als wesentlichste Therapie bei Typ-II-Diabetikern

Diabetiker haben perioperativ eine zwei- bis dreifach so hohe kardiovaskuläre Morbidität und Mortalität. Beim Vorhandensein einer CAN können die gefäßerweiternden Effekte der Anästhesie durch autonom vermittelte Vasokonstriktion und Tachykardie nicht ausgeglichen werden. Auch in diesem Fall ist eine HRV-Messung präoperativ für Anästhesie und Chirurgie von Interesse.
Ein weiteres Symptom ist die orthostatische Hypotonie, die mit einem Blutdruckabfall > 30 mmHg systolisch und > 10 mmHg diastolisch vom Sitzen zum Stehen definiert ist. Andere Ursachen für Schwindel, Schwächegefühl, Kopfschmerzen etc., wie sie bei der Orthostase auftreten, können durch das posturale Tachykardie-Syndrom (POTS), die neurokardiogene Synkope oder eine gestörte Barorezeptorfunktion verursacht werden. Das Merkmal dieser Störungen ist der fehlende Blutdruckabfall beim Aufstehen, begleitet von einer Tachy- oder Bradykardie.

Zusammenfassung: Die autonome Neuropathie bei Diabetes mellitus führt zur Degeneration sympathischer und parasympathischer Nervenfasern und hat folgende kardiovaskulären Effekte:

Zentral
- Ruhetachykardie/Bradykardie
- systolische oder diastolische Dysfunktion
- orthostatische Hypotonie
- verminderte Belastbarkeit
- Ängstlichkeit, Depression

Peripher
- herabgesetzte Thermoregulation
- vermindertes Schwitzen
- verminderte Durchblutung und Vasomotorik
- Ödeme

Die Fünf-Jahres-Mortalität liegt bei etwa 50 Prozent. Mittels HRV-Analyse sind eine frühzeitige Detektion einer autonomen Dysfunktion sowie Hinweise auf OSAS und Depression möglich.

9.2.1.1. Stille Myokardischämien

Wie schmerzlose Ischämien genau ablaufen, ist noch nicht in jedem Detail geklärt. Laut PET-Untersuchungen, die die Durchblutung von Hirnregionen als Maß für neuronale Aktivität messen, gelingt den aufgrund der autonomen Dysfunktion gestörten Afferenzen keine Signalübertragung zwischen Thalamus und dem frontalen Kortex.

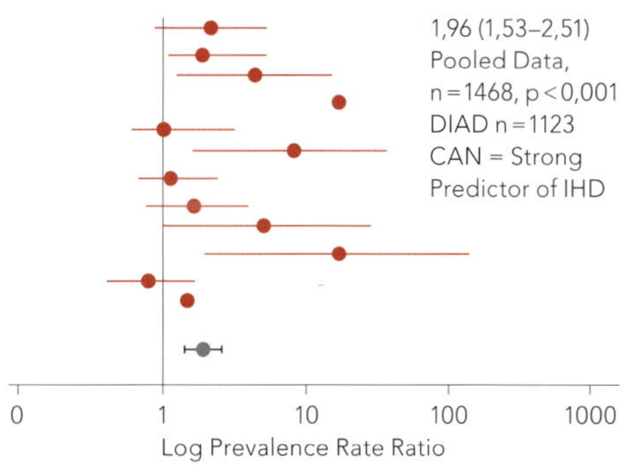

Abb.: Zusammenhang zwischen autonomer Dysfunktion und stummer Myokardischämie (nach Vinik et al., Diabetes Care 26, 2003)

9.2.1.2. Infarktsymptome bei CAN

Husten, Übelkeit und Erbrechen, Atemnot, Müdigkeit sowie EKG-Veränderungen sind die typischen Symptome. Selbst wenn man andere Risikofaktoren herausnimmt, stellt sich die durch HRV dokumentierte CAN als unabhängiger Risikoprädiktor für Mortalität dar. Eine gestörte autonome Funktion im Sinne einer CAN ist daher vor allem für Risikopatienten mit Diabetes, Hypertonie oder KHK als besonders gefährlich anzusehen.
CAN findet sich oft schon zur Zeit der Diagnose des Diabetes oder bereits bei der Insulinresistenz vor der Manifestation des Diabetes. Ausgeprägte Adipositas bzw. Metabolisches Syndrom scheinen alleine bereits die Prävalenz für eine CAN zu erhöhen. Neben genetischen und entzündlichen Faktoren spielen die gestörte Blutzuckerkontrolle und die Hyperinsulinämie beim Diabetes in der Entstehung und Progression der CAN eine wichtige Rolle.

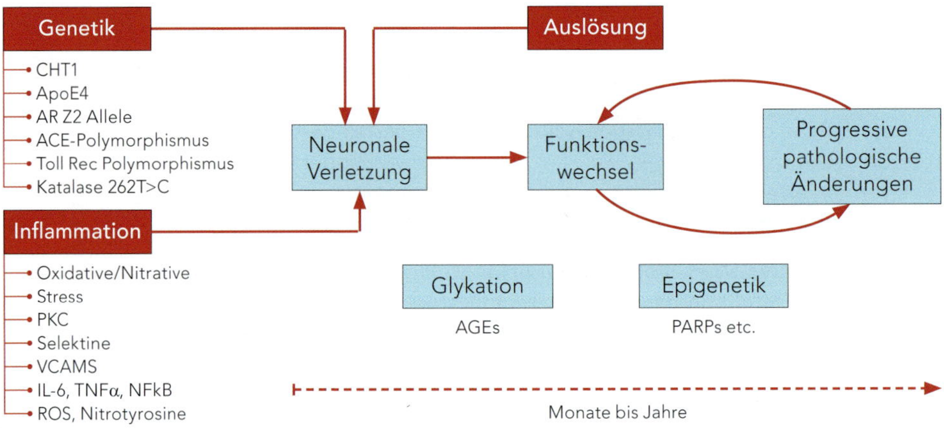

Abb.: Pathophysiologie der diabetischen CAN (nach Vinik et al., Diabetic Cardiovascular Autonomic Nerve Dysfunction, Vinik A.I., Mehrabyan A., Medical Clinics of North Amerika 2004)

Wahrscheinlich hat eine CAN zusätzliche Einflüsse auf die Insulin- und Glukagon-Sekretion. Die CAN unterstützt die Progression eines Metabolischen Syndroms zu einem manifesten Diabetes; dieser fördert wiederum die CAN.
Es gibt keine Altersgrenze und auch keinen Unterschied beim Typ des Diabetes, obwohl die Prävalenz und Mortalität beim Typ-II-Diabetes höher erscheint, möglicherweise wegen der längeren Dauer des gestörten Zuckerstoffwechsels (ein Viertel aller Typ-I- und ein Drittel aller Typ-II-Diabetiker).
Es gibt auch eine Verbindung zwischen CAN, diabetischer Nephropathie und OSAS (Obstruktives Schlaf-Apnoe-Syndrom). Die Prävalenz dafür liegt in der Gesamtbevölkerung bei zwei Prozent der Frauen und vier Prozent der Männer im mittleren Lebensalter, während Männer mit Typ-II-Diabetes eine Prävalenz von 17 Prozent zeigen (West et al. 2006). Einer von vier Diabetikern mit CAN leidet auch unter OSAS (Ficker et al. 1998, Narkiewicz et al. 1998).

Klinische Hinweise auf eine CAN werden erst wesentlich später als die früh gemessenen Veränderungen der HRV deutlich. Die Beeinträchtigung des Vagotonus zeigt sich durch Ruhetachykardie. Diese ist in dem Stadium am ausgeprägtesten, in dem der Parasympathikus, aber noch nicht der Sympathikus geschädigt ist. Ruhe-Herzfrequenzen von 90 bis 100/min. und auch höhere Werte kommen vor.
In der 24-Stunden-HRV-Messung kommt es beim Gesunden zu einer deutlichen Abnahme der LF/HF-Ratio in der Nacht, was sich aus der physiologischen nächtlichen Abnahme des Sympathikus bei gleichzeitiger Aktivierung des Parasympathikus erklärt. Zuerst kommt es bei der CAN zu einer Schädigung der vagalen Fasern und damit zu einer relativen Dominanz der Sympathikusaktivität im Rahmen der sympathovagalen Balance. Die diagnostische Bedeutung der Tagesmessung ist bei der CAN oft größer als die Nachtmessung: In der Nacht sind weniger adaptive Reaktionen notwendig, daher kommt es in Relation zu einem stärkeren Parasympathikus-Niveau, während tagsüber Sympathikus und Parasympathikus abgeschwächt sind, da hier der Regulationsbedarf viel höher ist.

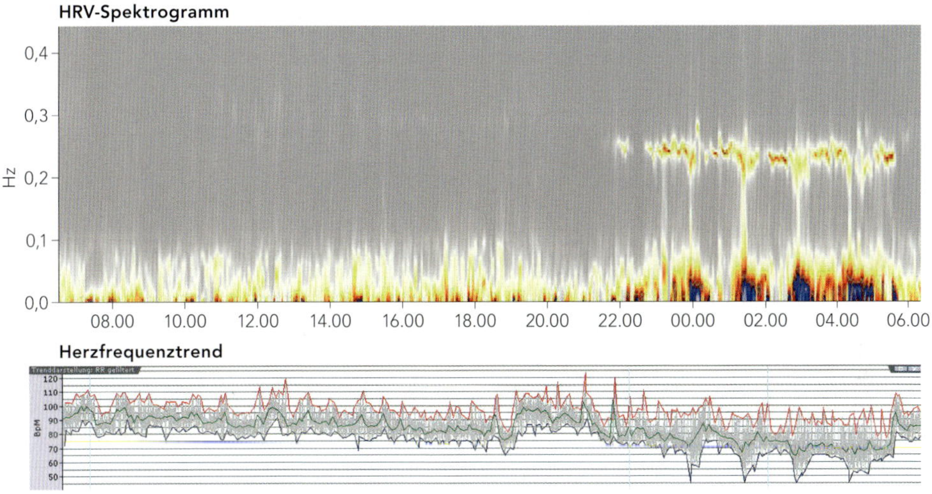

Abb.: 51-jähriger Mann mit Metabolischem Syndrom und chronischer Stressbelastung. Die Tag-Nacht-Rhythmik im Herzfrequenztrend ist nur mehr andeutungsweise erhalten. SDNN < 100 ms. Vor allem untertags ist die kombiniert herabgesetzte Parasympathikus- und Sympathikusaktivität ersichtlich.

Pulskurve

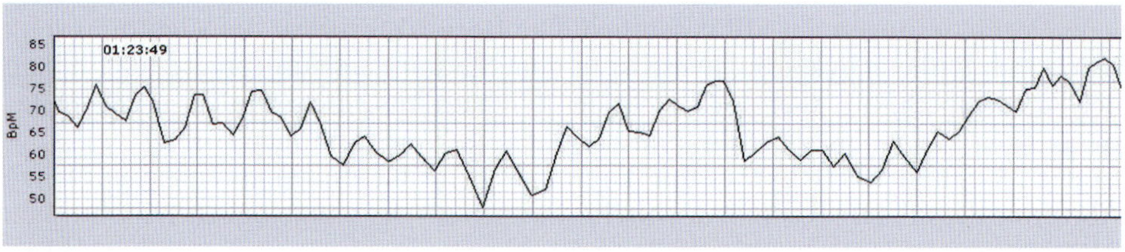

Atemkurve

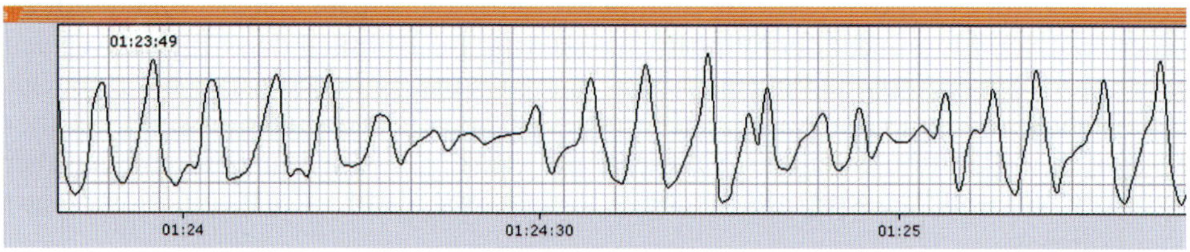

Abb.: Derselbe Mann. Die Ruhe-Herzfrequenz ist erhöht, in der Nacht kommt es nur zu einer geringfügigen Absenkung und auffälligen Pulsschwankungen. In der errechneten Atemkurve (unteres Bild) erscheint der Hinweis auf eine nächtliche Atemstörung (OSAS).

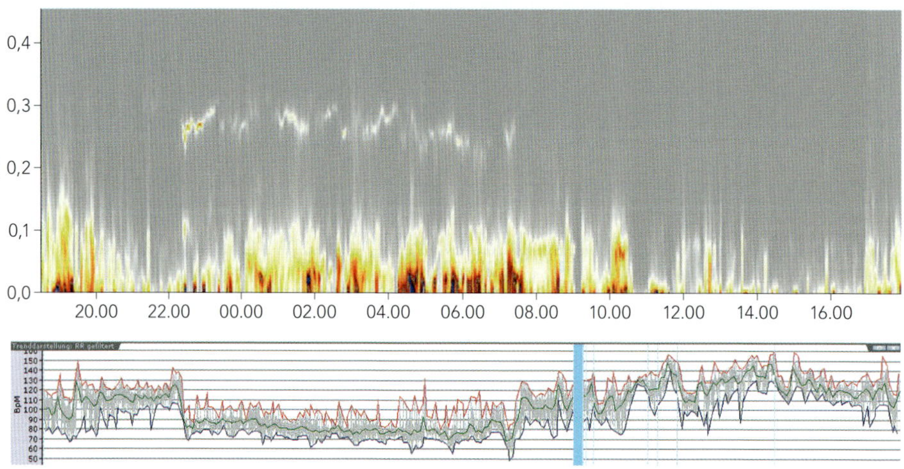

Abb.: 44-jährige Frau, Typ-I-Diabetikerin, Insulinpumpe, Adipositas (BMI 35), substituierte Hypothyreose, Histaminintoleranz, bronchiale Hyperreagibilität, Endometriose.

Pulskurve

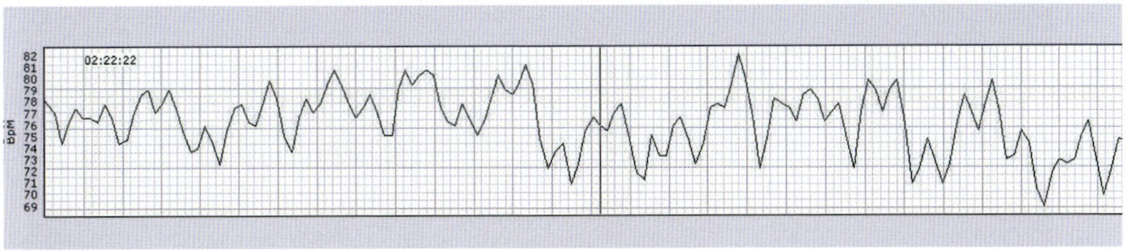

Atemkurve

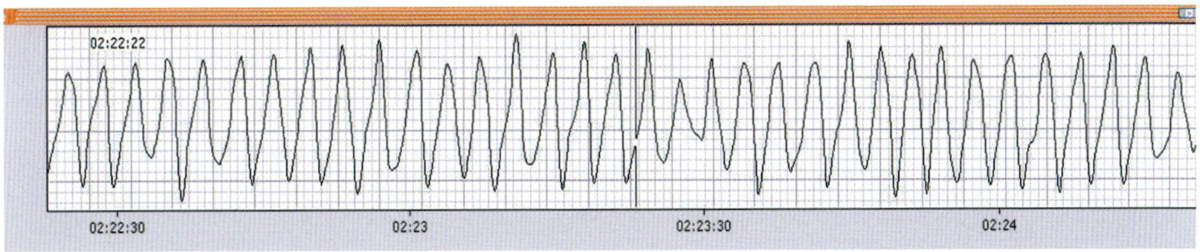

Abb.: Dieselbe Frau. SDNN > 100 ms, erhöhter Ruhepuls, reduzierte Total Power (1600). Reduzierter Parasympathikus und Sympathikus, wobei letzterer eine Dominanz zeigt. Erhaltene Tag-Nacht-Rhythmik, kein Hinweis auf eine nächtliche Atemstörung, aber gestörte Schlafarchitektur mit Schlaffragmentierung.

Ein frühes Zeichen einer CAN ist die Abschwächung des physiologischen Anstiegs der HF-Komponente in der Nacht. Dies führt zu einer nächtlichen relativen Dominanz des Sympathikus, was sich auch im Blutdruckmuster widerspiegelt (Spallone 1993). Die Überaktivität des Sympathikus stimuliert das Renin-Angiotensin-Aldosteron-System und erhöht die Herzfrequenz, das Schlagvolumen und den peripheren Widerstand, was zu einer linksventrikulären Dysfunktion beiträgt. Die Sympathikus-Überaktivität führt bei Diabetikern mit einer frühen Mikroangiopathie in der Kombination mit der regionalen Denervation zu einer Abnahme der Koronarreserve und zu einer diastolischen Dysfunktion.

Der VLF-Bereich reflektiert unter anderem die vasomotorische Aktivität und ist mit dem Blutdruck assoziiert. VLF und LF zeigen bei höhergradiger Neuropathie die stärkste Verminderung. Dabei wird die Aktivität des Barorezeptors zunehmend beeinflusst.

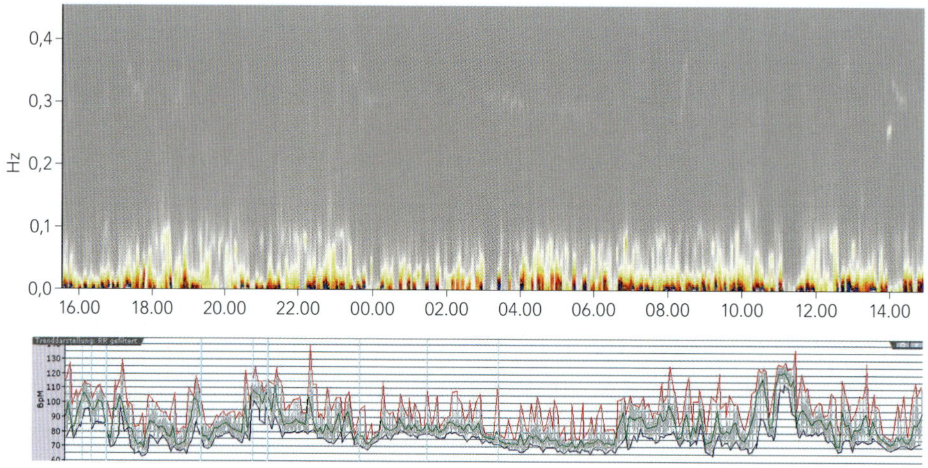

Abb.: 46-jährige Frau, Typ-I-Diabetikerin mit Insulinpumpe, idealem RR unter ACE-Hemmer-Therapie, Nie-Raucher-Status, ohne PNP oder Retinopathie. Hypothyreose unter Substitution, normalgewichtig. Symptome: rasche Ermüdbarkeit.

Pulskurve

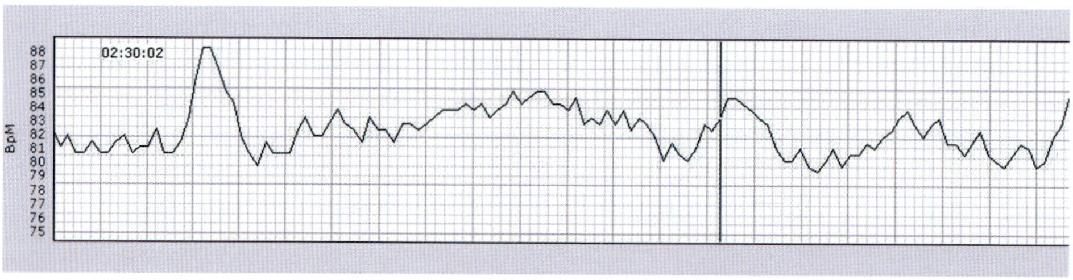

Atemkurve

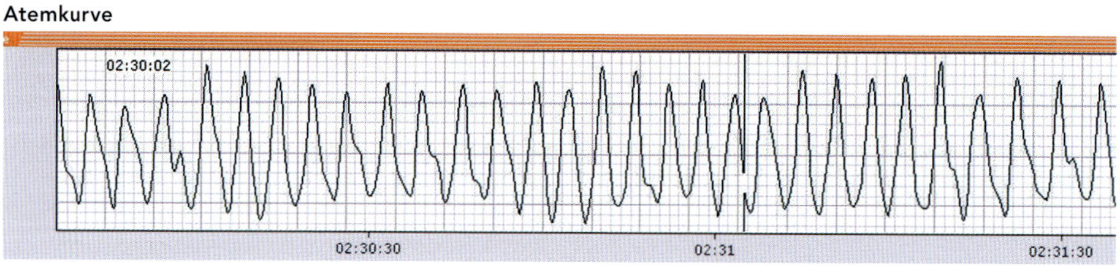

Abb.: Dieselbe Frau. Im Spektrogramm ist die Tag-Nacht-Regulation nur mehr andeutungsweise vorhanden, SDNN < 100 ms, die TP entsprechend verringert. Der Parasympathikus massiv reduziert, ebenso der Sympathikus, der jedoch noch leicht dominiert.

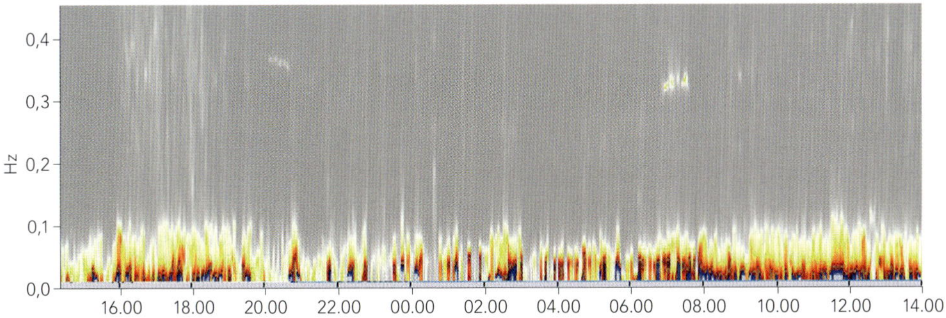

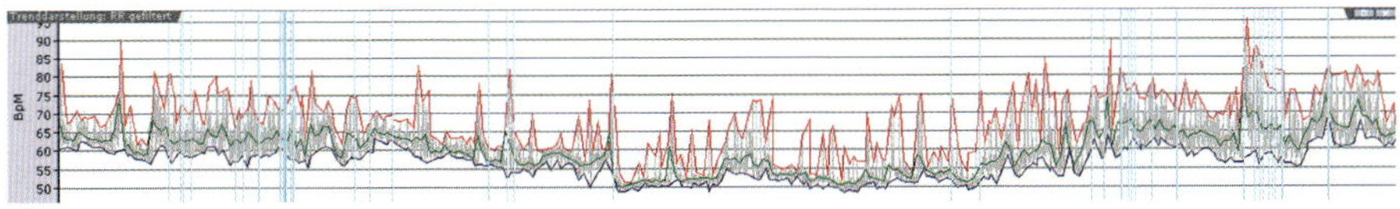

Abb.: 59-jähriger Mann, Diabetiker Typ II, KHK, 3-Gefäßerkrankung, St.p. 5fach ACBG 12.03.2009, Postop. Pleuraerguss li, art. Hypertonie, LP(a) Erhöhung, pos. kard. FA, St.p. Lungenvenenablation 2006 bei paroxysmalem VH-Flimmern, Depression, Burn-out-Syndrom, Nie-Raucher, normalgewichtig, die RR- und BZ-Werte im Zielbereich. Symptome: allgemeine Erschöpfung, depressive Symptomatik, Libidoverlust. Medikamente: Acetylsalicylsäure 100 0-1-0, Sartan 8 mg 1-0-0, Nebivolol 5 mg 0,5-0-0,5, Ezetimib/Simvastatin 10/20 0-0-1, Metformin 100 0 mg 1-0-1, Allopurinol 300 b. Bed., Pantoprazol 40 mg 1-0-0, Magnesium 0-1-0. Duloxetin 60 mg 1-0-0.

Pulskurve

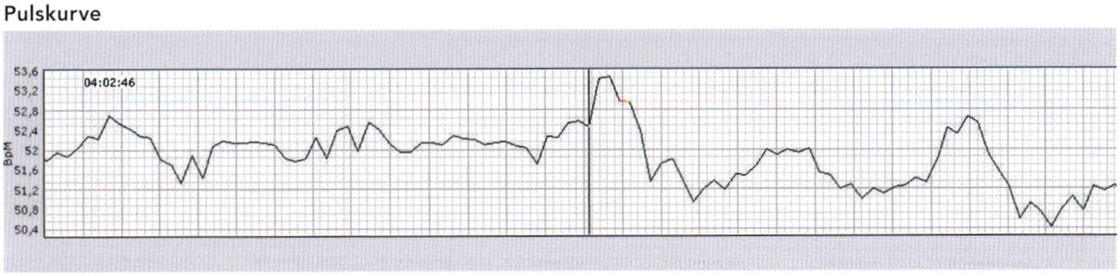

Atemkurve

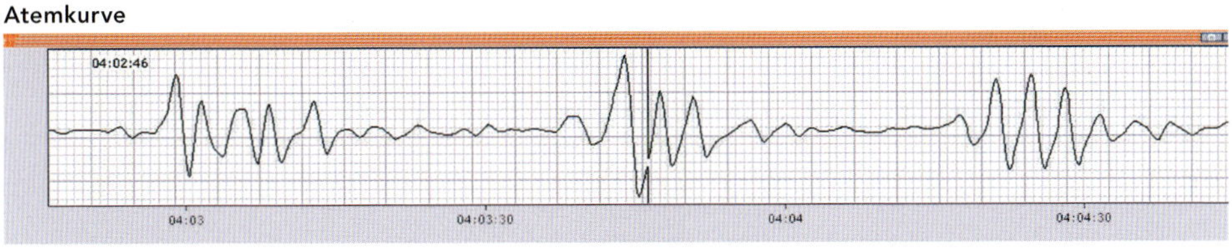

Abb.: Derselbe Mann. Im Spektrogramm zeigt sich eine autonome Dysfunktion mit Reduktion der Sympathikus- und Parasympathikusaktivität. Derzeit beträgt der SDNN knapp über 100 ms (> 70/< 100 ms gilt als mäßige Einschränkung). In der Atmungsanalyse finden sich Hinweise auf herzfrequenzwirksame Atemstörungen. Die Medikation ist parasympathikusunterstützend (entzündungshemmend, sympathikusdämpfend) und somit als günstig anzusehen. Es besteht eine Einschränkung der Stressbelastbarkeit mit einer deutlich verminderten Regulationsfähigkeit. Aufgrund der Schlafstörung und der unzureichend eingestellten Depressio wurde unter anderem die antidepressive Therapie umgestellt und der Patient einem Schlaflabor zugewiesen.

Mit der 24-Stunden-HRV-Messung besitzen wir ein sehr sensitives Tool für die Entdeckung einer CAN.
Die Verbesserung der physischen Fitness kann durch die Verbesserung des metabolischen Zustands die Progression der Neuropathie im Vor- und Frühstadium stoppen oder hemmen. Ein Ausdauertraining soll immer unter Supervision gegebenenfalls gleichzeitig mit einer Gewichtsregulation stattfinden. Die Verbesserung der glykämischen Kontrolle und Verringerung der glykämischen Variabilität reduziert das Auftreten und die Progression einer CAN. Bei einer schweren CAN ist aufgrund der strukturellen Schäden mit keinem Therapieeffekt mehr zu rechnen.

Zusammenfassung: Symptome der CAN

- Parasympathikusschwäche bzw. relative Sympathikusdominanz
  - Ruhe-Tachykardie 90–100/min.
  - orthostatische Hypotension (Beeinträchtigung des Baroreflex)

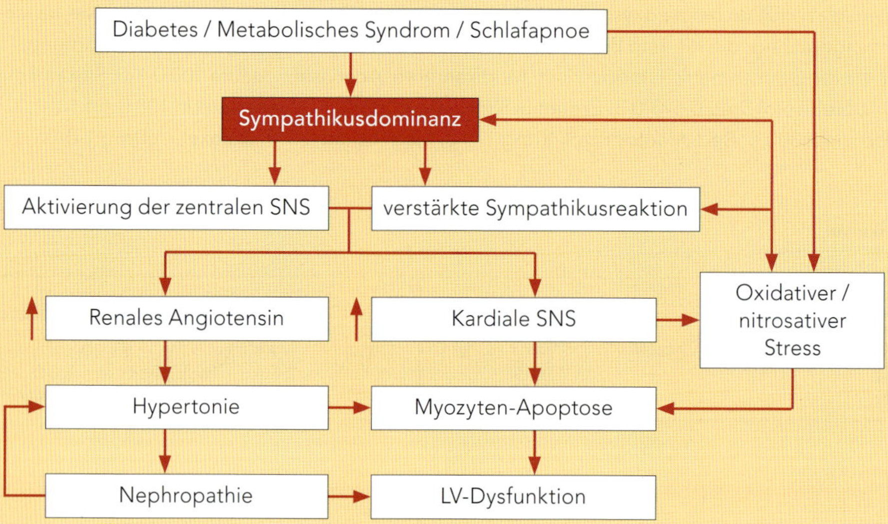

Abb.: Auswirkungen der Sympathikusdominanz (nach Vinik et al., Diabetic Cardiovascular Autonomic Nerve Dysfunction, 2004)

- Verlust der Parasympathikus- und Sympathikusregulation
  - Verlust der adäquaten Herzfrequenzanpassung, Belastungsintoleranz
  - Störungen der vaskulären Innervation mit Mikrozirkulationsstörungen und Entwicklung einer Mönckeberg'schen Mediasklerose
  - stumme Herzinfarkte, Herzinsuffizienz, plötzlicher Tod

LITERATUR

Abraham MA et al. Insulin action in the hypothalamus and dorsal vagalcomplex; Exp Physiol. 2014 Sep; 99(9): 1104-9

Adachi T. Effect of Weight Gain on Cardiac Autonomic Control During Wakefulness and Sleep; Hypertension. 2011; 57: 723–730

Ali TM, El-Askary AA. Association of heart rate variability indices with inflammatory markers in non-diabetic obese dyslipidemic middle aged Saudi population. Int J Clin Exp Physiol 2014; 1: 135-41

Bisschop PH et al. Autonomic Regulation of Hepatic Glucose Production; Compr Physiol 5: 147–165, 2015.

Charles LE et al. Leptin, adiponectin, and heart rate variability among police officers; Am J Hum Biol., 2014, Oct 1

Duffy T, Simasko SM, Ritter RC, Ruiter M. Hindbrain leptin injections induce forebrain as well as hindbrain signaling. Appetite, 2007, pp. 325-ISSN: 0195–6663

Filippi PM et al. Insulin Signals Through the Dorsal Vagal Complex to Regulate Energy Balance; Diabetes March 2014, vol. 63, no. 3: 892–899

Jayasinghe et al. Cortisol, alpha amylase, blood pressure and heart rate responses to food intake in men aged 50–70 years: importance of adiposity; BMC Obesity 2014, 1: 14

De Lartigue G et al. Deletion of leptin signaling in vagal afferent neurons results in hyperphagia and obesity, Mol Metab. 2014 sep; 3(6): 595–607

De Lartigue G et al. Leptin Resistance in Vagal Afferent Neurons Inhibits Cholecystokinin Signaling and Satiation in Diet Induced Obese Rats. PLoS ONE, 2012, 7(3): e32967

Liu Y-C et al. Influence of Non-Alcoholic Fatty Liver Disease on Autonomic Changes Evaluated by the Time Domain, Frequency Domain, and Symbolic Dynamics of Heart Rate Variability. PLoS ONE, 2013, 8(4): e61803.

Macedo MP. Risk of postprandial insulin resistance: the liver/vagus rapport; Rev Endocr Metab Disord. 2014 Mar; 15(1): 67–77

Ritter RC, Simasko SM, Duffy T, Ruiter M. Leptin injections into the nucleus of the solitary tract induce STAT3phosphorylation in the caudal hypothalamus. Society for Neuroscience Abstract, Viewer and Itinerary Planner. 2007. Online

Smith MM, Minson CT. Obesity and adipokines: effects on sympathetic overactivity, J Physiol 590. 8 (2012), pp 1787–1801

Synowski SJ et al. Effects of glucose ingestion on autonomic and cardiovascular measures during restand mental challenge; Journal of Psychosomatic Research 74 (2013): 149–154

10. NEUROKARDIOLOGIE

Herz-Kreislauf-Erkrankungen sind traditionell mit gut bekannten Risikofaktoren wie Dyslipidämie, Rauchen, Bluthochdruck, Diabetes usw. verbunden. Später wurden auch Stress, Angsterkrankungen und Depression in diese Liste der Risikofaktoren aufgenommen, welche zu Herzerkrankungen wie arterielle Hypertonie und Rhythmusstörungen bis hin zu KHK und Herzinsuffizienz führen können. Dies war eigentlich aufgrund epidemiologischer Daten schon lange bekannt, allerdings fehlte das Wissen um die pathophysiologischen Zusammenhänge. Das wachsende Verständnis und die Evidenz der wechselseitigen Beeinflussungen von Gehirn und Herz machen eine fächerübergreifende Zusammenarbeit und eine integrative Sicht unter Miteinbeziehung des autonomen Nervensystems notwendig. Erkrankungen des Herzens sind mit Veränderungen der neurohumoralen Kontrolle der Herzfunktion verbunden. Ein solches neurohumerales Remodeling erfolgt, bevor Zeichen der Herzerkrankung auftreten. Die Herzratenvariabilität und die Baroreflexsensitivität sind dabei wichtige Parameter, um den Einfluss des autonomen Nervensystems auf Gehirnaktivität und Herz zu verstehen.
Die Herzratenvariabilität in Zusammenhang mit Kreislauf-Erkrankungen ist der am besten untersuchte Bereich. Es besteht kein Zweifel darüber, dass die HRV die Modulation eines vorhandenen, potentiell arrhythmogenen Substrates widerspiegelt. Was für eine in diesem Zusammenhang wesentliche Rolle des Nervus vagus spricht, ist die Tatsache, dass der Sinus- und AV-Knoten und die Vorhöfe sehr reich mit parasympathischen Fasern versorgt sind, die Ventrikel jedoch relativ sparsam. Die Bedeutung der HRV als unabhängiger Parameter für das Herz-Kreislauf-Risiko ist durch zahlreiche Studien belegt. Sogar bei Gesunden ist eine verringerte HRV ein prognostisch ungünstiger Parameter.

10.1. HRV und Mortalität – plötzlicher Herztod

Alle bekannten Herzerkrankungen können zu einem Herzstillstand und einem plötzlichen Herztod führen. Bei 90 Prozent der Erwachsenen liegt jedoch eine KHK mit Zwei- oder Mehrgefäßerkrankung vor. Narben nach früheren Infarkten finden sich bei zwei Drittel der Opfer. In Österreich erliegen pro Jahr rund 15.000 Menschen dem plötzlichen Herztod, in Europa sind es rund 300.000. Von 1.000 Menschen stirbt pro Jahr einer an einer malignen Rhythmusstörung. Bei den meisten handelt es sich um Personen, die bereits herzkrank sind und zum Beispiel einen Infarkt überstanden haben. Wenn der plötzliche Herztod bei jungen Erwachsenen auftritt, sind andere Ursachen wahrscheinlicher. Die häufigste Ursache für plötzliche Todesfälle bei jungen Sportlern ist die hypertrophe Kardiomyopathie, gefolgt von angeborenen Koronaranomalien (zumeist ein fehlerhafter Abgang der linken Koronararterie). Adrenalinfreisetzung im Rahmen intensiver sportlicher Aktivität stellt im Zusammenhang mit diesen Veränderungen oft einen Trigger für den plötzlichen Herztod dar. Unter gewissen Umständen können Medikamente und illegale Drogen zu einem abnormen Herzrhythmus und einem plötzlichen Herztod führen.

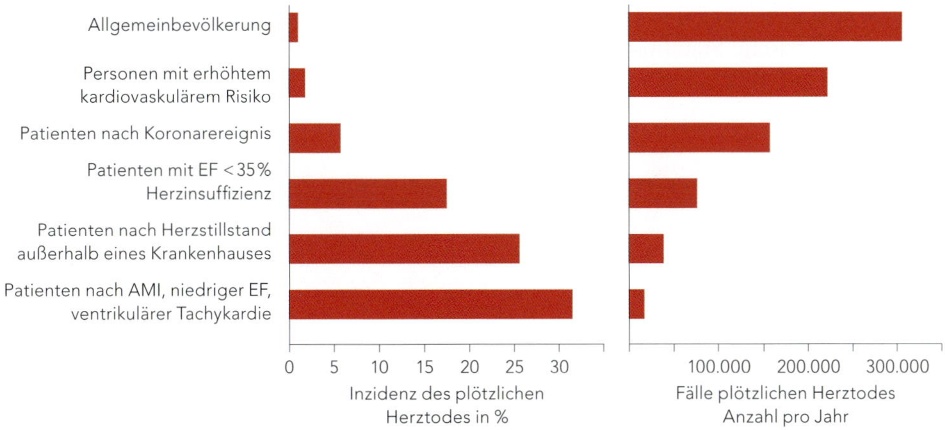

Abb.: Fälle mit plötzlichem Herztod in den USA (nach: Huikuri et al. 2001)

Bei Patienten nach MCI oder arrhythmogener Synkope oder eingeschränkter LVEF kommt der HRV eine prognostische Bedeutung für eine erhöhte Letalität und Inzidenz von Kammertachykardien und plötzlichem Herztod zu. Die meisten Daten, auf die wir diesbezüglich zugreifen können, stammen aus großen Studien der 80er und 90er Jahre des 20. Jahrhunderts.

Abb.: Multicenter Postinfarction Research Group. An 808 Patienten nach akutem Myokardinfarkt wurden 24-Stunden-EKG-Ableitungen durchgeführt. Der Nachbeobachtungszeitraum betrug bis zu vier Jahre. Die ersten Ergebnisse wurden 1987 publiziert. Bei einem durchschnittlichen Follow-up von 2,5 Jahren zeigten Patienten mit SDNN < 50 ms ein 5,3faches Mortalitätsrisiko (34 Prozent) als jene mit SDNN > 100 ms (9 Prozent). SDNN erwies sich als der stärkste Prädiktor (nach: Kleiger 1987).

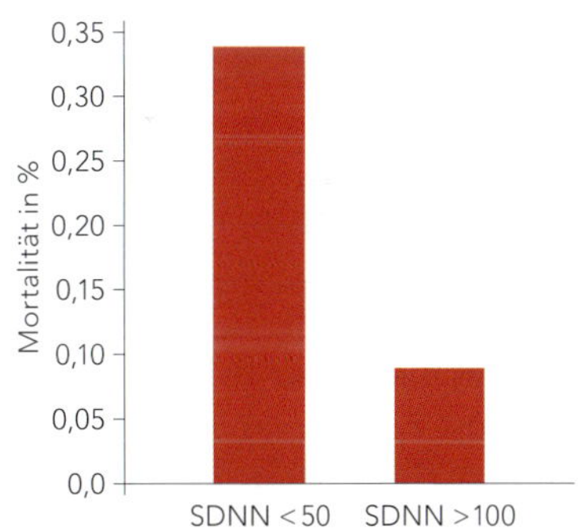

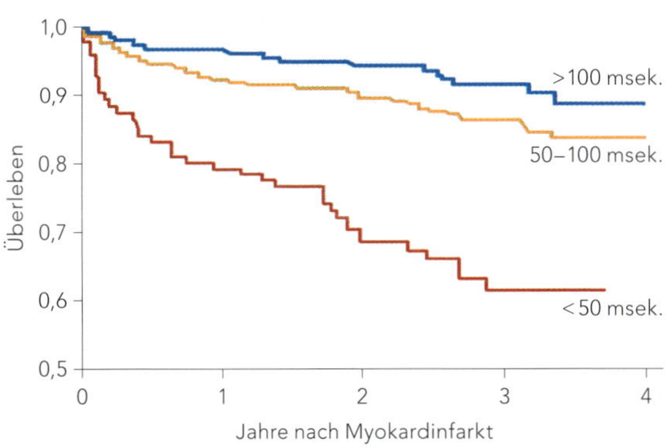

Abb.: Überlebenswahrscheinlichkeit und SDNN-Wert – 24-Stunden-Messung (nach: Kleiger et al. 1987).

Ein verminderter vagaler Tonus verringert die Herzratenvariabilität und damit die kardiale elektrische Stabilität und prädisponiert zu Kammerflimmern und plötzlichem Herztod (Tsuij 1996).

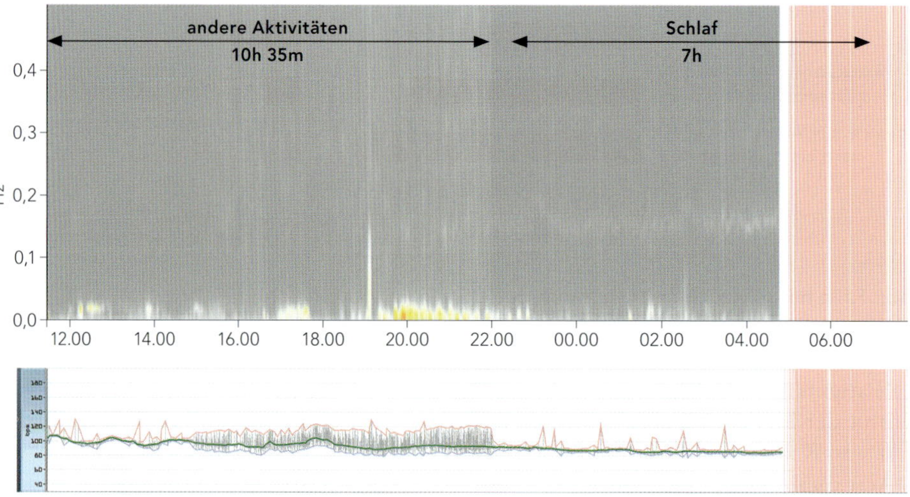

Abb.: Mann 74 Jahre, um 4.50 Uhr ventrikuläre Tachycardie, nach fünf Minuten Degeneration zu Kammerflimmern

Nach einem Herzinfarkt ist der sympathische Einfluss auf den Sinusknoten indirekt über den Verlust der vagalen Kontrolle erhöht und drückt sich auch im Muster der Herzfrequenz aus, indem vor allem die niederfrequenten Oszillationen stärker ausgeprägt sind. Die Erhöhung ist negativ korreliert mit der Prognose (Lombardi et al. 1996).

Nach Etablierung der Thrombolyse untersuchte die GISSI-2-Gruppe 1996 Patienten, die nach akutem Infarkt eine Thrombolyse erhalten hatten: Patienten mit SDNN <70 ms zeigten eine dreifach erhöhte Mortalität. Insbesondere, wenn die Messung wenige Tage nach akutem Myokardinfarkt erfolgte, war eine hohe Aussagekraft unabhängig von anderen Risikofaktoren, wie eine niedrige linksventrikuläre Auswurfleistung, festzustellen.
Allerdings findet sich bei Patienten mit reduzierter Linksventrikelfunktion regelmäßig eine verminderte Herzfrequenzvariabilität, so dass das Ausmaß der linksventrikulären Dysfunktion mit der HRV-Einschränkung korreliert (Hennersdorf et al. 2002).
Die große prospektive ATRAMI-Studie (autonomic tone and reflexes after myocardial infarction) mit 1.284 Patienten nach Infarkt (davon nur 20 Prozent mit Betablockertherapie) lief über 21 Monate und ergab ebenfalls ein 3,2fach erhöhtes Mortalitätsrisiko für SDNN <70 ms. Total Power und VLF korrelieren signifikant mit dem Gesamtmortalitätsrisiko, dem kardialen und arrhythmogenen Risiko nach Infarkt, währenddessen LF und HF nur dazu tendieren. Vor allem VLF zeigt eine hohe Sensitivität für die Evaluierung eines erhöhten arrhythmogenen Risikos. Bigger konnte bei Patienten zwei Wochen nach einem akuten Myokardinfarkt zeigen, dass die Reduktion der Standardabweichung der RR-Abstände (SDNN) direkt mit dem Ausmaß

der linksventrikulären Dysfunktion und dem Anstieg der Kreatinkinase während des akuten Infarktes korreliert. In den Monaten nach einem Herzinfarkt kommt es bei den meisten Patienten wieder zu einer Erholung der Herzfrequenzvariabilität (Bigger 1988). Erst sechs bis zwölf Monate nach MCI erfolgt eine langsame, graduelle Normalisierung der Powerverteilung.

Drei Elemente sind also für das Auftreten einer potentiell tödlichen Arrhythmie hoch relevant:
- ein abgeheilter Infarkt und/oder
- eine akute Ischämie und/oder
- eine generell erhöhte Sympathikusaktivität.

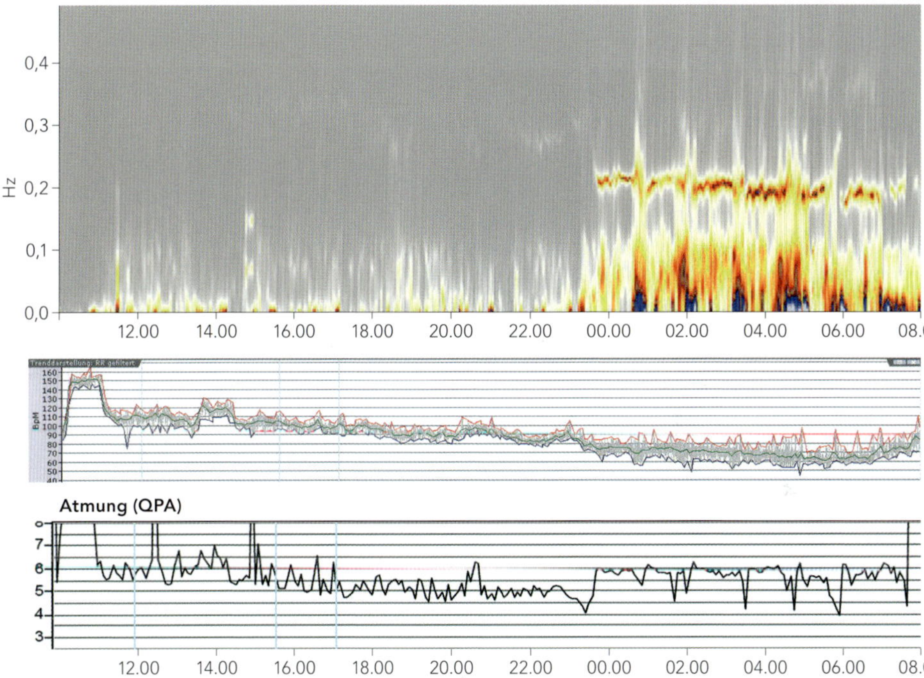

Abb.: 54-jähriger Mann, Aufnahme fünf Wochen vor einem Hinterwand-MCI. Normalgewichtig, familiäre Belastung KHK väterlicherseits, Hypercholesterinämie, Ex-Raucher seit neun Jahren (zuvor fünf Zigaretten pro Tag), chronische Stressbelastung, Schnarchen wird angegeben.

SDNN (ms)	r-MSSD (ms)	pNN50 (%)
150,1	21,1	3,99

Zeit	gültig (%)	ULF	VLF	LF	HF	Total	log LF/HF
Mittel	95%	189,8	725,9	443,0	269,7	1628,4	0,353

Abb.: Parameter der Time- und Frequency-Domain

Leider keine ganz komplette 24-Stunden-Aufnahme (SDNN entsprechend eingeschränkt zu beurteilen). Die Tag-Nacht-Regulation ist weitgehend aufgehoben. Eine respiratorische Sinusarrhythmie ist sichtbar, es kommt jedoch zu keiner kardioventilatorischen Kopplung (QPA sollte 4 oder ein ganzzahliges Verhältnis erreichen, wenn sich der Körper in Ruhe befindet). Eine Schlafarchitektur ist sichtbar, der Schlaf aber nicht ungestört. Auffällig ist eine massiv eingeschränkte Variabilität untertags, die alle Frequenzen einschließt, mit einer durchschnittlichen Herzfrequenz um 100/min. Nachts ist die Performance ohne Regulationsbedarf besser, die Herzfrequenz sinkt allerdings nicht unter 60/min. ab.

Vanoli et al. konnten mittels HRV-Analyse nachweisen, dass es bei Herzinfarktpatienten zu einem nächtlichen Anstieg des Sympathikotonus, insbesondere im REM-Schlaf, kommt.

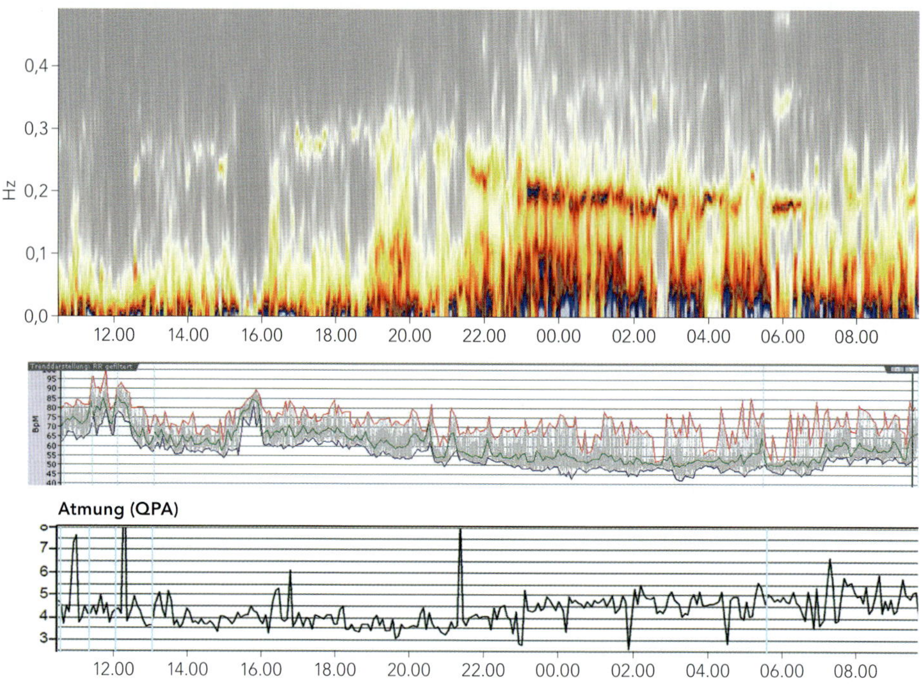

Abb.: Derselbe Mann, Folgemessung fünf Wochen nach Infarkt (laut Übereinkunft in den Guidelines der Task Force of the European Society of Cardiology and the North American Society of Pacing Electrophysiology wäre eine Messung eine Woche nach Infarktgeschehen anzustreben). Medikamentöse Therapie mit Bisoprolol 1-0-0, Omacor 1-0-0, Plavix 75 mg 0-1-0, ASS 75 mg 0-1-0, Crestor 10 mg 0-0-1, Pantoprazol 20 mg 0-0-1, ACE-Hemmer 2,5 mg 0-0-1.

SDNN (ms)	r-MSSD (ms)	pNN50 (%)
152,9	48,5	21,57

Zeit	gültig (%)	ULF	VLF	LF	HF	Total	log LF/HF
Mittel	95%	492,2	2286,6	1328,8	832,6	4940,2	0,203

Abb.: Parameter der Time- und Frequency-Domain

Die Variabilität hat insgesamt deutlich zugenommen, der Sympathikotonus ist offensichtlich durch die Beta-Blockade reduziert. Die SDNN liegt wie vor dem Event >100ms (Cave: keine vollständige 24-Stunden-Messung). In der Nacht sind eine nach wie vor gestörte Tag-Nacht-Rhythmik und kardioventilatorische Kopplung sowie eine veränderte Schlafarchitektur auffällig (die Tiefschlafphasen finden sich erst in den frühen Morgenstunden, bis 3.00 Uhr findet sich ausschließlich REM-Schlaf was zum Beispiel typisch für eine depressive Verstimmung ist).

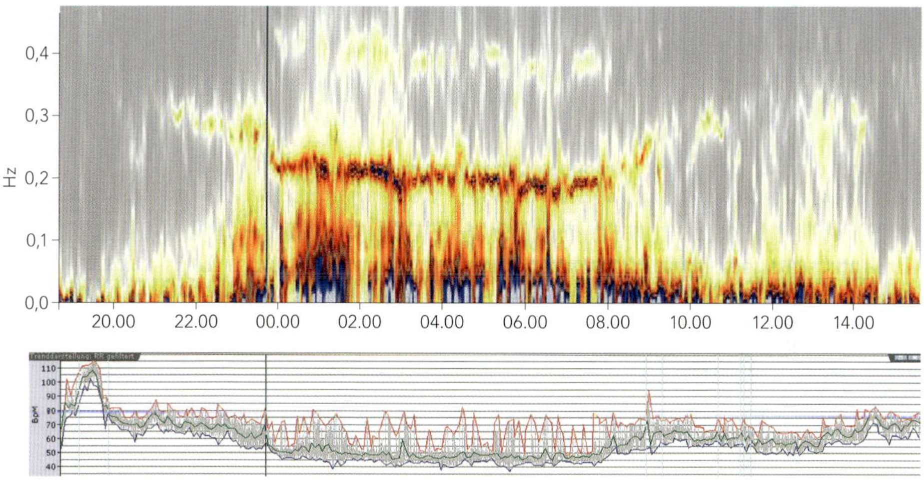

SDNN (ms)	r-MSSD (ms)	pNN50 (%)
204,4	58,4	29,51

Abb.: Nach sechs Monaten ist es zu einer deutlichen Erholung der Parasympathikusaktivität gekommen (pNN 50%). Auch die Tag-Nacht-Regulation und die Schlafarchitektur haben sich verbessert: Akute ischämische Episoden führen zu einer Abnahme der HRV, welche danach meist wieder zu den Ausgangswerten zurückkehrt. Die Veränderung der autonomen Funktion hängt mit der akuten Ischämie und nicht mit der KHK per se zusammen.

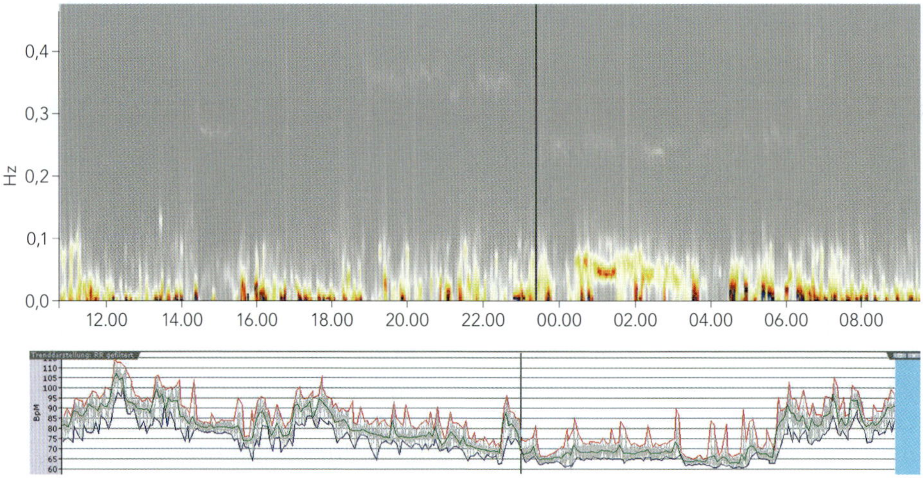

SDNN (ms)	r-MSSD (ms)	pNN50 (%)
99,1	11,2	0,41

Abb.: 69-jähriger Mann, Drei-Gefäß-Erkrankung, Stents in RCA, CX und LAD. Standardmedikation mit Thrombo-ASS, Clopidogrel, Beta-Blockade, ACE-Hemmer

Zusammenfassung: Eine starke vagale Aktivität verhindert ventrikuläre Arrhythmien, vor allem beim Bestehen einer KHK. Wesentlich ist nicht der vagale Grundtonus, sondern die Modulierbarkeit des Vagus. Sogar bei einer idiopathischen ventrikulären Tachykardie existiert allerdings ein arrhythmogenes Substrat auf Zellebene, welches in einem hohen Maße sensibel für die Einflüsse des vegetativen Nervensystems ist. Nach Myokardinfarkt besteht eine verringerte HRV, diese reflektiert die Verringerung der vagalen Aktivität und führt zur Dominanz der sympathischen Mechanismen mit elektrischer Instabilität. Eine reduzierte SDNN ist mit einem schlechteren Outcome assoziiert.

10.2. Herzinsuffizienz

Die Tachykardie bei Patienten, die an Herzinsuffizienz leiden, ist bereits E. Starling aufgefallen, diese wurde aber, durch die frühe Erkennung einer sympathischen Überaktivität, einem verstärkten sympathischen Tonus zugeschrieben. Dass es sich aber um einen reduzierten Vagustonus handelt, fiel erst durch eine verringerte respiratorische Sinusarrhythmie bei dieser Patientengruppe auf. In Studien von Porter T. und Eckberg D. et al. konnte gezeigt werden, dass der basale vagale Tonus, der zentral gesteuert wird, vermindert ist.

Die Plasmaspiegel für Noradrenalin sind bei Herzinsuffizienz erhöht und korrelieren mit dem Schweregrad der Erkrankung. Bei Gesunden stammen 25 Prozent des Spillovers aus den Nieren (22 Prozent) und aus dem Herzen (3 Prozent). Bei Herzinsuffizienten ist sowohl der renale (+540 Prozent) als auch kardiale Spillover (+206 Prozent) erhöht. Erhöhter Spillover und reduzierte Clearence bestimmen den Plasmaspiegel, wobei ersterer durch verstärktes Feuern der sympathischen Efferenzen bedingt wird.

Weiters ist seit längerem durch eine herabgesetzte vagale afferente Aktivität eine verstärkte Aktivierung des Renin-Angiotensin-Systems nachgewiesen, wie auch die herabgesetzte Sensitivität der Barorezeptoren im Bereich der Karotis und des Aortenbogens.

Eine Studie von Ponikowski mit 102 Patienten mit moderater bis schwerer Herzinsuffizienz zeigte, dass SDNN, SDANN und LF das Überleben unabhängig von der NYHA-Klasse, EF oder VT im Holter prognostizieren. Das Ein-Jahres-Überleben betrug bei Patienten mit SDNN <100 ms 78 Prozent, bei SDNN >100 ms 95 Prozent (p= 0,008).

	Kontrolle (n = 10)	*Herzinsuffizienz (n = 24)*
HR (Schläge/min.)	68 ±15	85 ±12*
K+ (mmol/L)	4,2 ±0,3	3,9 ±0,6
LF (ms^2)	501,2 ±132	251,1 ±66**
HF (ms^2)	353,7 ±79	242,6 ±48**
NN (ms)	958,4 ±137	693,5 ±118**
SDNN (ms)	125 ±22	76 ±13**
SDANN (ms)	112 ±23	60 ±22**
RMSSD (ms)	27 ±9	16 ±5**
PNN 50%	7,5 ±5	1,6 ±1,5**

* p <0,05; ** p <0,01 vs. Kontrolle

Tab.: Vergleich zwischen Patienten mit Herzinsuffizienz und Kontrollgruppe hinsichtlich Herzfrequenz, Kalium und HRV-Parameter (nach: Yu Zhang et al. 2006)

Bei schwerer Herzinsuffizienz findet sich so gut wie keine LF-Aktivität in der HRV und in der Blutdruckaufzeichnung. Statt einer Erhöhung der LF-Aktivität, wie man es eigentlich erwarten würde, führt eine massive sympathische Stimulation zu einer

Reduktion der LF-Bande. Unter dem starken Sympathikuseinfluss scheinen die charakteristischen Oszillationen bei 0,1 Hz verloren zu gehen und zu verschwinden.

Im Vergleich von zwei Patienten vor und nach der Implantation eines LVAD (left ventricular assist device) zeigten sich keine LF-Aktivität in der HRV sowie hohe Catecholaminkonzentrationen im Plasma, danach eine wieder vorhandene LF-Bande sowie eine 70-Prozent-Reduktion der Katecholamine. Nachdem jedoch die LF-Oszillationen im Blutdruck weder davor noch danach nachweisbar waren, kann dies nicht mit der Baroreflexaktivität erklärt werden. Das Fehlen der LF-Oszillationen in der HRV bei Herzinsuffizienz ist offensichtlich funktionell und eine grundlegende Eigenschaft der zentralen autonomen Efferenzen (Cooley et al. 1998).
Bei vielen Herzinsuffizienz-Patienten finden sich in der HRV diskrete VLF-Spitzen. Die Hälfte zeigt eine Cheyne-Stokes-Atmung, ein Viertel keine, der Rest eine reduzierte LF-Aktivität. Sauerstoffzufuhr beseitigt den VLF-Peak bei den meisten Patienten.

Malave et al. fanden Hinweise, dass der Tumor-Nekrose-Faktor (TNF) mit der herabgesetzten HRV bei chronischer Herzinsuffizienz in Zusammenhang steht: Es besteht ein inverses Verhältnis zwischen den HRV-Parametern und dem Spiegel an zirkulierendem TNF. Letzterer ist ein stärkerer unabhängiger Prädiktor als Plasma-Noradrenalin. Eine erhöhte Expression von TNF könnte für die abnehmende Ansprechbarkeit der Beta-adrenergen Rezeptoren des versagenden Herzens und den zunehmenden Sympathikotonus im Verlauf der Erkrankung mitverantwortlich sein.

Die Nachtmessung der Herzratenvariabilität kann auch eine Aussage zu den speziellen Risiken der Herzinsuffizienz-Patienten machen: Ein nächtlicher reduzierter VLF-Bereich ($\leq 509\,ms^2$), hoher zentralvenöser Druck (pulmonary wedge pressure – PWP $\geq 18\,mmHg$) sowie niedrige linksventrikuläre Auswurffraktion (LVEF ≤ 24 Prozent) wiesen unabhängig voneinander auf einen Tod durch Pumpversagen hin. War hingegen in der Nacht der LF-Bereich reduziert (LF $\leq 20\,ms^2$) und der linksventrikuläre endsystolische Durchmesser (LVESD $\geq 61\,mm$) erhöht, stand dies in engem Zusammenhang mit einem späteren plötzlichem Herztod (Guzzetti et al. 2004).

Beispiel: 48-jährige Frau, dilatative CMP, St.p. CPR vor zwei Jahren, NYHA 1–2, Größe 160 cm, Gewicht 100 kg. Kardiale Risikofaktoren: Nikotinabusus 45 py, Adipositas; andere Diagnosen: Hypothyreose; Medikation: Euthyrox, Tritacide, Tritace, Dilatrend; Allergie: Penicillin, Sulfonamide, ASS; Koffein vier bis sechs Tassen pro Tag. Die 24-Stunden-Messung zeigt eine Validität von < 70 Prozent, der Grund dafür sind zahlreiche aktivitätsunabhängige polymorphe VES, Couplets, Bigeminus und Trigeminus bei SR als Grundrhythmus. Aus diesem Grund kann lediglich der Holterbefund, nicht jedoch die 24-Stunden-HRV-Messung als Befund ausgegeben werden. Das HRV-Bild würde aufgrund der hohen Anzahl an Extraschlägen eine falsche Interpretation erfahren. Ebenso ist das nächtliche Atemscreening, welches sich ja aus der Herzschlagfolge errechnet, in diesem Fall nicht aussagekräftig. Insgesamt wurden in 24 Stunden 106.147 Schläge analysiert (Betablockade), wovon 13.975 als ventrikuläre Extrasystolen klassifiziert wurden. Die durchschnittliche Herzrate betrug am Tag 77 BPM und in der Nacht 72 BPM und über die gesamte Aufzeichnung 75 BPM.

In der Praxis ist es oft ein Problem, dass aufgrund von Rhythmusstörungen die Validität der Messung zur Erstellung eines HRV-Befundes unzureichend ist.

10.2.1. Cheyne-Stoke-Atmung

Seit längerem ist bekannt, dass bei fortgeschrittener Herzinsuffizienz vor allem nachts, aber auch tagsüber häufig ein besonderes Atemmuster, die Cheyne-Stoke-Atmung, auftritt, ein periodisches An- und Abschwellen der Atemtiefe und des Abstands der einzelnen Atemzüge voneinander (zentrales Schlaf-Apnoe-Syndrom). Durch die ständige sympathikotone Überstimulation, Schlafstörungen und Sauerstoffmangel verschlechtert die periodische Atmung die Herzinsuffizienz.

Im Sinusrhythmus nimmt die Atmung, sichtbar durch die RSA, wesentlichen Einfluss auf die HF-Bande der HRV. Bei Vorhofflimmern geht die RSA verloren, jedoch scheint es durch die Cheyne-Stoke-Atmung eine Beeinflussung der HRV im VLF-Bereich mit rhythmischer Modulation der Refraktärperiode des AV-Knotens und Concealed Conduktion zu geben (Leung 2005).

Zusammenfassung: Die HRV ist bei Patienten mit Herzinsuffizienz im Vergleich zu Gesunden verringert. Innerhalb der Patientengruppe ist die HRV bei höherer NYHA-Klasse, niedriger Auswurfleistung, Diabetes und Episoden mit ventrikulärer Tachykardie besonders stark beeinträchtigt. Das Überleben ist unabhängig davon mittels SDNN und LF abschätzbar. Das Renin-Angiotensin-System bestimmt den Tonus der sympathischen Aktivität, gleichzeitig kommt es zu einem Verlust der vagalen Kontrolle über die Herzfrequenz. Beides führt zu einer erhöhten Sympathikusaktivität mit durch Spillover bedingt erhöhten Noradrenalin-Werten im Plasma. In der HRV findet sich eine reduzierte RSA, der SDNN ist, wie bereits erwähnt, ein unabhängiger Prädiktor für die Mortalität. Bei fortgeschrittener Herzinsuffizienz kommt es zu weiteren Veränderungen der autonomen Regulation, einer Abnahme der Barorezeptor-Funktion, einer Erhöhung der hypoxischen Chemosensibilität und/oder veränderten oszillatorischen Atmungsmustern. Der HF-Anteil der HRV bleibt zwar auch dann noch bei vielen Patienten erhalten, widerspiegelt aber offensichtlich eher die respiratorische Aktivität selbst als die vagale Modulation. Das unter Beatmungsbedingungen beschriebene verringerte Ansprechen der HF-Komponente unterstreicht die abgestumpfte Regulationsfähigkeit. Die LF-Komponente der HRV ist reduziert oder nicht mehr messbar, obwohl eine ausgeprägte Erhöhung des Sympathikotonus vorliegt. Folgende Erklärungen bieten sich an:

- verminderte Beta-adrenerge Rezeptor-Ansprechbarkeit,
- Beeinträchtigung der zentralen autonomen Regulation,
- erhöhte Sensitivität der Chemorezeptoren.

Häufig kommt es bei fortgeschrittener Erkrankung zum Auftreten von VLF-Spitzen.

10.3. Arterielle Hypertonie

Die essentielle arterielle Hypertonie ist derzeit eine der häufigsten Erkrankungen, und ihre grundlegende Pathophysiologie ist eine sympathische Überaktivität. Nicht umsonst nimmt die Inzidenz mit dem Lebensalter zu, wobei der natürliche Altersgang eine zunehmende relative Sympathikusdominanz verursacht.
Eine der häufigsten zugrundeliegenden Ursachen für arterielle Hypertonie ist eine zu hohe Produktion von Leptin und Insulin durch eine Ernährung, die zu reich an einfachen Kohlenhydraten und verarbeiteten Produkten ist.

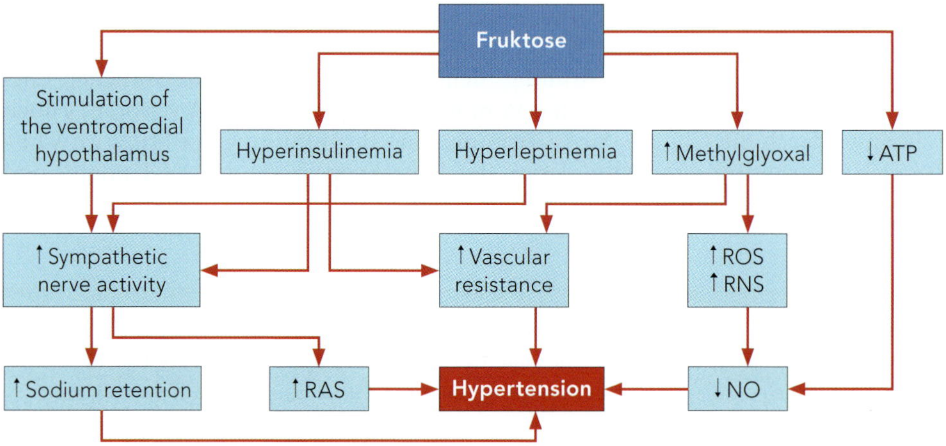

RAS = Renin Angiotensin System; ROS = reactive oxygen species; RNS = reactive nitrogen species; NO = Nitroxid

Abb.: Zucker und Hypertonie – die Pfeile bedeuten direkte oder indirekte Effekte durch Zwischenprodukte (nach: DiNicolantonio JJ, Lucan SC. The wrong white crystals: not salt but sugar as aetiological in hypertension and cardiometabolic disease. Open Heart 2014; 1:e000167).

Patienten mit essentieller Hypertonie zeichnen sich gegenüber Normotonikern dadurch aus, dass das veränderte sympathovagale Gleichgewicht eine weniger vagal getriggerte respiratorische Sinusarrhythmie und eine verstärkt baro-reflexorientierte Herzfrequenzvariabilität bewirkt. Die HRV ist bei Männern und Frauen mit arterieller Hypertonie reduziert. Damit steigt das Risiko einer Herzerkrankung.

Herzrhythmusstörungen sind dabei durchaus ein relevantes Problem. Das Auftreten von Vorhofflimmern beeinträchtigt die Lebensqualität der sonst symptomfreien Hypertoniepatienten. Die Bandbreite der ventrikulären Arrhythmien reicht von der isolierten Extrasystolie bis hin zu anhaltenden Tachyarrhythmien mit erhöhtem Risiko für den plötzlichen Herztod. Eine Abnahme der nächtlichen HRV ist ein starker prognostischer Marker für das Auftreten eines Schlaganfalls bei scheinbar gesunden Personen. Der Mechanismus könnte durch die Zunahme von Arrhythmien durch die reduzierte Parasympathikusaktivität erklärbar sein. Die Linksventrikelhypertrophie, eine diastolische Dysfunktion sowie eine Vorhofdilatation sind die Ursachen für die Entwicklung der elektrischen Instabilität bei Hypertonikern. Eine effektive antihypertensive Therapie normalisiert nicht nur den Blutdruck, sondern reduziert durch Rückbildung der linksventrikulären Hypertrophie auch das Risiko für maligne Rhythmusstörungen. Vor allem Antagonisten des Renin-Angiotensin-Aldosteron-Systems sind diesbezüglich besonders wirksam.

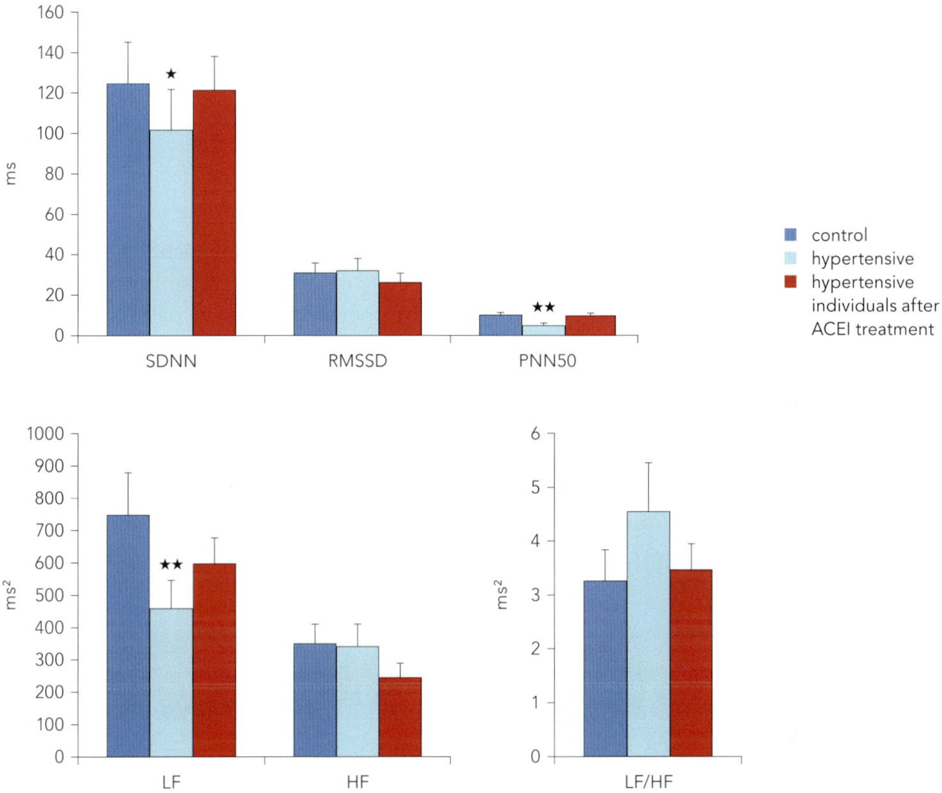

Abb.: ACE-Hemmer-Therapie (nach: Menezes Ada S Jr. et al.; Analysis of Heart Rate Variability in Hypertensive Patients Before and After Treatment with Angiotensin II-Converting Enzyme Inhibitors, Arq Bras Cardiol. 2004 Aug; 83(2): 169-72)

Die Risikofaktoren für eine arterielle Hypertonie – Adipositas, Insulinresistenz und Stress – zeigen allesamt eine sympathische Überaktivierung. Bei Normotensiven bedeutet eine verringerte HRV ein erhöhtes Risiko, eine Hypertonie zu entwickeln. Dies passt zu der Hypothese, dass bereits zu Beginn einer arteriellen Hypertonie eine autonome Dysfunktion vorliegt.

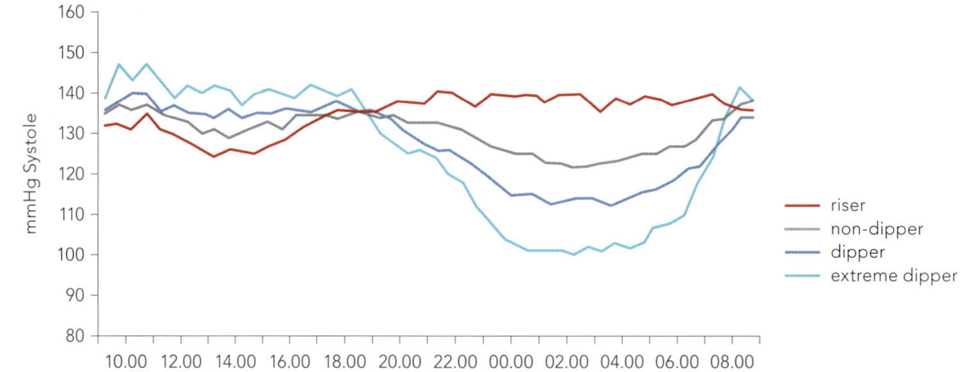

Abb.: Eine verminderte autonome Funktion geht einer unzureichenden nächtlichen Blutdruckabsenkung voraus (nach: Dauphinot et al.; Autonomic nervous system activity is indepently associated with the risk of shift in the non-dipper blood pressure pattern; Hypertension Research (2010) 33, 1032–1037)

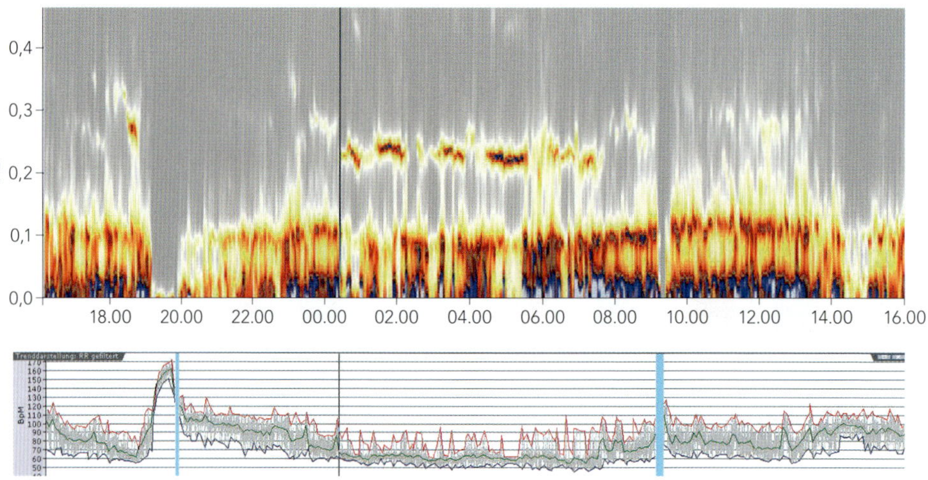

SDNN (ms)	r-MSSD (ms)	pNN50 (%)
181,3	33,6	12,63

Zeit	gültig (%)	ULF	VLF	LF	HF	Total	log LF/HF
Mittel		514,9	2852,8	1651,2	404,9	5423,8	0,739

Abb.: 38-jähriger Mann, Übergewicht, Nichtraucher, arterielle Hypertonie seit zwei Jahren, Schlafstörung, ACE-Hemmer-Therapie. In der Folge Umstellung auf ein Sartan bei Blutdruckschwankungen, Melatonin unret. 3 mg abends, Ausdauertraining (natürliche Betablockade). Der Ncl suprachiasmaticus scheint bei Hypertoniepatienten gestört zu sein, während die nächtliche Melatoninwirkung die Hypertonie verbessert. Unter der Therapie sind die Blutdruckwerte im Zielbereich (Ruhe: < 130/80). Im Spektrogramm ist neben einer deutlichen LF-Bande auch eine hohe Aktivität im VLF-Bereich sichtbar (RAAS, Stresshormone).

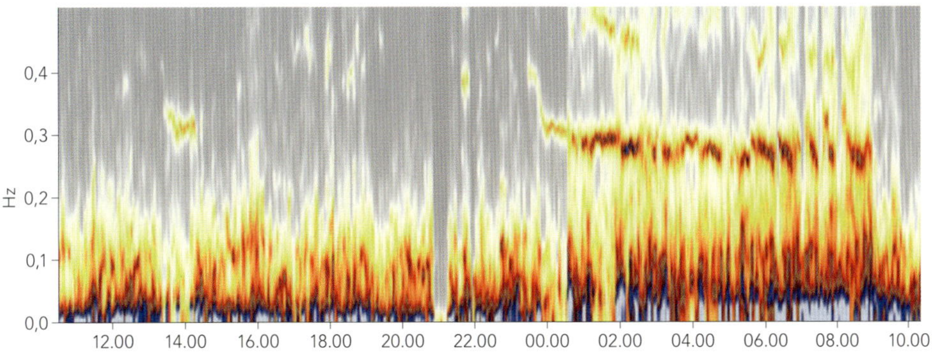

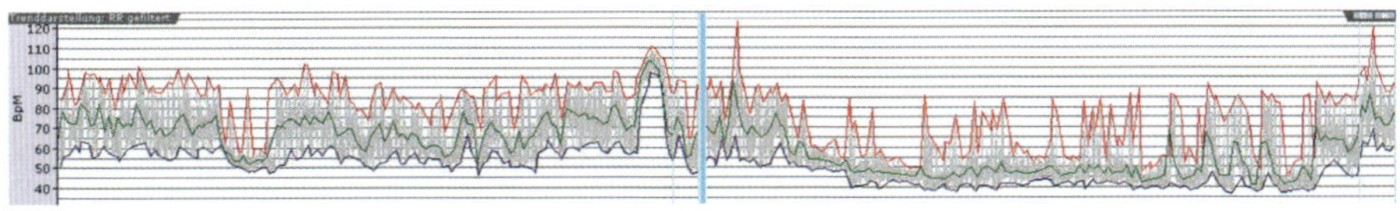

SDNN (ms)	r-MSSD (ms)	pNN50 (%)
236,9	76,3	30,27

Zeit	gültig (%)	ULF	VLF	LF	HF	Total	log LF/HF
Mittel		1767,9	5788,1	2491,7	1165,9	11213,6	0,444

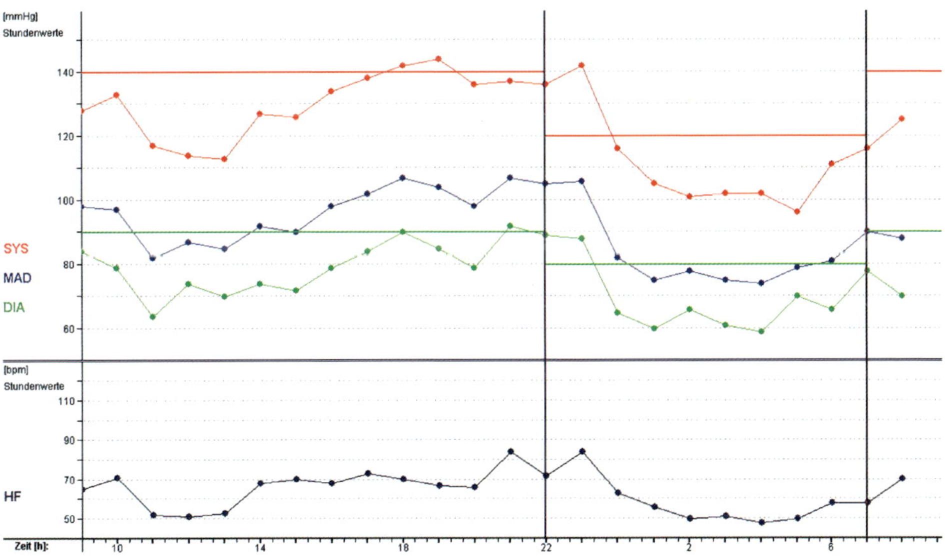

Abb.: HRV-Messung und 24-Stunden-RR-Messung. 37-jähriger Mann, schlank mit chronischem Überlastungssyndrom und diastolischer Hypertonie unter Betablockertherapie, welche die Sympathikusaktivität dämpft. Die Aktivierung im VLF-Bereich ist deutlich.

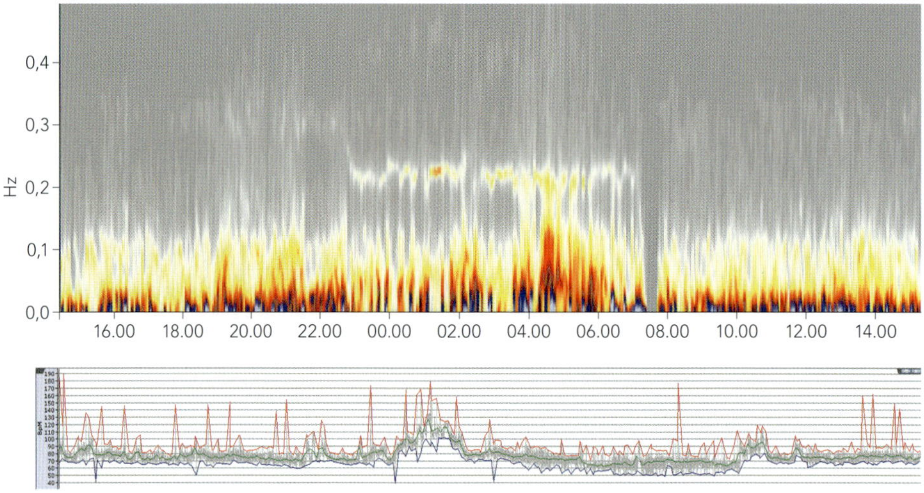

Abb.: Mann 50 Jahre, arterielle Hypertonie, Sartantherapie. SDNN 177 ms, rMSSD 31 ms, pNN50% 8,72, Total Power 2092, log LF/HF 0,7

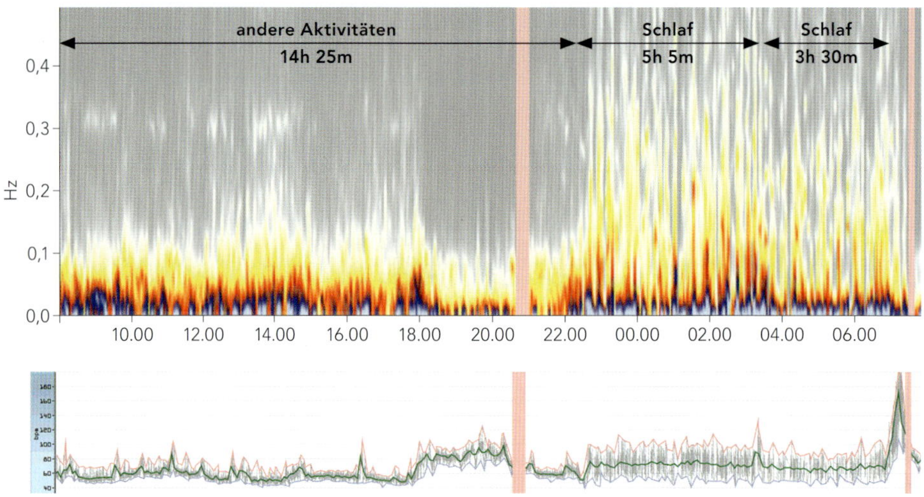

Abb.: Derselbe Mann, 55 Jahre (vorerst Sinusrhythmus mit PQ-Zeit <100 ms, ab 22.40 Uhr normfrequentes HV-Flimmern, von 7.06 bis 7.30 Uhr tachykardes VH-Flimmern bis max. 207/min, ST-Streckensenkungen)

10.4. Chronisch obstruktive Lungenerkrankung

Die COPD ist durch chronische, nicht voll reversible Verengung der Bronchien gekennzeichnet. Sie zählt zu den chronisch entzündlichen Erkrankungen mit systemischen Auswirkungen und verstärktem Auftreten von Herz-Kreislauf-Erkrankungen. COPD-Patienten besitzen im Vergleich zu Gesunden eine eingeschränkte HRV. Eine

Trainingstherapie führt zu einer deutlichen Verbesserung der autonomen Funktion. HRV kann mit der Schwere der Erkrankung korreliert werden, wobei eine Dysfunktion mit einem erhöhten Risiko für Arrhythmien, geringerer Belastbarkeit, verringerten kognitiven Fähigkeiten und verringerter Lebensqualität verbunden ist.

10.5. Angststörungen

Angsterkrankungen zählen gemeinsam mit Depressionen zu den häufigsten Erkrankungen. Auffällig ist die Korrelation zwischen Alter und Typ der Angststörung. Im Kindesalter sind es vor allem Phobien, die Panikstörung ist eine Erkrankung des jungen Erwachsenenalters, und generalisierte Angststörungen treten oft erst ab dem 40. Lebensjahr auf. 60 Prozent aller Patienten mit einer Angststörung erkranken auch an einer Depression, und es besteht eine Neigung zur Alkoholabhängigkeit.

Die vagal vermittelte resting state HRV ermöglicht nicht nur die Abschätzung klassisch autonomer Bereiche wie des kardiovaskulären Systems und der Inflammation, sondern auch der Selbstregulation im Sinne von Emotion und Kognition. Patienten mit Angsterkrankungen zeigen charakteristischerweise eine reduzierte HRV. Es gibt zunehmend Evidenz dafür, dass eine reduzierte HRV nicht nur bei Patienten mit Panikstörung, sondern auch bei generalisierter Angststörung (GAD) und sogar bei Kindern von Patienten mit Panikerkrankungen auftritt. Eine eingeschränkte HRV prädisponiert nicht nur für verschiedene physische Erkrankungen und gilt als Prädiktor für erhöhte Mortalität, sondern auch für verringerte Aufmerksamkeit und schlechtere emotionale Kontrolle. Sie spielt bei der Entwicklung einer Angststörung offenbar eine entscheidende Rolle und kann als wichtiger Endophänotyp der Angst bezeichnet werden.

Friedmann et al. lieferten eine Reihe von Untersuchungen, welche eine eingeschränkte HRV bei Angststörungen nachwiesen und so ein neuroviszerales Integrationsmodell der Angst unterstützten. Die in Ruhe gemessene LF/HF-Ratio korreliert positiv mit Angstsymptomen und negativ mit dem passivem Tilt in der Kipptischuntersuchung, einem klassischen Auslöser einer Sympathikusaktivierung, was eine hohe basale Sympathikusaktivität und eine abgestumpfte Sympathikusreaktivität bei Patienten mit ausgeprägter Angst nahe legt. Bei Depressionen ist vor allem bei Angstkomponente die vagale Kontrolle eingeschränkt.

Die Evidenz verbindet also „State"-and-„trait"-Angst mit einer verminderten HRV. Emotion kann als ein Kontinuum von gelegentlichem Auftreten (state) über eine ständige Erfahrung (trait) zu einem chronisch beeinträchtigten Zustand (Psychopathologie) verstanden werden.

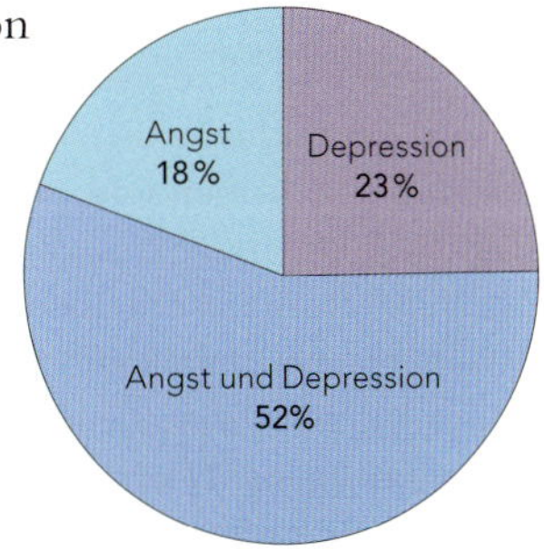

Abb.: Angststörungen und Depression (nach: Adelphi Neuroses Programme 2007)

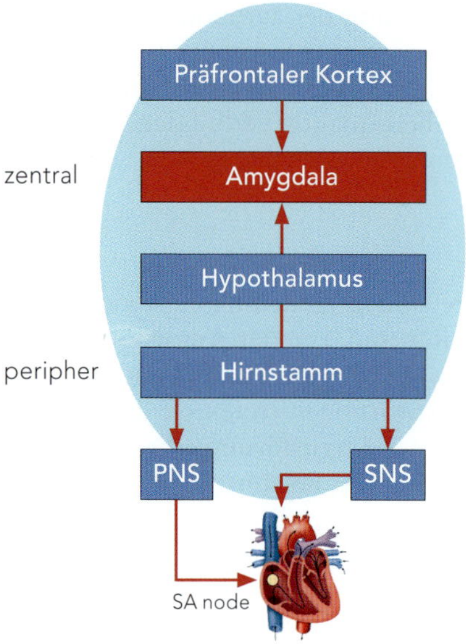

Erklärt werden kann die Auswirkung auf die HRV durch den vagal vermittelten hemmenden Einfluss des präfrontalen Cortex auf die Amygdala und die zusätzlichen hemmenden Bahnen zwischen Amygdala und autonomen Kerngebieten im Hirnstamm, die Herzfrequenz und Variabilität beeinflussen. Eine starke vagale Kontrolle bedeutet eine bessere Top-down- und Bottom-up-Modulation von Emotionen.

Abb.: Top-down (↓) und Bottom-up (↑) (adaptiert nach: Ellis, R. J., and Thayer, J. F. (2010). Music and autonomic nervous system (dys)function. Music Percept. 27, 317–326. doi: 10.1525/mp.2010.27.4.317)

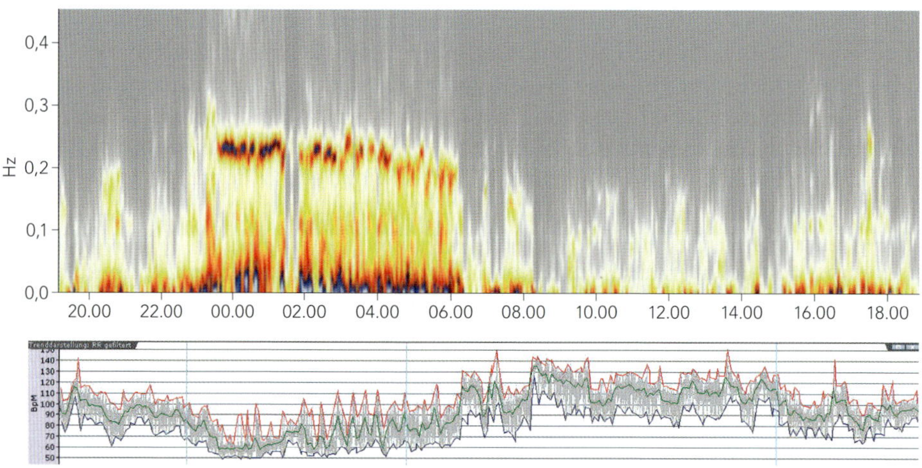

Abb.: 28-jährige Lehrerin, leidet an diastolischer Hypertonie, Angstzuständen und Überlastung in Klassen mit pubertierenden Jugendlichen, schlank, Nichtraucherin. Der Schlaf wird regelrecht mit einer Tiefschlafphase begonnen, wobei es auch zu einer Pulsabsenkung kommt (47 Schläge/min. um 0.26 Uhr). Danach ist die Schlafarchitektur aufgehoben und die Nacht durch heftige Träume und Aufschrecken mit entsprechenden Herzfrequenzanstiegen geprägt. Untertags ist von der nächtlichen Variabilität nichts mehr zu sehen, diese ist völlig verloren gegangen, die Herzfrequenz während der Arbeit ist inadäquat hoch. Insgesamt werden in diesen 24 Stunden über 130.000 Herzschläge detektiert, im Normalfall wären um die 100.000 Schläge zu erwarten. Zusammenfassend findet sich eine deutliche Stressreaktion untertags mit Besserung unter Bewegung und im Rahmen der Nachmittagsbetreuung. Die Gesamtvariabilität wäre altersentsprechend, ebenfalls ist die Regulationsfähigkeit prinzipiell erhalten. Der Parasympathikus zeigt sich zu Beginn der Nacht deutlichst. Eine reguläre Schlafarchitektur kommt aber nach einem Arousal nicht mehr zustande, weshalb der Erholungseffekt minimal ist.

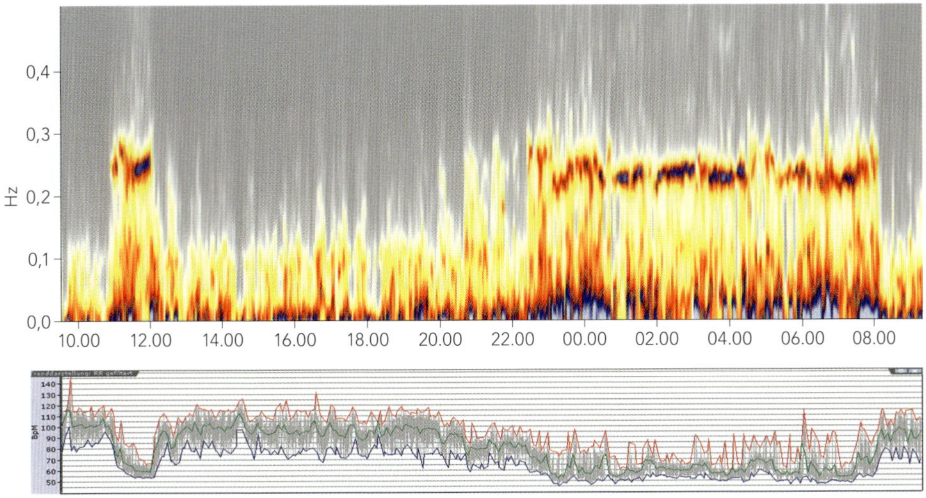

Abb.: Dieselbe Patientin, drei Jahre später, normoton

Angsterkrankungen sind im Gegensatz zur Depression mit einem erhöhten Risiko verbunden, arterielle Hypertonie zu entwickeln. Die Aktivität der Amygdala führt zu einer höheren Aktivierung des Sympathikus.

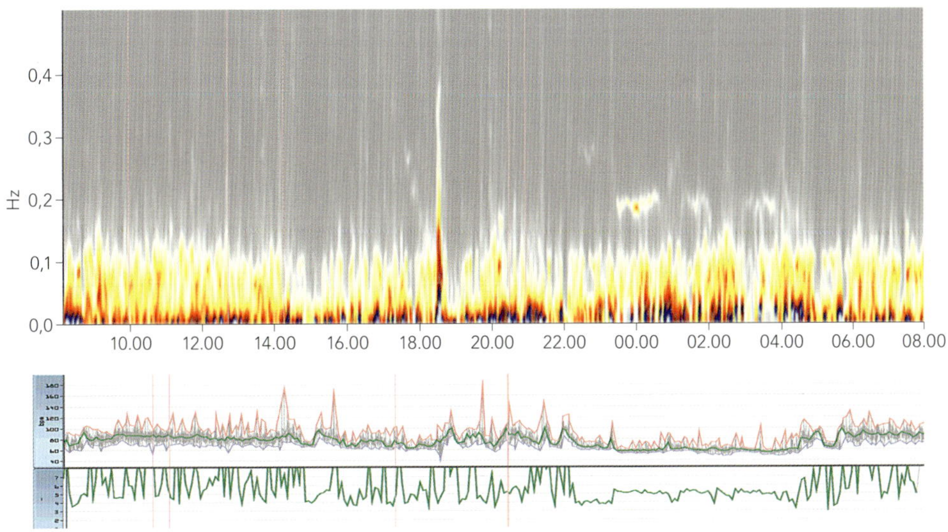

Abb.: Mann 47 Jahre, Schlafstörung, Panikattacken. SDNN 135,8 ms, rMSSD 21,6 ms / resting state 21,2 ms, pNN 50% 2,98, TP 1515,9, log LF/HF 0,765

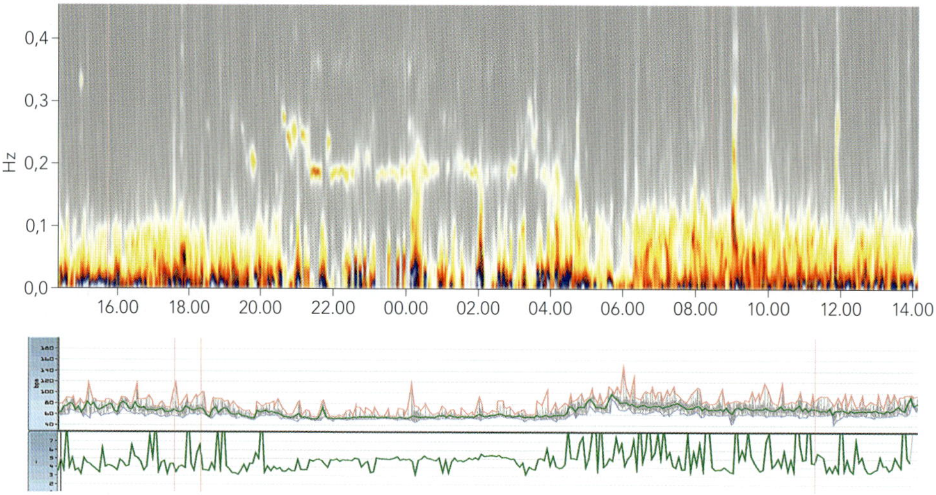

Abb.: Derselbe Mann, nach sechs Wochen transkutaner Vagusstimulation. SDNN 137,1 ms, rMSSD 27,1 ms / resting state 29,7 ms, pNN 50 % 5,31, TP 2022,4, log LF/HF 0,596

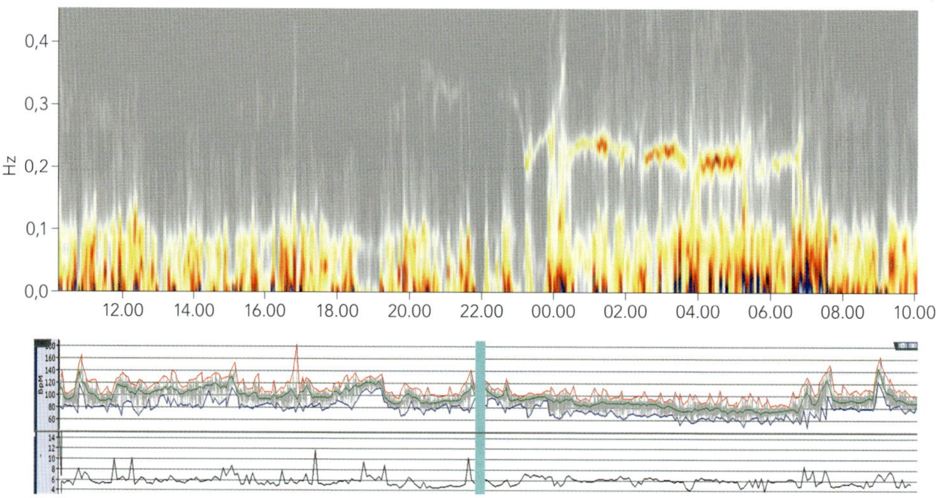

Abb.: Mann 43 Jahre; GAS, Therapie mit Melitracen und Flupentixol (Deanxit), Grenzwerthypertonie. SDNN 93 ms; rMSSD 18 ms; pNN 50 % 4,4; Total Power 1200; log LF/HF 0,76

10.6. Depression

Die Depression kann als gemeinsame Endstrecke unterschiedlichster Trigger verstanden werden und ist dadurch als eine psychische Erkrankung mit biologischen Hintergründen anzusehen. Es gibt eine Komorbidität von 75 bis 90 Prozent zu anderen Störungen (wie bereits erwähnt vor allem zu Angststörungen), wobei die Depression diesen anderen Störungen meist folgt.

Die Entwicklung psychischer Funktionen basiert offensichtlich auf Gen-Umwelt-Interaktionen. Dieses Modell passt durchaus zu den Aussagen über die im HRV-Bild dargestellte Regulationsfähigkeit durch das Vegetativum: Die HRV ist ein unabhängiger Funktionsausdruck des autonomen Nervensystems auf das Herz und damit der Interaktion genetischer und epigenetischer Komponenten.

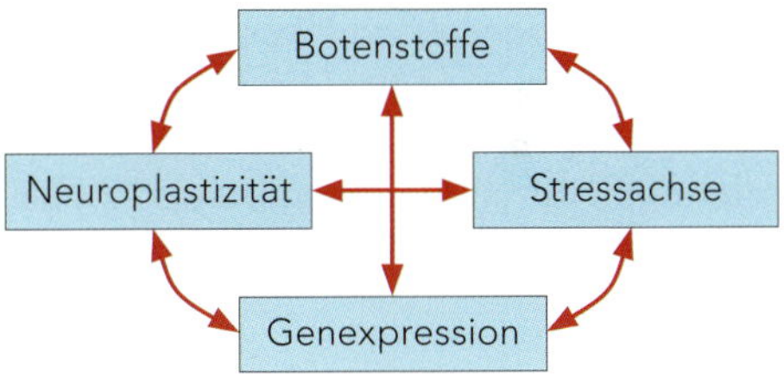

Abb.: Entwicklung psychischer Funktionen
(modifiziert nach: Hegerl und Rupprecht 2006)

10.6.1. Neurobiologie der Depression

Serotonin(5-HT)-Entleerung: Stress reduziert die Freisetzung von Serotonin, welches ein wichtiger Botenstoff für die Gefühlsregulation im Raphe-Kern darstellt, dieser steht mit dem Locus coeruleus und dem Cortex in Verbindung. Es besteht eine signifikante Beziehung zwischen Lichtstärke und Serotoninspiegel. Die 1984 von Rosenthal beschriebene Herbst-Winter-Depression gilt als Modellerkrankung chronobiologischer Störungen.

Dopamin-Entleerung: Anhaltend hohe Stresshormone können das Depressionsrisiko durch Senkung des Dopaminspiegels erhöhen. Dopamin ist ein wichtiger Botenstoff im körpereigenen Belohnungssystem im präfrontalen Cortex.

Noradrenalin-Entleerung: Da bei chronischem Stress die Stimulation durch den Raphe-Kern sinkt, produziert der Locus coeruleus weniger Noradrenalin, dies führt zu einer Verringerung der Aufmerksamkeit.

Schrumpfung des Hippocampus: Depressionen gehen mit einer anhaltenden erhöhten Konzentration von Stresshormonen wie Corticotropin-releasing Hormone, Corticotropin und Cortisol einher. Bei Gesunden wirkt überschüssiges, durch Stress produziertes Cortisol im Rahmen eines Feedbackmechanismus negativ rückkoppelnd auf die Stressachse und verringert eine weitere Ausschüttung. Bei Depressiven ist dieser Schutzmechanismus gestört, die Ausschüttung von Stresshormonen bleibt langfristig erhöht.

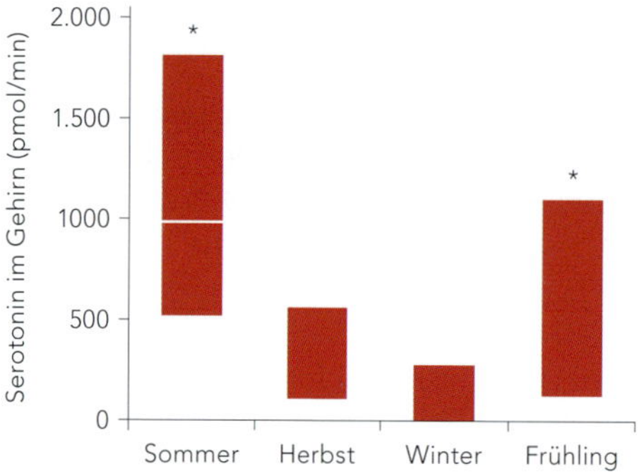

Abb.: Serotonin im menschlichen Gehirn nach Jahreszeiten (nach: Lambert et al. 2002)

In Tiermodellen konnte gezeigt werden, dass chronischer Stress und exogene Glucocorticoidgabe die Messenger-RNA für BDNF (Brain-derived neurotrophic factor) im Hippocampus blockiert. Stress bewirkt somit Zelltod im Hippocampus, der für Gedächtnisprozesse von wesentlicher Bedeutung ist. Bei Depressiven und chronischer Stressbelastung ist der Hippocampus um 10 bis 20 Prozent kleiner. Die Reduktion von BDNF führt wiederum zur Beeinflussung der serotonergen Parameter – wahrscheinlich durch Degradation und Abbau serotonerger Verbindungen (Holsboar et al. 1996, Smith et al. 1995). BDNF ist für die Plastizität des Gehirns von wesentlicher Bedeutung.

Die Depression bewirkt infolgedessen eine autonome Dysregulation mit reduzierter Gesamtvariabilität – wobei das Ausmaß mit dem Schweregrad korreliert – mit einer Verminderung der Parasympathikusaktivität, erhöhter Pulsrate durch Sympathikusdominanz und einer reduzierten Barorezeptor-Sensitivität. Besonders einprägsam sind jedoch charakteristische Veränderungen der Schlafarchitektur:

- Zunahme des Leichtschlafs,
- Abnahme des Tiefschlafs,
- Verkürzung der REM-Latenz (Zeitspanne bis zum Auftreten der 1. REM-Phase),
- Veränderung der REM-Distribution (Verlagerung in die erste Nachthälfte),
- Erhöhung der REM-Densität (Dichte der Abfolgen der REM-Phasen).

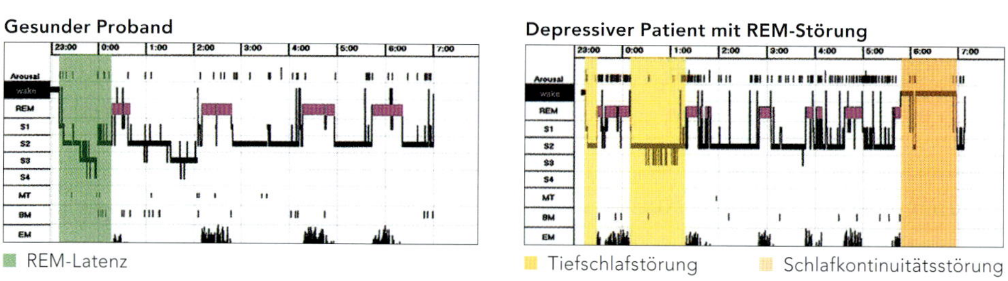

Abb.: REM-Latenz bei Gesunden und REM-Störung (Fehlen der REM-Latenz) bei Depressiven (Prof. Dr. D. Riemann, Freiburg)

In der HRV-Messung sind diese mittels EEG dokumentierten Veränderungen ebenfalls gut zu beurteilen.

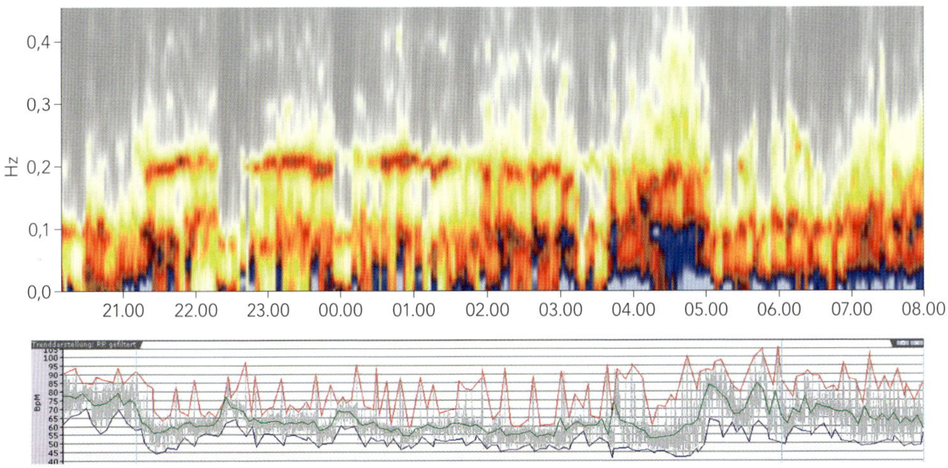

Abb.: Zwölf-Stunden-Nachtmessung bei einem 43-jährigen Mann, Depressio mit Schlafstörung und verkürzter REM-Latenz, chronisches Überlastungssyndrom, Nichtraucher, regelmäßiges Training, keine antidepressive Therapie. Die nächtliche Pulsabsenkung ist nicht regelrecht, es kommt immer wieder zu Erwachen mit HF-Anstiegen, die Schlafarchitektur ist verloren gegangen, der Schlaf beginnt mit einer REM-Phase.

Ergebnis	Einheit	Referenzbereich	
Klinische Chemie			
Kreatinin im Urin	0,93	g/l	0,8–2,0
Endokrinologie			
Serotonin im Urin	64,1	µg/g Kreatinin	50,0–250,0

Tab.: Erniedrigter Serotoninspiegel. Benötigtes Untersuchungsmaterial: Urin, zweiter Morgenurin stabilisiert (HCL)

Adrenaler Stressindex	Ergebnis	Einheit	Referenzbereich
↓ DHEA (Saliva) Morgenwert	11	pg/ml	130–490
↓ DHEA (Saliva) nach 12 h	<3	pg/ml	130–490
Cortisol (Saliva) Morgenwert	2368	pg/ml	1800–14500
Cortisol (Saliva) nach 2 h	2083	pg/ml	1300–10300
Cortisol (Saliva) nach 5 h	3218	pg/ml	700–5700
Cortisol (Saliva) nach 8 h	919	pg/ml	600–4700
Cortisol (Saliva) nach 12 h	731	pg/ml	300–3300
↑ Cortisol/DHEA-Ratio (Morgenwert)	223,4	Ratio	4–110
↑ Cortisol/DHEA-Ratio (nach 12 h)	243,7	Ratio	1–36

Tab.: Adrenaler Stressindex – DHEA-Verminderung

Sechs Monate später: Aufgrund von Burn-out war vor drei Monaten die Kündigung erfolgt, daraufhin vorerst weitere Verschlechterung der psychischen Situation mit Suizidgedanken, Gedächtnisstörungen, Alkoholabusus. Zum Zeitpunkt der Kontrollmessung besteht eine Therapie mit Citalopram 10 mg morgens, Trazodon 150 mg abends, Quetiapin 25 mg abends, Melatonin 1,5 mg abends, DHEA 25 mg morgens. Aufgrund von Muskelschmerzen und Parästhesien wurde Citalopram abgesetzt, worauf die Beschwerden verschwanden.

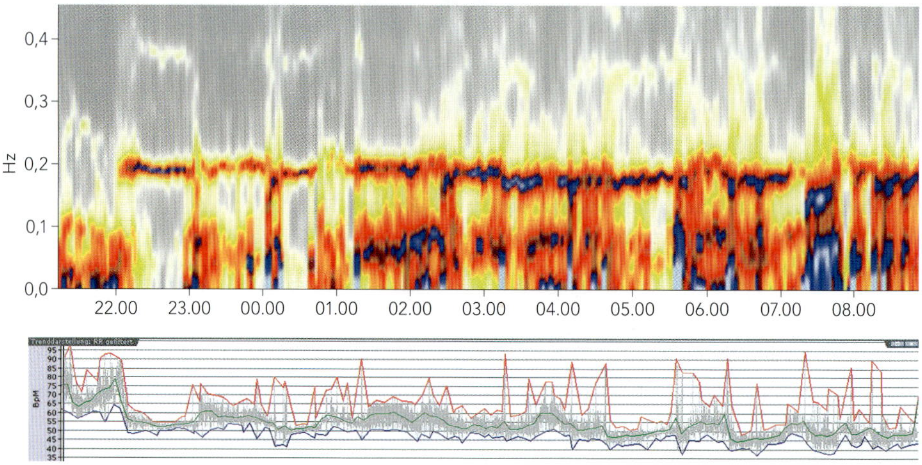

Abb.: Zwölf-Stunden Nachtmessung. Zu Beginn der Nacht finden sich unmittelbar nach dem Einschlafen Tiefschlafphasen, der Schlaf ist ununterbrochen, die RSA kräftig. Lediglich die Pulsabsenkung gelingt nur teilweise anhaltend unter 60/min. Vom Patienten wird eine zunehmende Besserung des Erschöpfungsgefühls angegeben. In weiterer Folge können alle Therapien bis auf Trazodon 150 mg und DHEA 25 mg abgesetzt werden. Eine regelmäßige Trainingstherapie wurde fortgesetzt.

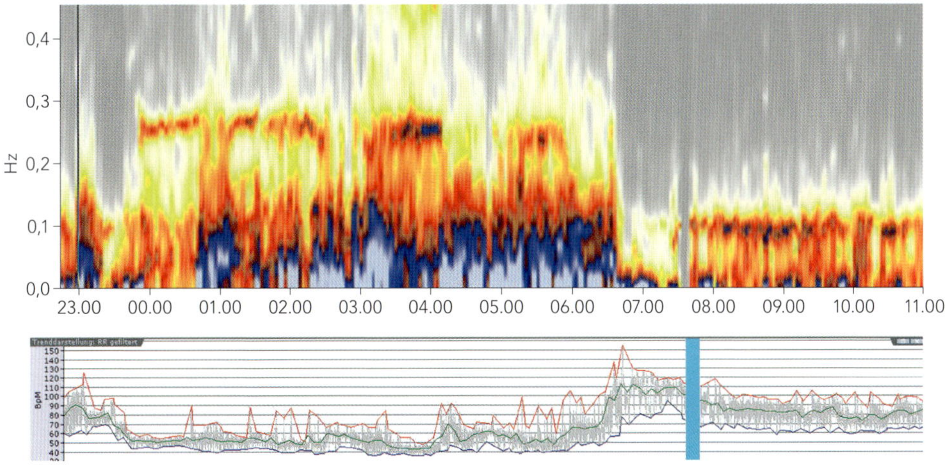

pNN50 (%)	ULF	VLF	LF	HF	log LF/HF
26,39	1321,6	7039,3	5547,0	1528,6	0,742

Abb.: 12-Stunden-Nachtmessung bei einem 34-jährigen Mann mit erektiler Dysfunktion seit acht Jahren, internistisch und urologisch abgeklärt. Die Gesamtvariabilität ist während des Schlafes sehr gut, es fällt jedoch die massive Aktivität im VLF- und LF-Bereich auf (hellblau entspricht der höchsten Amplitude), die weit über die Sympathikusaktivität der Thermoregulation in den frühen Morgenstunden hinausgeht, die zeitlich auch in den Anstieg von ACTH/Cortisol fällt. Die Schlafarchitektur ist weitgehend aufgehoben, es ist nur eine nicht ideale Tiefschlafphase zu Beginn der Nacht erkennbar.

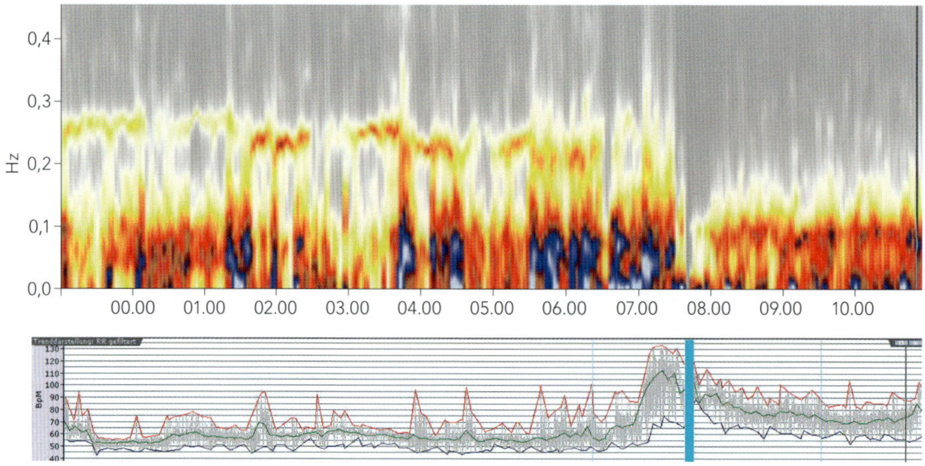

pNN50 (%)	ULF	VLF	LF	HF	log LF/HF
21,01	2574,8	3522,8	728,9	7287,2	0,6

Abb.: Nach vier Wochen Trazodontherapie (150 mg abends) ist bei insgesamt verringerter Gesamtvariabilität die Sympathikusaktivität normalisiert (vor allem VLF), es sind drei Tiefschlafphasen erkennbar. Hinsichtlich der erektilen Dysfunktion ist es zu keiner deutlichen Verbesserung der Symptomatik gekommen, obwohl Trazodon hier einen positiven Einfluss nehmen kann. Eine Psychotherapie wurde begonnen.

Akut bewirkt Trazodon eine Zunahme der Tiefschlafphasen S3 und S4, der Gesamtschlafzeit, eine Besserung der Durch- und Ausschlafzeiten sowie eine Verminderung der S2-Schlafstadien und eine Verlängerung der REM-Dauer in Minuten.

10.6.2. Depression und Herz-Kreislauf-Erkrankungen

„Unter allen Leidenschaften der Seele bringt die Trauer am meisten Schaden für den Leib."
Thomas von Aquin

Depression und Herz-Kreislauf-Erkrankungen stehen in einer besonderen Beziehung zueinander: Depressive Patienten weisen eine erhöhte Letalität und Morbidität für kardiovaskuläre Erkrankungen auf, diese wiederum haben bei Auftreten einer Depression eine schlechtere Prognose. Dies ist umso bedeutsamer, als immerhin 14 bis 47 Prozent aller Patienten, die mit einer Angina pectoris ins Krankenhaus kommen, eine depressive Symptomatik aufweisen, und diese Gruppe im Vergleich zu den nicht depressiven ein bis zu vierfach erhöhtes Risiko hat, im folgenden Jahr einen Herzinfarkt zu erleiden oder daran zu sterben. Die Datenlage ist inzwischen so gut, dass man von einem gesicherten Zusammenhang ausgehen kann.

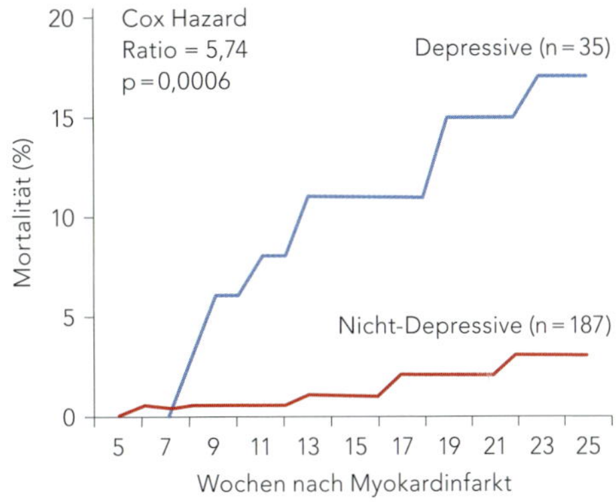

Abb.: Gesamtmortalität bei depressiven und nicht depressiven Patienten nach Myokardinfarkt (nach: Frasure-Smith 1993)

Auch ansonsten gesunde Menschen mit einer Depression zeigen eine veränderte HRV und haben ein signifikant höheres Risiko für Myokardinfarkt oder Insult im Laufe ihres Lebens. Wie bereits besprochen, ist die HRV ein unabhängiger Prädiktor für kardiovaskuläre Mortalität.

Serotonin ist für die normale reflektorische Vagusmodulation der Herzfrequenz essentiell. Eine verringerte Baroreflexsensitivität und Gesamtvariabilität bedeuten eine Einschränkung der – vor allem vagalen – Kontrolle der Herzfrequenz, welche unabhängig mit Depression assoziiert ist.

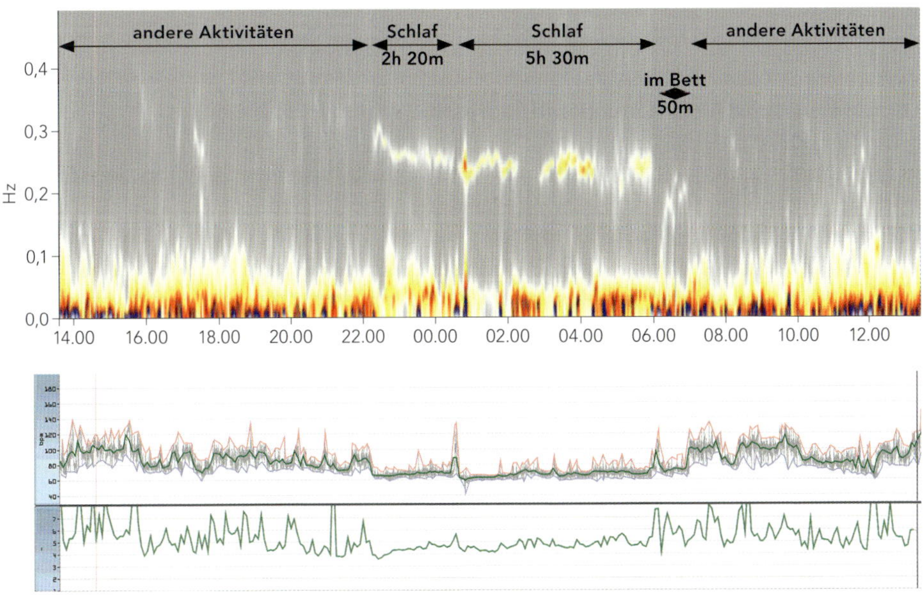

Abb.: Frau, 52 Jahre, Depression, arterielle Hypertonie, IMT-Verdickung, Lp(a)-Erhöhung, atherogenes LDL. Lipidprofil, Übergewicht, Autoimmunthyroiditis, Menopausesyndrom; med. Therapie: Sartan, T4, Fluoxetin 20 mg, Pravastatin 40 mg, Minimalentzündung hs-CRP 3 mg/dl, Lp(a) 140 mg/dl, HOMA-Index 2,2, täglich 90 min. Gehen. SDNN 131 ms, rMSSD 16,6 ms, pNN50% 1,16, Total Power 1316, log LF/HF 0,53.

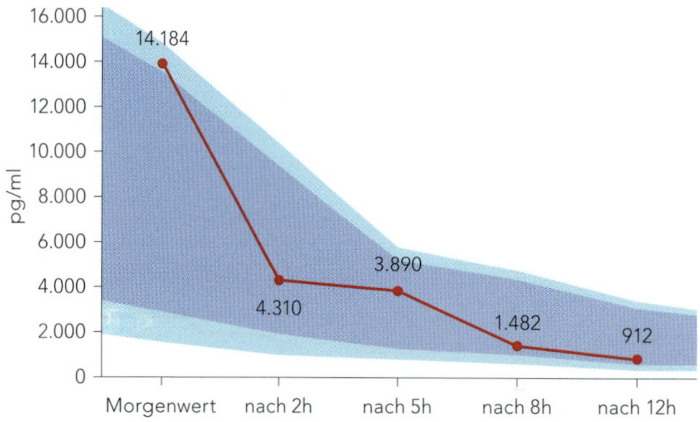

Abb.: Cortisol im Tagesverlauf mit ausgeprägtem Morgenpeak

Zusammenfassung: Depression und Myokardinfarkt sind im weiteren Verlauf mit einem dreifachen Mortalitätsrisiko behaftet als ein MCI ohne Depression. Die Depression verzögert oder verhindert eine Erholung der HRV-Parameter nach MCI. Sie ist mit Veränderungen wie reduzierter Gesamtvariabilität, reduzierter Parasympathikusaktivität, sympathischer Dominanz mit erhöhtem Plasma-Noradrenalin, Entzündungsreaktion und erhöhter Thrombozytenaktivität assoziiert. Als interessanter Marker für das Ansprechen einer Therapie bzw. die Verbesserung von depressiven Symptomen könnte sich in Zukunft VLF erweisen. Die HRV-Messung hilft, Hochrisikopatienten zu erkennen, und evaluiert den Erfolg einer medikamentösen und Lifestyle-Therapie.

10.6.3. Körperliche Aktivität und antidepressive Wirkung

Ausdauertraining in adäquater Intensität stimuliert die Synthese und den Umsatz von Serotonin. Durch regelmäßige Bewegung wird auch die Freisetzung von BDNF erhöht, ebenso anderer neurotropher Proteine, die mit BDNF gemeinsam zu einer dichteren Vernetzung des neuronalen Netzes führen. Weiters erhöht aerobes Training den Dopaminspiegel im Gehirn und bewirkt dadurch eine Verbesserung der Konzentrationsfähigkeit.

10.7. Stress

Das Wort Stress in unserem Sinne ist an die 70 Jahre alt. Der in Wien geborene kanadische Mediziner Hans Selye hat „unspezifische Körperreaktionen auf Anforderungen" als Stress bezeichnet.
Stress ist überlebensnotwendig, er ist ein lebenserhaltendes Regulationsprinzip und ermöglicht komplexe Reaktionen auf lebensbedrohliche Situationen. In erster Linie flüchten wir; ist dies nicht möglich, stellen wir uns dem Kampf (Fight or Flight). Dabei sind rasche Reaktion ohne langes Nachdenken, Schnelligkeit und Kraft wesentlich, während die Natur in solchen Situationen das Erlernen von Neuem und Fortpflanzung als sekundär betrachtet. Chronische Stressbelastung kann dabei sowohl bei Frauen als auch Männern ein Hindernis bei der Erfüllung eines Kinderwunsches darstellen.

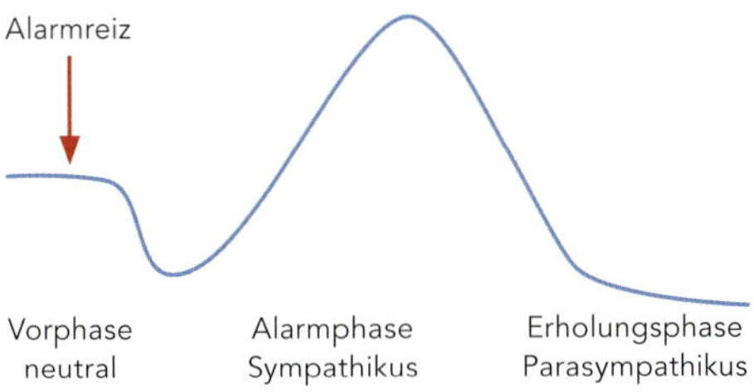

Abb.: Akute Stressreaktion

Akuter Stress ist eine Form von Stress, für die wir gebaut sind und der auch als „Salz in der Suppe" des Lebens betrachtet werden könnte. Er kann sich durchaus positiv auf das Befinden, die Leistungs- und Konzentrationsfähigkeit und auf Lebens- beziehungsweise sexuelle Lust auswirken. Es kommt zu einer Zunahme von Serotonin und Noradrenalin, zu einer Verbesserung der Gehirndurchblutung und zur Vermehrung von Nervenkontakten im Gehirn.
Erst Dauerstress wird zu einem Problem. Nach der durch den Sympathikus vermittelten Alarmphase wird die Erholungsphase durch neuerlich einwirkende Alarmreize verhindert. Es kommt zu einer anhaltenden Sympathikusaktivierung, die als Widerstandsphase bezeichnet wird und Monate bis Jahre andauern kann. Letztendlich kommt es zu einer Erschöpfung durch Überforderung der Systeme und zu vermehrtem Verbrauch und Ungleichgewicht von Botenstoffen.

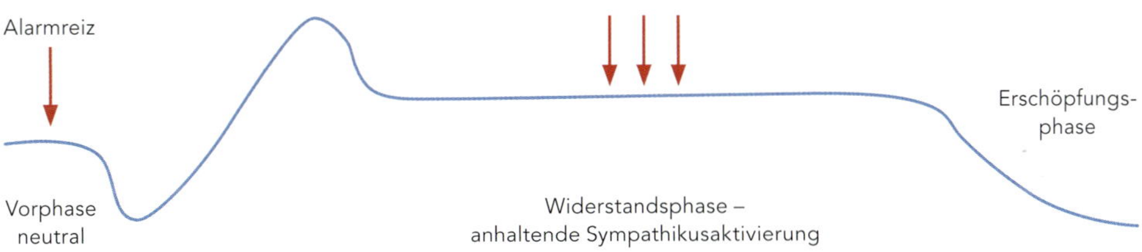

Abb.: Chronische Stressbelastung

Wie chronischer Stress verarbeitet wird, hängt neben der Genetik, epigenetischen Prägungen, erlerntem Verhalten und Erfahrung in erster Linie vom vermehrten Verbrauch von Botenstoffen und dem verbleibenden „Botenstoffmix" ab. Dieser entscheidet, ob Dauerstress zu aggressivem, ängstlichem oder depressivem Verhalten führt.

	Stressor → Frontotemporaler Kortex		
Emotionen	Ärger	Furcht	Depressio
Limbisches System	zentrale Amygdala	basale Amygdala	Hippocampus
Reaktion	Kampf	Flucht	Passivität
Hormonkonstellation	NA++ Adrenalin+ Cortisol+ Testosteron++	Adrenalin++ NA+ Cortisol+/– Testosteron+/–	Cortisol++ NA+ Adrenalin+/– Testosteron––

Tab.: Der „Botenstoffmix" entscheidet über die Reaktion auf chronische Stressbelastung

Aminosäuren und Cholesterin sind die Vorstufen wichtiger Botenstoffe. Bei vermehrter Bildung von Stresshormonen werden auch vermehrt Co-Faktoren wie B-Vitamine benötigt.

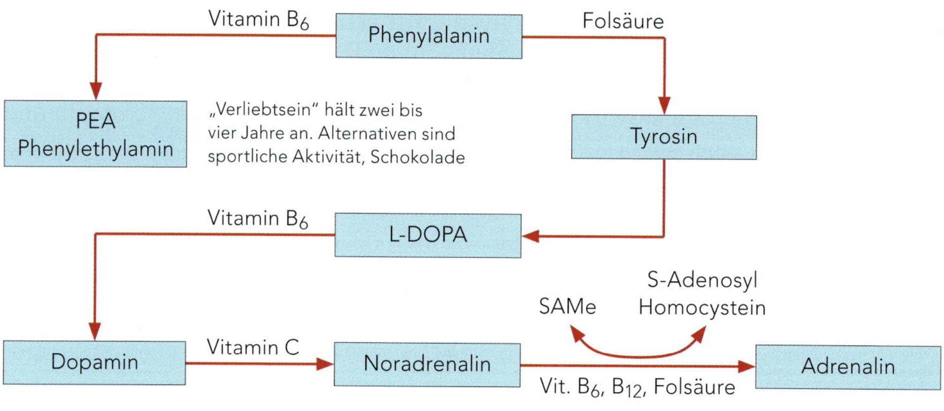

Abb.: Bildung der Stresshormone

Neben den bereits genannten Botenstoffen Serotonin, Adrenalin, Noradrenalin, Cortisol und Dopamin sind auch Melatonin, DHEA, Glutamat, GABA, Acetylcholin, Endorphine und Oxytocin von Bedeutung:

- **Exzitatorisch:** Adrenalin, Noradrenalin, Dopamin, Cortisol.
- **Inhibitorisch:** Melatonin, Serotonin, GABA (Gamma-Aminobuttersäure), DHEA (Dehydroepiandrosteron).

10.7.1. Chronisches Überlastungssyndrom – Übertraining – Burn-out

Herbert J. Freudenberger prägte 1974 den Begriff *Burn-out* und definiert ihn als „Nachlassen bzw. Schwinden von Kräften oder Erschöpfung durch übermäßige Beanspruchung der eigenen Energie, Kräfte oder Ressourcen". Im Sport würde man im Fall des Übertrainings von einem Missverhältnis zwischen der Summe der Belastungen und der aktuellen Erholungsfähigkeit sprechen beziehungsweise von einer Störung der organischen Anpassung und vegetativen Regulation. Übertraining kann unabhängig vom Trainingszustand und Leistungsniveau auftreten.
Chronischer Stress entspricht einer Spirale, die sich im Lauf der Zeit immer enger dreht.

Im Alter und bei einigen Krankheitsbildern besteht eine besondere Stresssensibilität wie zum Beispiel bei Depression, bei Herz-Kreislauf-Erkrankungen, Diabetes aber auch beim Metabolischen Syndrom.

Chronischer Stress

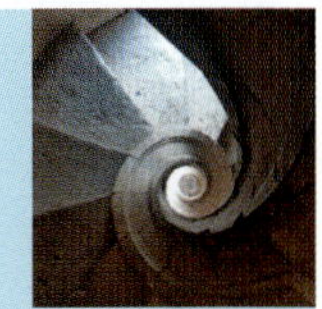

Spirale nach unten

- Ehrgeiz
- hoher Einsatz
- Zurückstellen eigener Bedürfnisse
- abnehmende Flexibilität
- chronische Übermüdung
- Überlastung
- Schlafstörungen
- Orientierungslosigkeit
- Gedächtnisstörungen
- zynische Haltung
- Abwehr von Kritik
- emotionaler Rückzug
- Angstgefühle
- Suchtverhalten
- Gefühl der Sinnlosigkeit
- Desinteresse
- totale Erschöpfung
- körperlicher Zusammenbruch

Abb.: Stressspirale

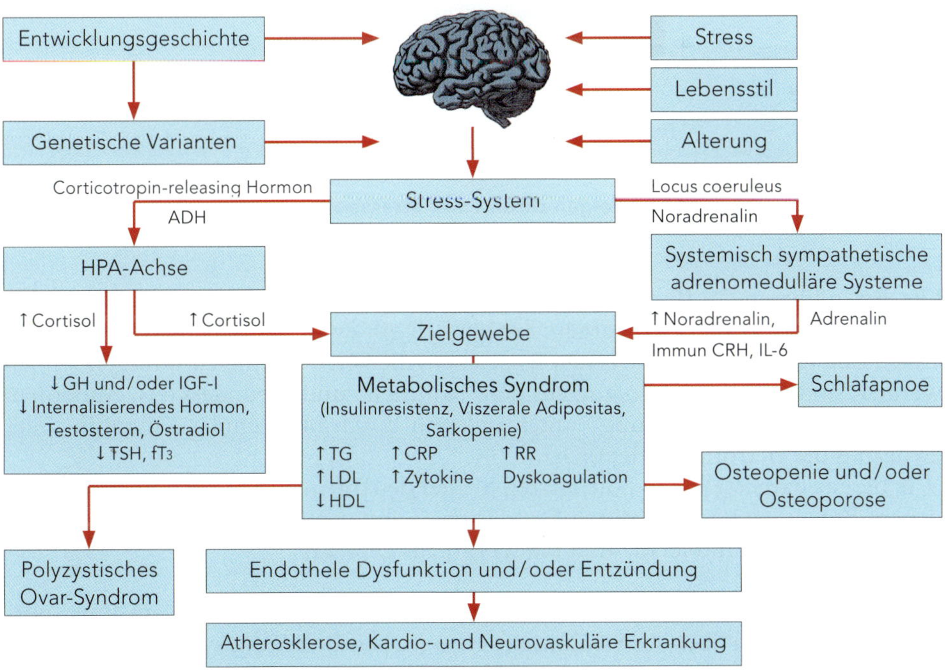

Abb.: Stress und daraus resultierende Erkrankungen (nach: Chrousos GP 2009)

- Der Zwang, sich zu beweisen
- Verstärkter Einsatz
- Vernachlässigung eigener Bedürfnisse
- Verdrängung von Konflikten
- Umdeutung von Werten
- Leugnung der Probleme
- Rückzug
- Beobachtbare Verhaltensänderung
- Depersonalisation
- Innere Leere
- Depression
- Völlige Erschöpfung

Tab.: Der stadienhafte Verlauf des Burn-out (nach: Freudenberger, North 1992)

Ein Burn-out ist das Ende eines langen Weges und zeigt einen stadienhaften Verlauf. In der HRV-Messung lassen sich die Folgen chronischer Stressbelastung einteilen.

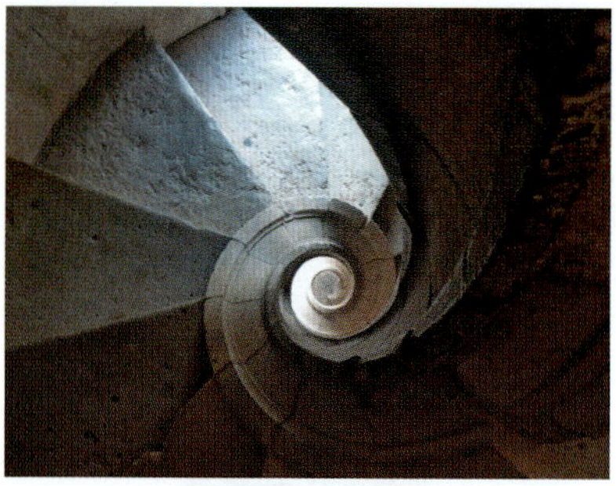

Burn-out-Syndrom: eingeschränkte Gesamtvariabilität, log LF/HF auf niedrigem Niveau ausgeglichen

Chronische Stressbelastung: Müdigkeitszeichen (Parasympathikusaktivität untertags, „Stressdeckelung" im HF-Bereich)

Chronisches Überlastungssyndrom: Parasympathikusschwäche im HF-Bereich, log LF/HF deutlich >0,5, meist >1

Abb.: Folgen chronischer Stressbelastung

Die ersten Phasen des Burn-out-Syndroms bleiben den Angehörigen und Freunden der Betroffenen zumeist verborgen: Schließlich gilt es als wünschenswert, im Beruf vollen Einsatz zu zeigen. Die ersten Anzeichen, die von der Umwelt wahrgenommen werden, sind meist der Rückzug aus dem Familien- und Freundeskreis. Außerdem wird die „Depersonalisierung" unter anderem durch mangelndes Mitgefühl oder Zynismus der Betroffenen deutlich.
Wie bereits dargestellt, sind die letzten Stufen des Burn-outs je nach noch vorhandenem Botenstoffmix eher durch Depression, Selbstzweifel und Schuldgefühle oder durch Aggression, Intoleranz und Ressentiments geprägt.

Unter Behandlung kehrt sich der Verlauf um, das bedeutet, dass sich ein Burn-out-Patient im Idealfall über das Stadium des chronischen Belastungssyndroms zurück in Richtung Normalität entwickelt. Die Aktivität im VLF- und im LF-Bereich kehrt relativ rasch zurück, während der Parasympathikus im HF-Bereich längere Zeit zur

Erholung benötigt und im ungünstigsten Fall reduziert bleibt („Narbe nach Burn-out"). Vor allem jüngeren Patienten mit einer ursprünglich kräftigen Parasympathikusaktivität gelingt aber meist eine deutliche Verbesserung derselben innerhalb des ersten Jahres.

Was ist nun im HRV-Bild bei chronischer Stressbelastung, chronischem Überlastungssyndrom und Burn-out sichtbar?

10.7.2. Chronische Stressbelastung im HRV-Bild

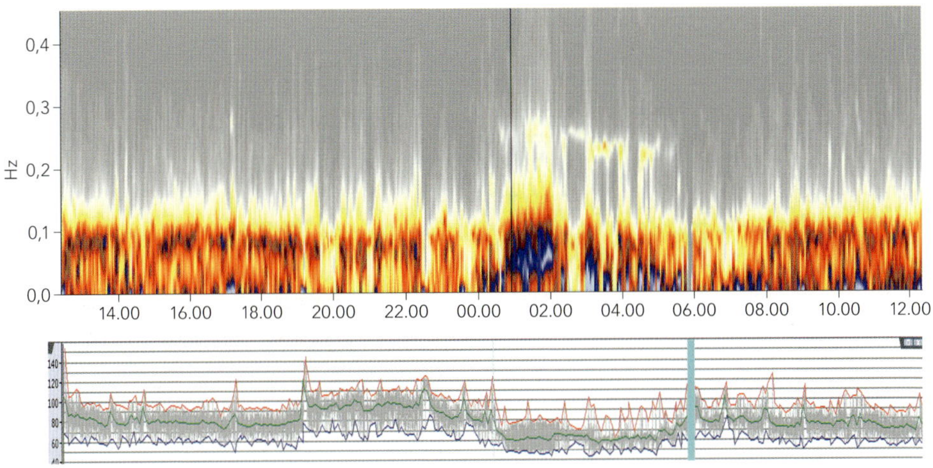

Abb.: Mann, 45 Jahre, chronische Stressbelastung, Führungsposition, schlank, regelmäßige Trainingstherapie, verbesserte Pausenkultur, Trainingsanpassung. SDNN 136 ms; pNN 50% 5,8; TP 4274; log LF/HF 1,2

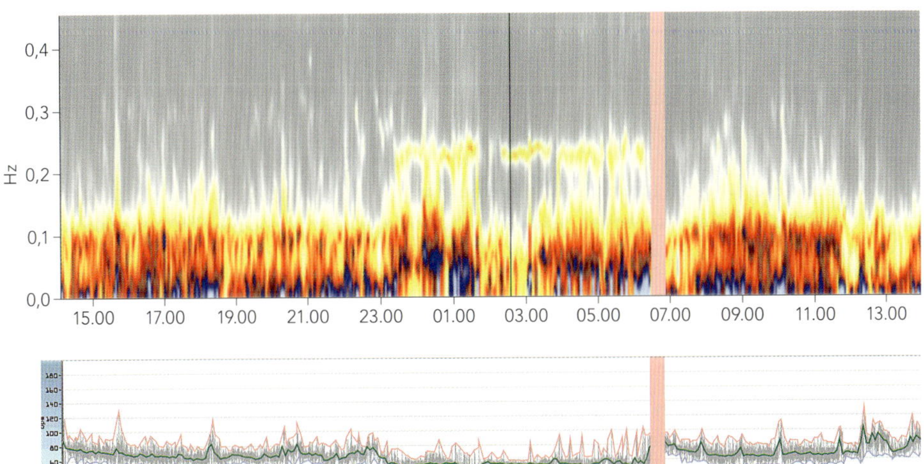

Abb.: Derselbe Mann mit 46 Jahren. SDNN 158 ms; pNN 50% 12; 14,TP 4986; log LF/HF 0,88 nach einem Jahr (verbesserte Pausenkultur, Trainingsanpassung)

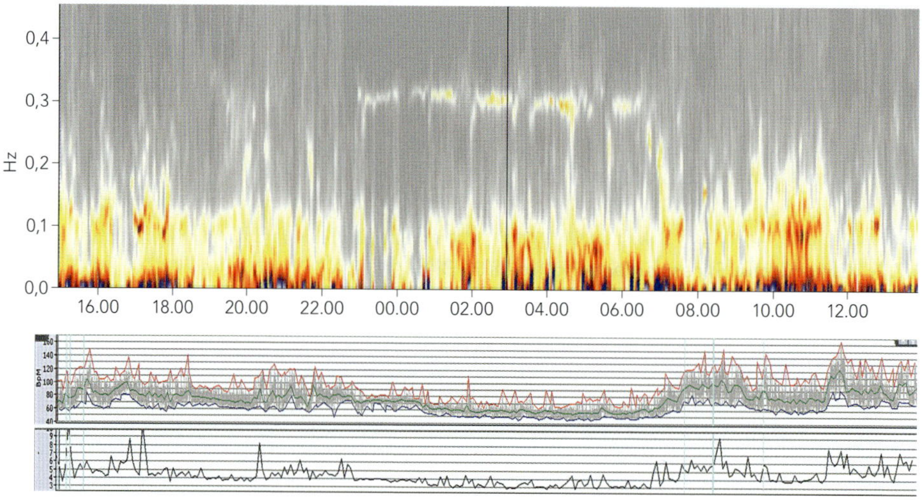

Abb.: Frau 44 Jahre, schlank, Nichtraucherin, Asthma bronchiale. SDNN 161 ms; r-MSSD 40 ms; pNN 50% 16,9; Total Power 1760; log LF/HF 0,5

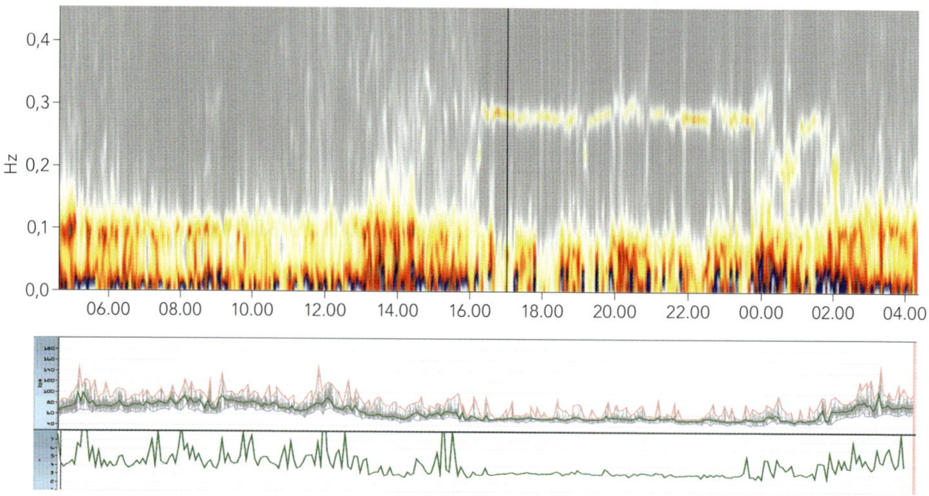

Abb.: Dieselbe Frau mit 51 Jahren, seit längerem chronische Stressbelastung, sichtbare „Stressdeckelung", altersentsprechende Parasympathikusregulation. SDNN 190 ms; r-MSSD 32 ms; pNN 50% 10; Total Power 2500; log LF/HF 0,6

Zusammenfassung: Chronische Stressbelastung, zeichnet sich meist durch eine erhaltene Parasympathikusaktivität aus. Letzterer versucht auch tagsüber immer wieder eine Erholungsreaktion einzuleiten. Dies ist als Müdigkeitszeichen sichtbar oder führt, wenn erfolgreich, zu einer effektiven Pause oder einem Kurzschlaf.

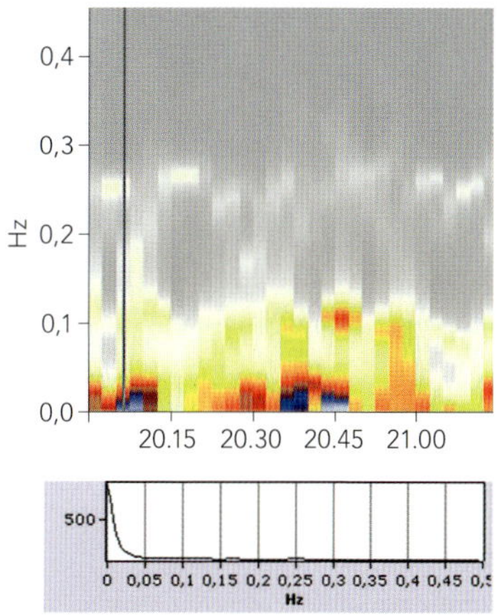

Abb.: Müdigkeitszeichen abends, es kommt zu einer sichtbaren Parasympathikus- (hier bei 0,25 Hz) und gleichzeitiger Sympathikusaktivität.

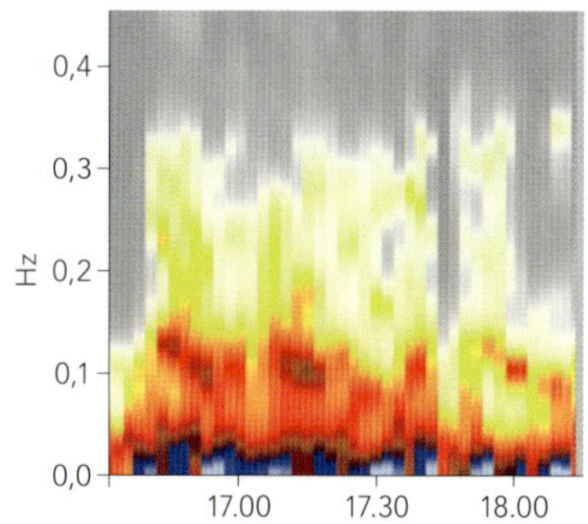

Abb.: Nicht verwechselt werden darf dies mit entspannt-aktiven Phasen, die im Rahmen einer guten Gesamtvariabilität auftreten. In diesem Fall finden sich vom VLF- bis zum HF-Bereich durchgehend Signale.

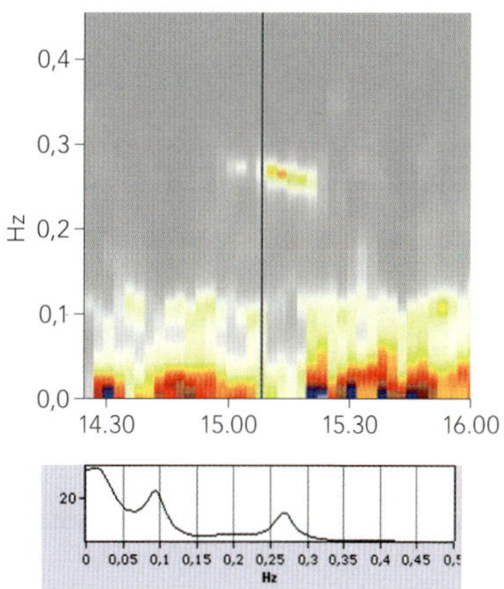

Abb.: Effektiver Nachmittagsschlaf mit sichtbarer RSA außerhalb des Nachtschlafs und deutlich reduzierter Sympathikusaktivität.

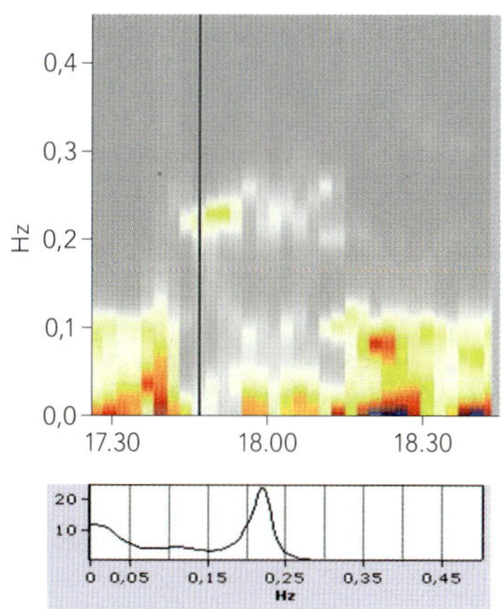

Abb.: Effektive Pause, der Patient erhält passive Physiotherapie.

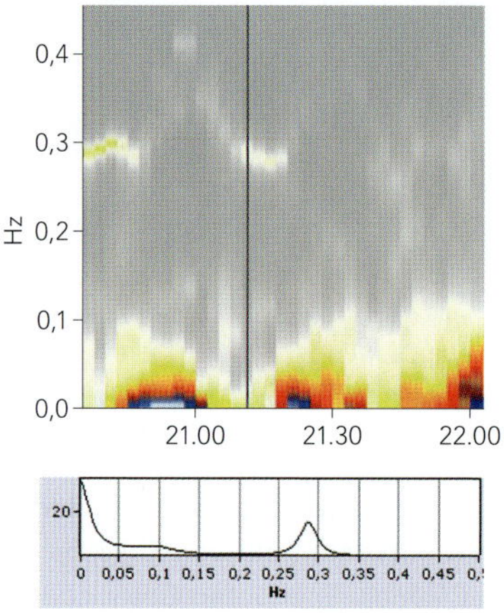

Abb.: Dieselbe Konstellation, während einer Autofahrt, birgt die Gefahr eines Sekundenschlafes.

Bei chronischer Stressbelastung und beim chronischen Überlastungssyndrom ist untertags die Variabilität in die höheren Frequenzbereiche hinauf wie abgeschnitten. Man könnte dies als „Stressdeckelung" bezeichnen.

10.7.3. Chronisches Überlastungssyndrom im HRV-Bild

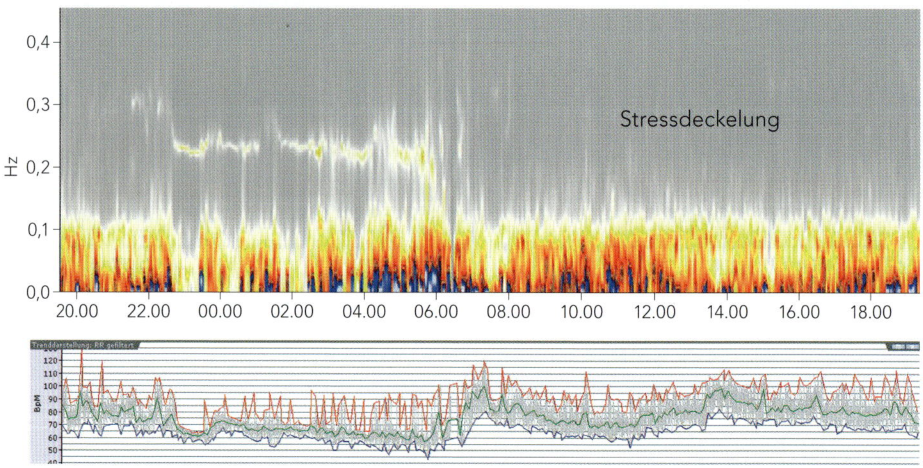

Abb.: 46-jähriger Mann, untrainiert, chronische Stressbelastung. Aufgrund der reduzierten Parasympathikusaktivität und der Sympathikusdominanz ist diese Messung bereits als chronisches Überlastungssyndrom einzustufen.

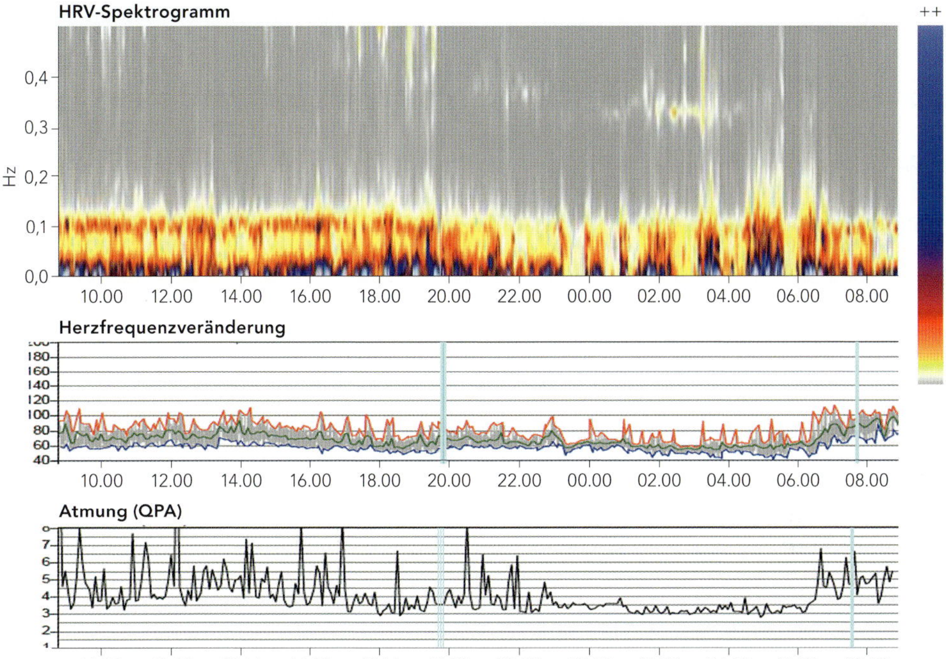

Abb.: Mann, 42 Jahre, schlank, keine kardiovaskulären Risikofaktoren, berufliche chronische Stressbelastung, früher jahrelanges regelmäßiges Ausdauertraining, wurde vor einigen Monaten aus Zeitmangel durch EMS-Training 15 Minuten zweimal wöchentlich ersetzt. SDNN 139 ms, rMSSD 32 ms; pNN 50 % 7,37; Total Power 3800; log LF/HF 1,13, 96.500 Herzschläge / 24 Stunden; min HR 52/Min um 5.25 Uhr; reduzierte Aktivität im HF-Bereich, „Stressdeckelung", Bild wie bei chronischem Überlastungssyndrom.

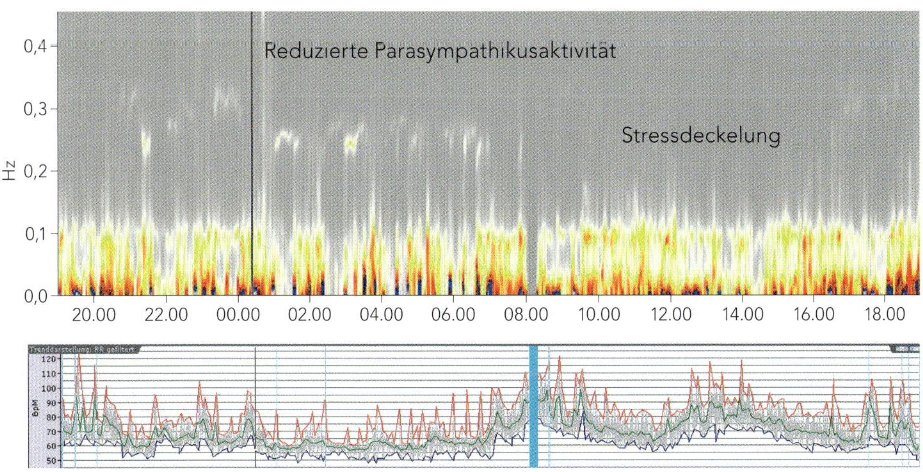

Abb.: 35-jähriger Mann, Nichtraucher. Reduzierte Parasympathikusaktivität und Sympathikusdominanz bei chronischem Überlastungssyndrom. Keine signifikanten Atemstörungen und Herzrhythmusstörungen.

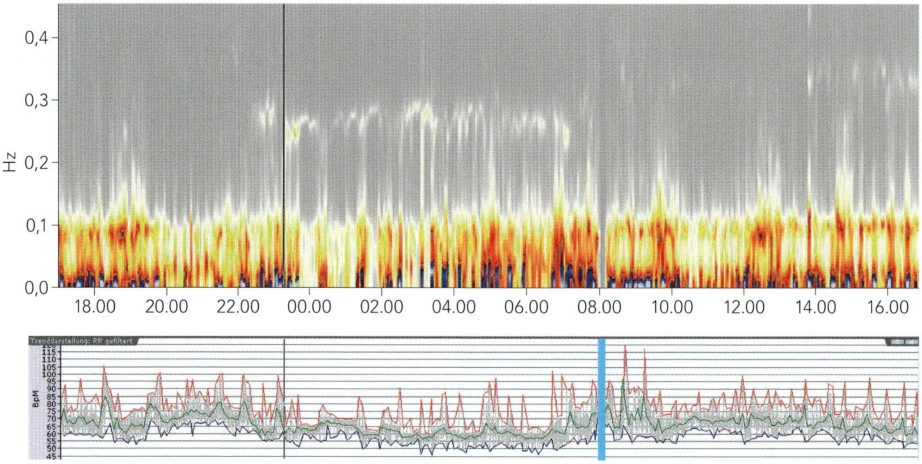

Abb.: Kontrolle nach sechs Monaten. Deutliche Verbesserung der Gesamtvariabilität seit der Erstmessung, es dominiert aber immer noch der Sympathikus (sowohl Sympathikus als auch Parasympathikus haben an Aktivität zugenommen, das Verhältnis ist jedoch gleichgeblieben). Empfehlungen: Regelmäßiges Ausdauertraining adäquater Intensität vorerst jeden zweiten Tag mit Pausetag, Fortführen der Pausenkultur, diese ist effektiv und sorgt für Erholung. Insgesamt hat die Konzentrationsfähigkeit zugenommen. Am Nachmittag finden sich jetzt Müdigkeitszeichen.

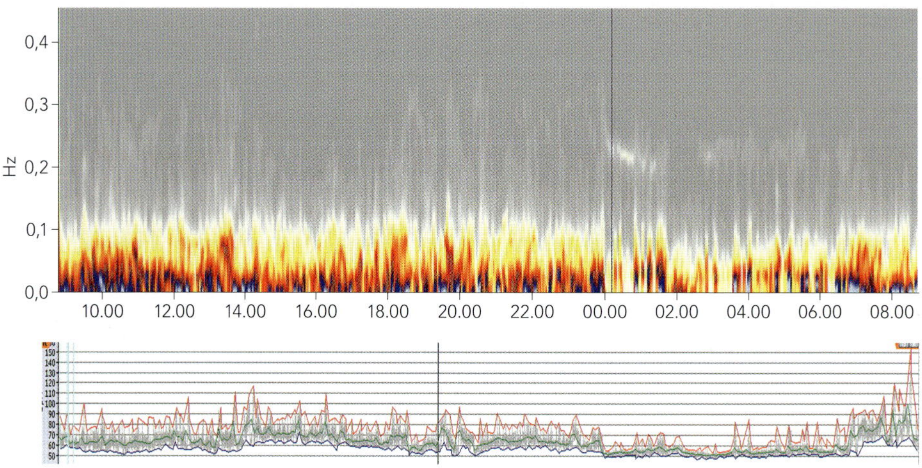

Abb.: Mann, 40 Jahre, chronisches Überlastungssyndrom, Übergewicht, Depressio, Escitalopramtherapie, mangelnde Compliance bezüglich Lifestyletherapie. SDNN 135 ms; pNN 50 % 1,34; TP 2701; log LF/HF 1,1

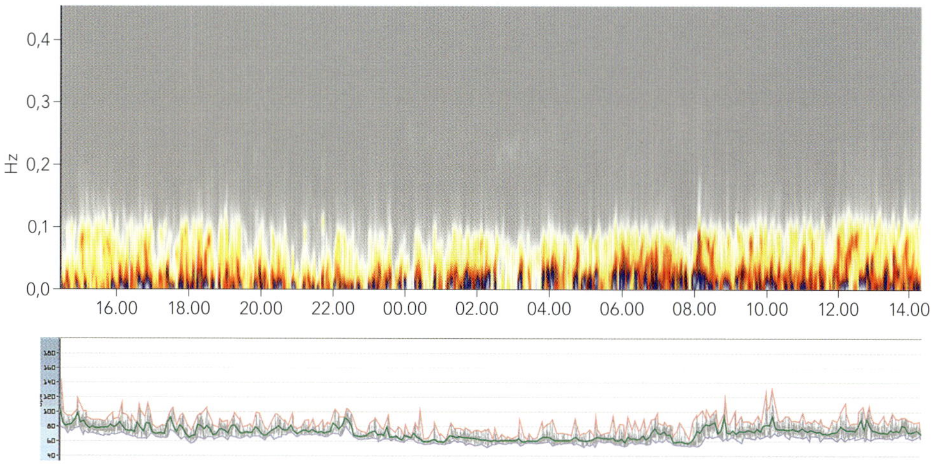

Abb.: Derselbe Mann mit 42 Jahren. Aufgrund einer beruflichen Zusatzbelastung und unverändertem Lebensstil ist es zu einer weiteren Verschlechterung gekommen. SDNN 110 ms; pNN 50 % 0,34; TP 1898; log LF/HF 1,3

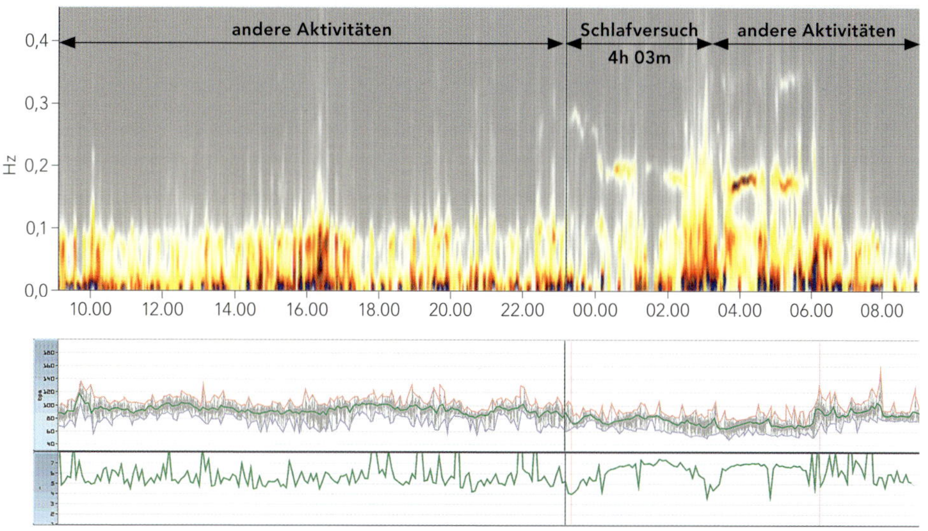

Abb.: Frau, 48 Jahre, schweres chronisches Überlastungssyndrom mit Ein- und Durchschlafstörung und Subjective Cognitive Impairment, Menopausesyndrom, substituierte Autoimmunthyroiditis. SDNN 94 ms; rMSSD 19,5 ms; pNN 50 % 2,45; Total Power 1260; log LF/HF 0,78, 125.000 Schläge / 24 Stunden; minimale HR 50/Min um 3.00 Uhr.

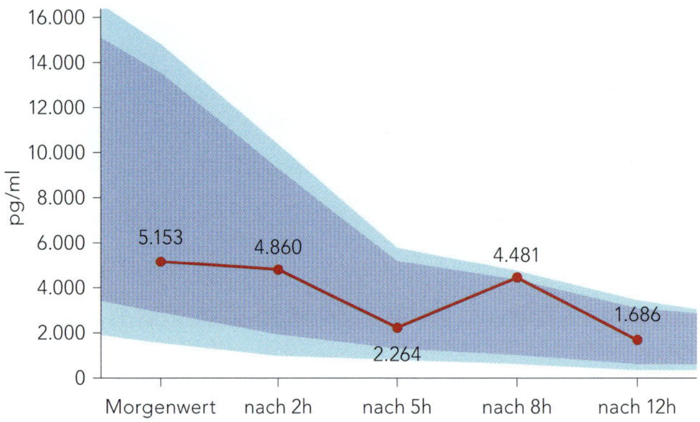

Abb.: Unphysiologisches Cortisol-Tagesprofil

10.7.4. Burn-out im HRV-Bild

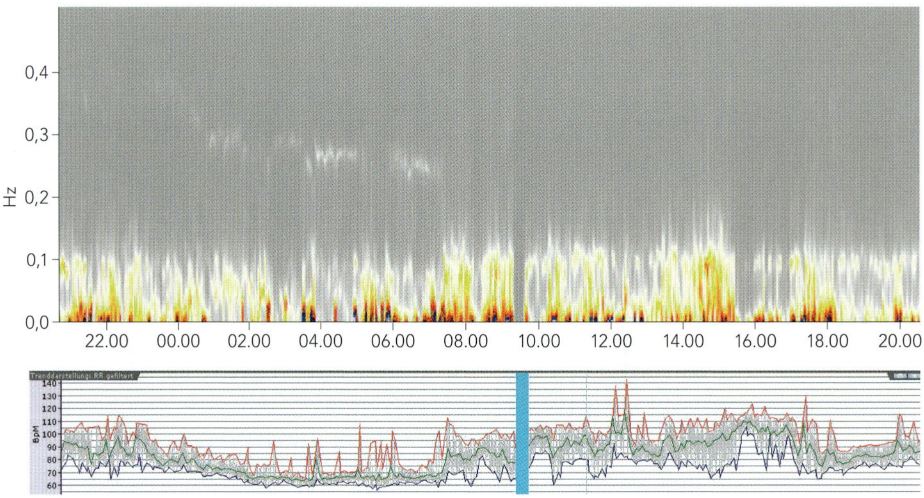

SDNN (ms)	pNN50 (%)	Total Power	log LF/HF
117	1,27	628	0,83

Abb.: 49-jähriger Mann, Nichtraucher, regelmäßige körperliche Aktivität, chronische Stressbelastung. Akute zusätzliche Belastung durch Trennung der langjährigen Beziehung führt zu einem Zusammenbruch mit konsekutiver kardiologischer und neurologischer Durchuntersuchung, die jedoch unauffällig verläuft. Kardiale Risikofaktoren: Faktor-V-Leiden, subjektive chronische Stressbelastung. Protektive Faktoren: regelmäßiges Ausdauertraining im Sommer. Medikation: Thyrex 100 µg 1/2-0-0, Cipralex 10 mg 1-0-0 (seit vier Wochen). In der HRV-Messung autonome Dysfunktion bei deutlich reduzierter Parasympathikus- und Sympathikusaktivität mit relativer Dominanz des Sympathikus, anamnestisch Panikattacken. Die nächtliche Erholung stellt eine gewisse Ressource dar, die Erholungsfähigkeit generell ist aber eingeschränkt, ebenso wie die Aktivierbarkeit. Es besteht kein Hinweis für nächtliche Atemstörungen, weiters finden sich keine relevanten Rhythmusstörungen im 24-Stunden-EKG. Eine Therapie mit einem Serotonin-

Reuptake-Hemmer wurde begonnen und führte bereits zu einer subjektiven Erleichterung. Von Seiten des Neurologen wurden zusätzlich Praxiten bei Bedarf und Vitamin-B-Komplex-Infusionen verordnet, weiters erhielt der Patient DHEA 25 mg und Melatonin 3 mg. In der Messung drei und sechs Monate später ist die Verbesserung der Regulationsfähigkeit deutlich, die Parasympathikusaktivität ist erst nach sechs Monaten messbar besser, es finden sich nach wie vor eine Sympathikusdominanz und Zeichen einer „Stressdeckelung". Jetzt bietet sich ein Bild wie beim chronischen Überlastungssyndrom.

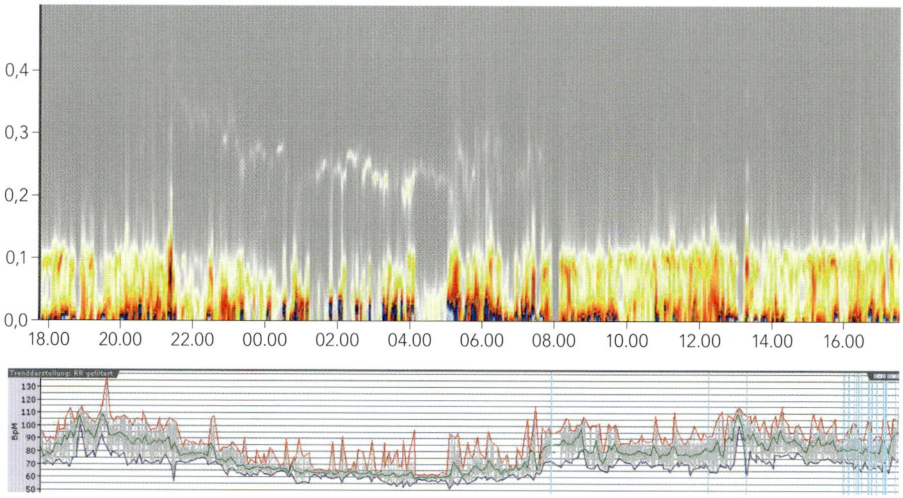

SDNN (ms)	pNN50 (%)	Total Power	log LF/HF
126	1,32	1553	0,92

Abb.: Messung nach drei Monaten

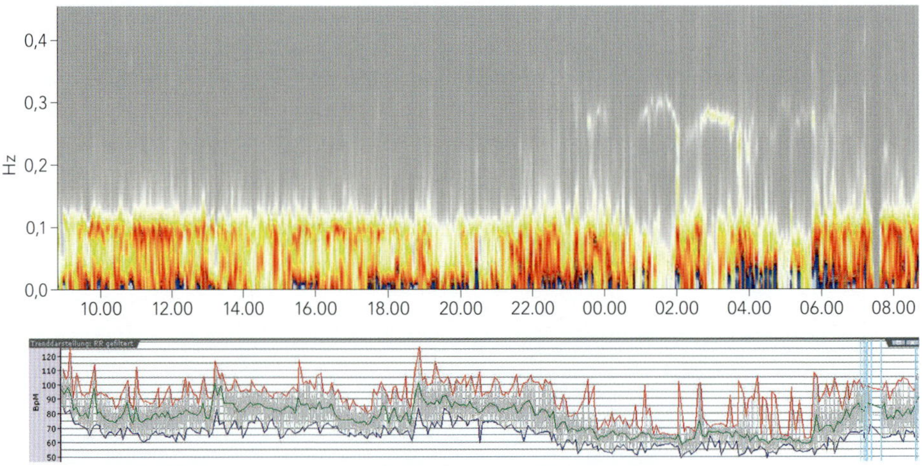

SDNN (ms)	pNN50 (%)	Total Power	log LF/HF
117	3,17	2320	1,04

Abb.: Messung nach sechs Monaten

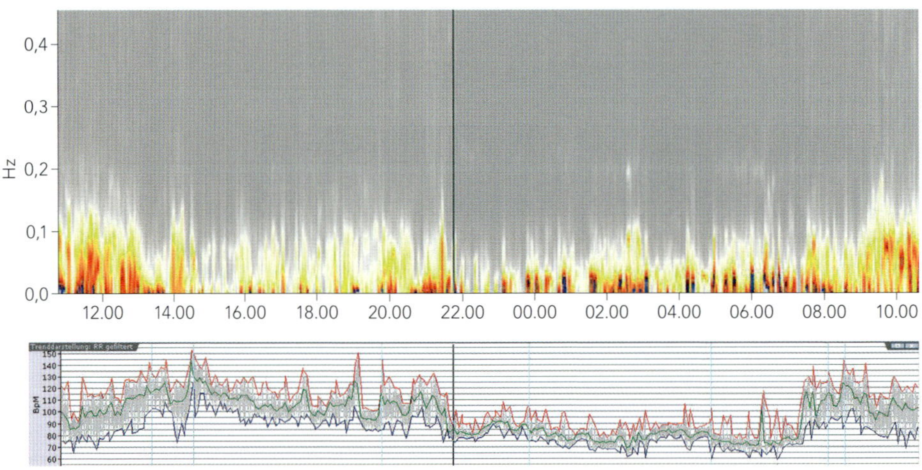

Abb.: 49-jährige Frau, Normalgewicht. Kardiale Risikofaktoren: familiär MCI, Insulte. Medikation: Paroxetin 40 mg, Saroten 25 mg ret. Die Linie markiert den Beginn des Nachtschlafes. Die Gesamtvariabilität ist deutlich verringert. Vor allem die Parasympathikusaktivität ist stark eingeschränkt, der Sympathikus in geringerem Maße ebenfalls reduziert. Insgesamt werden in diesen 24 Stunden weit mehr als 100.000 Schläge registriert (137.000). Die Tag-Nacht-Regulation ist ansatzweise noch erhalten, da es zu einem tendenziellen Absinken der Pulskurve kommt, allerdings beträgt die Herzfrequenz in der Nacht durchschnittlich 80/min. und minimal 59/min. Die respiratorische Sinusarrhythmie als Zeichen der nächtlichen Parasympathikusaktivität ist nicht auffindbar, die Schlafstadien sind aufgehoben. Es finden sich keine signifikanten nächtlichen Atemstörungen; die Regeneration und Reparatur sind hochgradig eingeschränkt. Best Performance: vormittags zeigt sich das eigentliche Potential. Zusammenfassung: Burn-out-Syndrom, Depressio, Schlafstörung.

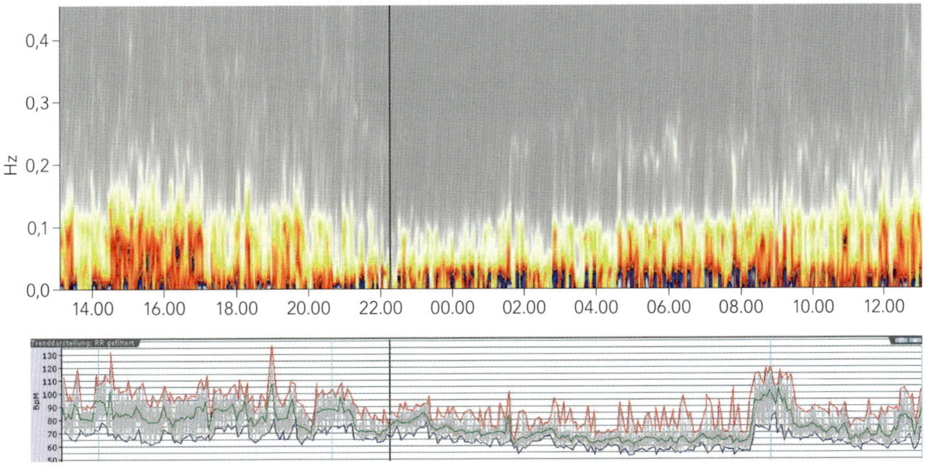

Abb.: Kontrollmessung. Die Linie markiert den Beginn des Nachtschlafes. Insgesamt ist es seit der Erstmessung sechs Monate zuvor zu einer deutlichen Verbesserung der Gesamtvariabilität gekommen, in Relation hat auch die Dominanz des Sympathikus durch die Verbesserung der Parasympathikusaktivität abgenommen. Auffallend sind das Fehlen einer respiratorischen Sinusarrhythmie in der Nacht sowie eine fehlende Schlafarchitektur ohne Tiefschlafphasen. Neben Maßnahmen der allgemeinen Schlafhygiene, Verzicht auf abendlichen Alkoholkonsum und zusätzlicher Melatonintherapie wurde der Beginn eines regelmäßigen allgemeinen Ausdauertrainings niedriger Intensität empfohlen. Weiters erfolgt die Vorstellung beim betreuenden Neurologen mit der Fragestellung der Fortführung der Amitriptylintherapie (atropinähnliche Wirkungsweise).

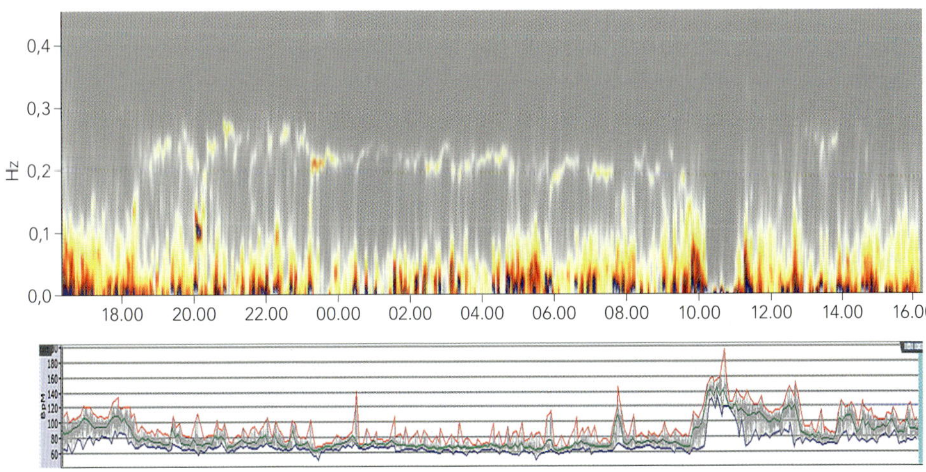

Abb.: Frau, 49 Jahre, schlank, Nichtraucherin, Burn-out-Syndrom mit Panikstörung und depressiver Erschöpfung bei jahrelanger beruflicher Überbelastung in Topposition. Escitalopram 10 mg 1-0-0, Quetiapin 25 mg 0-0-0-0,5, Substrattherapie, Psychotherapie. SDNN 149 ms, pNN 50% 0,87; r-MSSD 15,6 ms; Total Power 1170; log LF/HF 0,5. Insgesamt wurden 116.561 Schläge analysiert und davon 124 als ventrikuläre Extrasystolen klassifiziert. Die durchschnittliche Herzrate betrug am Tag 93 Schläge pro Minute (BPM), nachts 70 BPM und über die gesamte Aufzeichnung 85 BPM. Die maximale Herzrate wurde um 11:21 Uhr mit 132/min., die minimale um 9:30 Uhr mit 46/min. gemessen.

Parameter	Wert	Referenzbereich
DHEA (Saliva) Morgenwert	51 pg/ml	80–632
DHEA (Saliva) nach 12 h	28 pg/ml	80–632
Cortisol (Saliva) Morgenwert	7057 pg/ml	1850–14570
Cortisol (Saliva) nach 2 h	2557 pg/ml	1300–10290
Cortisol (Saliva) nach 5 h	2982 pg/ml	760–5690
Cortisol (Saliva) nach 8 h	6207 pg/ml	650–4380
Cortisol (Saliva) nach 12 h	1464 pg/ml	330–3330
Cortisol/DHEA-Ratio Morgenwert	138,9 Ratio	4–110
Cortisol/DHEA-Ratio nach 12 h	52,6 Ratio	1–36

Abb.: Der Cortisol-Tagesverlauf ist aufgrund der insgesamt hohen und nicht kontinuierlich abfallenden Cortisolspiegel unphysiologisch, das Nebennierenhormon S-DHEA deutlich erniedrigt.

Zusammenfassung: Kennzeichen des Burn-outs in der HRV sind

- Verringerte Gesamtvariabilität
- Verminderung der Aktivität im HF- und im LF-Bereich
- Verlust der Schlafarchitektur
- mangelnde nächtliche Pulsabsenkung (Puls > 60/min.)
- generell erhöhte Pulsrate (deutlich > 100.000/24 Stunden).

Diese Kennzeichen unterscheiden sich nicht von einer fortgeschrittenen CAN. Der Unterschied ist lediglich die strukturelle vs. funktionelle Veränderung bei CAN und damit die potentielle Reversibilität beim Burn-out-Syndrom.

LITERATUR

Arnsten AFT. Stress signalling pathways that impair prefrontal cortex structure and function; Nat Rev Neurosci. 2009 Jun; 10(6): 410-22

Bacon SL et al. The Impact of Mood and Anxiety Disorders on Incident Hypertension at One Year; International Journal of Hypertension Volume 2014, Article ID 953094, 7 pages

Binici Z et al. Decreased nighttime heart rate variability is associated with increased stroke risk; Stroke. 2011 Nov; 42(11): 3196-201

Birkhofer A et al. Herz und Hirn- die Auswirkungen psychischer Erkrankungen und ihrer Therapie auf die Herzfrequenzvariabilität. Fortschr Neurol Psychiatr 2005; 73: 192–205

McCaffery JM, Frasure-Smith N, Dube MP et al. Common genetic vulnerability to depressive symptoms and coronary artery disease: a review and development of candidate genes related to inflammation and serotonin. Psychosom Med 2006; 68 (2): 187–200

Chalmers JA, Quintana DS, Abbott MJA, Kemp AH. Anxiety Disorders are Associated with Reduced Heart Rate Variability: A Meta-Analysis. Frontiers in Psychiatry, 5, 2014, 80. doi: 10.3389/fpsyt.2014.00080

Chrousos GP. Stress and disorders of the stress system. Nat Rev Endocrinol 2009; 5 (7): 374–381

Coplan JD et al. Clinical improvement with fluoxetine therapy and noradrenergic function in patients with panic disorder. Arch Gen Psychiatrie 1997; 54(7): 643–648

Dauphinot et al. Autonomic nervous system activity is indepently associated with the risk of shift in the non-dipper blood pressure pattern; Hypertension Research (2010) 33, 1032–1037

Frasure-Smith N et al. Depression and other psychological risks following myocardial infarction. Arch Gen Psychiatry 2003; 60: 627–636

Frasure-Smith N et al. Depression following myocardial infarction. JAMA 1993; 270 (15): 1819–1825

Freudenberger H, North G. Burn-out bei Frauen. Über das Gefühl des Ausgebranntseins. Frankfurt 2003

Friedman BH. An autonomic flexibility-neurovisceral integration model of anxiety and cardiac vagal tone. Biological Psychology, 74(2), 2007, 185–199. doi: 10.1016/j.biopsycho.2005.08.009

Glassman AH, Bigger JT, Gaffney M. Heart Rate Variability in Acute Coronary Syndrome Patients with Major Depression, influence of Sertraline and Mood Improvement. Arch Gen Psychiatry 2007; 64: 9

Glassman AH. Depression and cardiovascular comorbidity. Dialogues Clin Neurosci 2007; 9 (1): 9–17

Glassman AH, O'Connor CM, Califf RM et al. Sertraline Antidepressant Heart Attack Randomized Trial (SADHEART) Group. Sertraline treatment of major depression in patients with acute MI or unstable angina. JAMA 2002; 288 (6): 701–709

Glassman AH, Bigger JT, Gaffney M et al. Onset of major depression associated with acute coronary syndromes: relationship of onset, major depressive disorder history, and episode severity to sertraline benefit. Arch Gen Psychiatry 2006; 63 (3): 283–288

Gorka AX et al. Reduced hippocampal and medial prefrontal gray matter mediate the association between reported childhood maltreatment and trait anxiety inadulthood and predict sensitivity to future life stress; Biology of Mood & Anxiety Disorders2014, 4: 12

Handa R et al. The Role of Heart Rate Variability in Assessing the Evolution of Patients with Chronic Obstructive Pulmonary Disease; Rom J Intern Med. 2012 Jan–Mar; 50(1): 83-8.

Hegerl U, Rupprecht R., Affektive Störungen – Neurobiologie. In: Förstl M, Hautzinger M, Roth G (Hg.). Neurobiologie psychiatrischer Störungen. Berlin/Heidelberg 2005, 424–446

Hildreth CM et al. Impaired serotonergic regulation of heart rate may underlie reduced baroreflex sensitivity in an animal model of depression. 2007

Holsboer F et al. The Corticosteroid Receptor Hypothesis of Depression. Endocr Rev 1996; 176: 187–205

Jain FA et al. Heart rate variability and treatment outcome in major depression: A pilot study, International Journal of Psychophysiology 2014

Kemp AH et al. Depression, Comorbid Anxiety Disorders, and Heart Rate Variability in Physically Healthy, Unmedicated Patients: Implications for Cardiovascular Risk; PLoS ONE 7(2): e30777.

Kemp AH, Quintana DS. The relationship between mental and physical health: insights from the study of heart rate variability. Int J Psychophysiol, 89(3), 2013, 288–296. doi: 10.1016/j.ijpsycho.2013.06.018

Kop WJ et al. Autonomic Nervous System Dysfunction and Inflammation Contribute to the Increased Cardiovascular Mortality Risk Associated With Depression; Psychosom Med. 2010 September; 72(7): 626–635

Krugers HJ et al. Stress hormones and AMPA receptor trafficking in synaptic plasticity and memory; Nature Reviews Neuroscience 11, 675–681 (October 2010)

Lambert G et al. Effect of sunlight and season on serotonin turnover in the brain. Lancet 2002; 360 (9348): 1840–1842

Lee S-H, Park G-H. Psychophysiological Markers of Anxiety Disorders and Anxiety Symptoms. 2011

Lesperance F, Frasure-Smith N, Koszycki D et al. CREATE Investigators. Effects of citalopram and interpersonal psychotherapy on depression in patients with coronary artery disease: the Canadian Cardiac Randomized Evaluation of Antidepressant and Psychotherapy Efficacy (CREATE) trial. JAMA 2007; 297 (4): 367–379

Lupien SJ et al. Effects of stress throughout the lifespan on the brain, behaviour and cognition; Nature Reviews Neuroscience 10, 434–445 (June 2009)

Menezes Ada S Jr et al. Analysis of Heart Rate Variability in Hypertensive Patients Before and After Treatment with Angiotensin II-Converting Enzyme Inhibitors, Arq Bras Cardiol. 2004 Aug; 83(2): 169-72

Moon E et al. Comparative Study of Heart Rate Variability in Patients with Schizophrenia, Bipolar Disorder, Post-traumatic Stress Disorder, or Major Depressive Disorder. Clin Psychopharmacol Neurosci. 2013 Dec; 11(3): 137-43

Morad E. Einfluss von Ausdauertraining auf Patienten mit Angst- und somatoformen Störungen sowie mit kardiovaskulärer Dysregulation. Diss, Trier 2006

Mück-Weymann M et al. Depression modulates autonomic cardiac control: a physiological pathway linking depression and mortality? Germ J Psychiatry 2002; 5:67–69

DiNicolantonio JJ, Lucan SC. The wrong white crystals: not salt but sugar as aetiological in hypertension and cardiometabolic disease. Open eart2014; 1:e000167.

Ninan PT, Dunlop BW. Neurobiology and etiology of panic disorders. J Clin Psychiatry 2005; 66 (4): 3–7

Olshansky B et al. Parasympathetic Nervous System and Heart Failure; Circulation. 2008; 118: 863–871

Papaioannou V et al. Association of heart rate variability and inflammatory response in patients with cardiovascular diseases: current strengths and limitations, Front Physiol. 2013 Jul 10; 4: 174

Parati G, Esler M. The human sympathetic nervous system: its relevance in hypertension and heart failure; Eur Heart J. 2012 May; 33(9): 1058-66.

Roque AL et al. Chronic obstructive pulmonary disease and heart rate variability: a literature update International Archives of Medicine 2014, 7: 43

Rosenthal NE et al. Seasonal affective disorder: a description of the syndrome and preliminary findings with light therapy. Arch Gen Psychial 1984; 41: 72–80

Rudisch B, Nemeroff CB. Epidemiology of comorbid coronary artery disease and depression. Biol Psychiatry 2003; 54: 227–240

Samuels MA. The brain heart connection; Circulation.2007; 116: 77–84

Simon L Bacon et al. The Impact of Mood and Anxiety Disorders on Incident Hypertension at One Year, International Journal of Hypertension,Volume 2014 (2014), Article ID 953094

Smith MA et al. Stress and glucocorticoids affect the expression of brain-derived neurotrophic factor and neurotrophin-3 mRNAs in the hippocampus. The Journal of Neuroscience 1995; 15 (3): 1766–1777

Stapelberg NJ et al. Mind and heart: heart rate variability in major depressive disorder and coronary heart disease – a review and recommendations. Aust N Z J Psychiatry. 2012 Oct; 46(10): 946-57

Tadic M et al. Association Between Left Ventricular Mechanics and Heart Rate Variability in Untreated Hypertensive Patients; J Clin Hypertens (Greenwich). 2015 Feb; 17(2): 118-25

Thayer JF, Ahs F, Fredrikson M, Sollers JJ 3rd, Wager TD. A meta-analysis of heart rate variability and neuroimaging studies: implications for heart rate variability as a marker of stress and health. Neurosci Biobehav Rev, 36(2), 2012, 747–756. doi: 10.1016/j.neubiorev.2011.11.009

Thomas GD. Neural control of the circulation; Advan in Physiol Edu 35: 28–32, 2011.

Tomasits J, Haber P. Leistungsphysiologie. Wien/New York 2008

Tonello L et al. The role of physical activity and heart rate variability for the control of work related stress, Front Physiol. 2014; 5: 67

Tucker P et al. Paroxetine increases heart rate variability in panic disorder. J Clin Psychopharmacol 1997; 17: 370–376

Williams DP, Cash C, Rankin C, Bernardi A, Koenig J, Thayer JF. Resting heart rate variability predicts self-reported difficulties in emotion regulation: a focus on different facets of emotion regulation. Front Psychol, 6, 2015, 261. doi: 10.3389/fpsyg.2015.00261

11. KLINIK DER AUTONOMEN DYSFUNKTION

Eine autonome Funktionsstörung kann in jedem Bereich des beschriebenen Systems auftreten, also sowohl im peripheren als auch im zentralen Nervensystem, oder kann auch durch Erkrankungen des Organs bedingt sein.

Abb.: Eine autonome Funktionsstörung kann in jedem Bereich des Vegetativums auftreten.

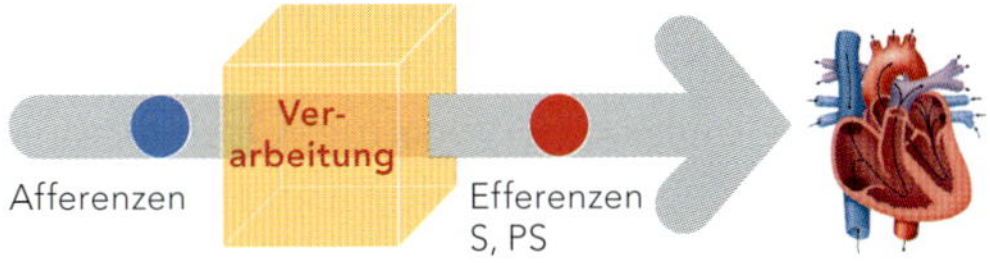

- **Pure autonomic failure:** Es kann sich um eine generelle Störung des Vegetativums handeln, die auf dieses beschränkt bleibt.
- **Multisystematrophie:** Die Störung umfasst auch andere neurologische Systeme außer dem Vegetativum.

Meist handelt es sich um Ausfallserscheinungen des autonomen Nervensystems. Bei manchen Erkrankungen kann aber auch eine Überfunktion mit Hypertonie und Hyperhidrosis auftreten („autonomic storm" zum Beispiel bei Guillain-Barré-Syndrom).

11.1. Lokalisierte autonome Dysfunktionen

Hierzu zählen:
- sympathische Reflexdystrophie (M. Sudeck),
- Horner-Syndrom,
- Chagas-Erkrankung,
- idiopathische Hyperhidrosis,
- gustatorisches Schwitzen (Frey-Syndrom),
- Holmes-Adie-Pupille,
- Zustand nach Operationen (Vagotomie, regionale Sympathektomie, Organtransplantationen – Herz, Lunge, Niere).

11.2. Generalisierte autonome Dysfunktionen

11.2.1. Primär (unbekannte Ursache)

- **Akut/subakut:** selektive cholinerge Dysautonomie, Pandysautonomie mit/ohne Beteiligung anderer neurologischer Systeme.
- **Chronisch:** Pure autonomic failure (PAF), Multisystematrophie (Shy-Drager-Syndrom), autonome Dysfunktion bei M. Parkinson.

Patienten mit diesen Funktionsstörungen sind meistens im mittleren und fortgeschrittenen Lebensalter und meist männlich. Die Familienanamnese ist unauffällig.

11.2.2. Sekundär (bekannte Ursache)

Erblich

a) Autosomal dominant: Familiäre Amyloid-Neuropathie, Porphyrie, Adult onset Leukodystrophie (ADLD)
b) Autosomal rezessiv: Familiäre Dysautonomie wie zum Beispiel HSAN 3, Riley-Day-Syndrom (besteht seit Geburt), Dopamin-Beta-Hydroxylase-Defizienz (beginnt in der Kindheit), Defizienz der aromatischen L-Aminosäuren-Decarcoxylase, Defizienz des D4-Dopaminrezeptors.
c) X-chromosomal: Morbus Fabry.
d) Mitochondrial: MNGIE-Syndrom, mitochondriale neuro-gastrointestinale Enzephalomyopathie (Myopathie, Opthalmoplegie, Neuropathie, gastrointestinale Funktionsstörung, Enzephalopathie).

Metabolisch

Diabetes mellitus, chronische Leber- und Nierenerkrankungen, Amyloidose.

Entzündlich

a) Bakterien: Lepra, Tetanustoxin.
b) Viren: HIV-Infektion.
c) Parasiten: Trypanosoma cruzi.
d) Prionen: fatale familiäre Insomnie.

Immunologisch

Rheumatoide Arthritis, Lupus erythematodes, Guillain-Barré-Syndrom.

Neoplastisch

Gehirntumoren, paraneoplastische Syndrome (Lambert-Eaton-Syndrom), hormonaktive Tumore.

Traumatisch

Querschnittsläsionen, Contusio cerebri.

Kardiovaskulär

Myokardinfarkt, arterielle Hypertonie, Insult, Synkopen (vasovagal), Karotissinus-Syndrom, Subarachonidalblutung, posturales orthostatisches Tachykardiesyndrom (POTS).

Medikamentös-toxisch

a) Sympathomimetika (Beispiele): erhöhte NA-Freisetzung – Thyramin; Reuptake-Blockade – Imipramin; Monooxidase-A-Inhibition – Imipramin; Adrenozeptor-Stimulation – alle Beta-Mimetika, Amphetamine, Tiergifte (Skorpion).
b) Sympathikolytika: Zentral wirksam – Clonidin, Levodopa, Dopaminergika, Reserpin, Anästhetika. Peripher wirksam – sympathische Synapsen – Guanethidin; Alpha-Adrenozeptor-Blockade – Phenothiazine, Trizyklika, Antihistaminika; Beta-Adrenozeptor-Blockade – Beta-Blocker.
c) Parasympathomimetika: Cholinomimetika – Carbachol, Pilocarpin, Bethanechol, Pilzgifte; Acetylcholinesterase-Blocker – Pyridostigmin, Neostigmin, Organophosphate.

d) Parasympatholytika: Antidepressiva (Imipramin), Tranquilizer (Phenothiacin), Antiarrhythmika (Disopyramid), Anticholinergika (Atropin).

Ursachen einer autonomen Polyneuropathie

a) Ernährung: Alkohol, Vitaminmangel (Vitamin B_{12}).
b) Zytostatika: Vincaalkaloide, Doxorubicin, Cisplatin, Cytosinarabinosid, Paclitaxel.
c) Medikamente: Amiodaron, Pentamidin, Gold, Cyclosporin, Botulinustoxin.
d) Schwermetalle: Arsen, Kupfer, Thallium, Blei.
e) Organische Verbindungen: Acrylamid, Styrene, Hexacarbonverbindungen, Pestizide.

11.3. Anamnese des autonomen Nervensystems, Anamnesebogen

Der Vorteil der 24-Stunden-HRV-Messung als semiquantitatives Verfahren im Gegensatz zum Funktionslabor ist es, die alltäglichen Probleme des Patienten nach Schweregrad und subjektiver Belastung zu gewichten. Um die HRV-Messung jedoch adäquat beurteilen zu können, ist es unbedingt erforderlich, die häufigsten Einflussgrößen abzuschätzen. Folgende Checkliste soll dabei hilfreich sein (siehe nachfolgende Seite).

Fragebogen zur HRV-Messung

Name:	
Geburtsdatum:	☐ **weiblich** ☐ **männlich**
Größe: ...... cm **Gewicht:** ...... kg **Gewichtsveränderung im letzten Jahr:** ...... kg	
Grund der Messung: Beschreiben Sie bitte die wichtigsten Symptome mit Ihren Worten. • Seit wann sind diese aufgetreten? .... • Verschlimmernde Faktoren: .... • Verbessernde Faktoren:	
Wie leben Sie derzeit?	☐ **Allein** ☐ **In Partnerschaft**
Fühlen Sie sich derzeit gesund?	☐ Nein ☐ Ja
Hatten Sie in den letzten zwei Wochen eine Erkältung?	☐ Nein ☐ Ja
Gibt es jemanden in der Familie (blutsverwandt) mit folgenden Erkankungen?	☐ Herzinfarkt ☐ Schlaganfall? Wen? .... In welchem Alter (circa)? ......
Ist Ihnen ein genetisches Gefäßrisiko bekannt?	☐ Familiäre Hypercholesterinämie ☐ Hohes Homocystein ☐ LPa-Erhöhung
War das „ungünstige" Cholesterin schon einmal zu hoch (Gesamt-Cholesterin, LDL-Cholesterin)?	☐ Nein ☐ Ja
War das „günstige" Cholesterin schon einmal zu niedrig (HDL-Cholesterin)?	☐ Nein ☐ Ja
Leiden Sie manchmal unter Kurzatmigkeit und Schwindel bei Anstrengung?	☐ Nein ☐ Ja
Leiden Sie manchmal unter Atemnot in der Nacht?	☐ Nein ☐ Ja
Haben Sie eine Herzerkrankung (koronare Herzkrankheit, Angina pectoris, Zustand nach Herzinfarkt oder andere)?	☐ Nein ☐ Ja
Sind bei Ihnen folgende Probleme bekannt?	☐ Herzklappenerkrankung ☐ Herzrhythmusstörungen
Ist Ihr Ruheblutdruck durchwegs	☐ >140/90 ☐ <130/80 ☐ Weiß nicht
Haben Sie eine Gefäßerkrankung?	☐ Bluthochdruck ☐ Schaufenstererkrankung Andere? ....
Sind Sie zuckerkrank? **Spritzen Sie Insulin?**	☐ Nein ☐ Ja Seit wann? .... ☐ Nein ☐ Ja
Sind andere Erkrankungen bekannt (Herz, Lunge, Magen-Darm, Nervensystem, Stoffwechsel, Schilddrüse, Gelenke)?	Welche? ....
Leiden Sie manchmal unter Schwindel oder Schwarzwerden vor den Augen beim morgendlichen Aufstehen/Lagewechsel/Hitze?	☐ Nein ☐ Ja
Leiden Sie zeitweise unter folgenden Symptomen?	☐ Herzklopfen ☐ Herzrasen ☐ Übelkeit ☐ Schweißausbruch ☐ Muskelzittern ☐ Kopfschmerzen ☐ verändertes Sehen ☐ verändertes Hören ☐ Blässe ☐ kalte Haut Wie oft? ....

Das Schwitzen generell empfinden Sie belastungsabhängig als:	☐ vermehrt ☐ normal ☐ vermindert ☐ nächtliches Schwitzen
Bemerken Sie bei sich eine Temperaturempfindlichkeit?	☐ Ja, Hitzeintoleranz ☐ Ja, Kälteintoleranz ☐ Nein
Nehmen Sie regelmäßig Medikamente ein? (Auch die Pille ist ein Medikament.)	☐ Nein ☐ Ja Welche + Dosierung? ....
Sind Allergien bekannt?	☐ Nein ☐ Ja Welche? ....
Rauchen Sie?	☐ Nein ☐ Ja Wie viele Jahre? ...... Wie viele Zigaretten pro Tag? ......
Andere Genussmittel (z. B. Koffein, Alkohol etc.)?	Welche? .... Wie oft? ....
Haben Sie zu viel Bauchfett? (Bauchumfang Damen >90 cm, Herren >100 cm)	☐ Nein ☐ Ja ☐ Weiß nicht
Betreiben Sie neben der Alltagsaktivität regelmäßig Ausdauertraining? (Gehen, Laufen, Radfahren, Schwimmen etc.)	☐ Nein ☐ Ja Welches? .... Wie oft die Woche? ...... Wie viele Minuten pro Einheit? ......
Leiden Sie subjektiv unter einer chronischen Stressbelastung?	☐ Nein ☐ Ja ☐ Beruflich ☐ Privat ☐ Finanziell
Was ist Ihr erlernter Beruf?	
Was machen Sie derzeit beruflich?	
In welcher Form sind Sie derzeit beruflich tätig?	☐ Angestellt ☐ Selbstständig ☐ In Pension ☐ Ohne Arbeit
Gab es in den letzten Jahren schwere Lebensereignisse?	☐ Tod einer Bezugsperson ☐ Pflege von Angehörigen ☐ Scheidung Sonstiges? ....
Leiden Sie unter chronischen Schmerzen? **Hielt das länger als zwei Wochen an?**	☐ Nein ☐ Ja ☐ Auch nächtlich Wo? .... ☐ Nein ☐ Ja
Gab es während der letzten vier Wochen eine Zeitspanne, in der Sie sich fast jeden Tag nahezu durchgängig niedergeschlagen oder traurig gefühlt haben? **Hielt das länger als zwei Wochen an?**	☐ Nein ☐ Ja ☐ Nein ☐ Ja
Haben Sie während der letzten vier Wochen das Interesse oder die Freude an fast allen Aktivitäten verloren, die Ihnen normalerweise Freude bereiten? **Hielt das länger als zwei Wochen an?**	☐ Nein ☐ Ja ☐ Nein ☐ Ja
Fühlen Sie sich nach dem Aufstehen ausgeruht?	☐ Nein ☐ Ja
Leiden Sie an folgenden Problemen?	☐ Einschlafstörungen ☐ Durchschlafstörungen
Schnarchen Sie?	☐ Nein ☐ Ja ☐ Weiß nicht
Sind oder waren Sie Feinstäuben, Diesel, Ozon besonders ausgesetzt?	☐ Nein ☐ Ja ☐ Weiß nicht
Danke für Ihre Mitarbeit!	

12. AUSSCHLUSSKRITERIEN FÜR EINE HRV-MESSUNG

In erster Linie ist die Validität der Messung zu beachten. Diese ist bei modernen Geräten fast immer mit über 99 Prozent gegeben. Liegt die Gültigkeit gesamt jedoch deutlich darunter (unter 97 Prozent), so ist davon auszugehen, dass Ausschlusskriterien vorliegen. Um das vegetative Nervensystems am Messort Herz beurteilen zu können, sind physiologische Bedingungen – Sinusrhythmus mit normaler Überleitung – Voraussetzung. Ansonsten ist lediglich eine Aussage über die vorliegende Pathologie am Herzen möglich. Permanentes chronisches Vorhofflimmern ist dafür ein gutes Beispiel und selbst, wenn in diesem Zusammenhang ein durch Medikamente erzwungener und damit nicht physiologischer Sinusrhythmus vorliegt, sind damit nicht die Bedingungen für die Beurteilung des Einflusses des vegetativen Nervensystems gegeben.

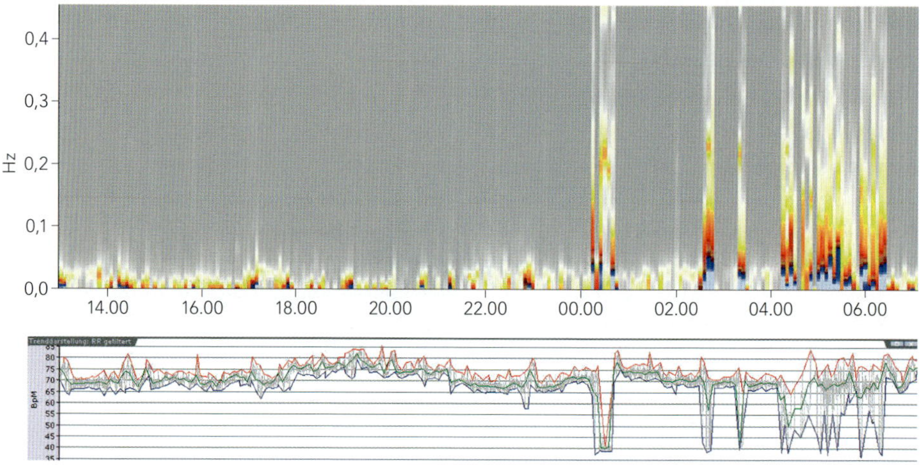

Abb.: Beispiel für Vorhofflimmern und AV-Block. Bei Signalen, die über 0,4 Hz bis an den Rand der Messung verfolgbar sind, handelt es sich um Artefakte oder Rhythmusstörungen.

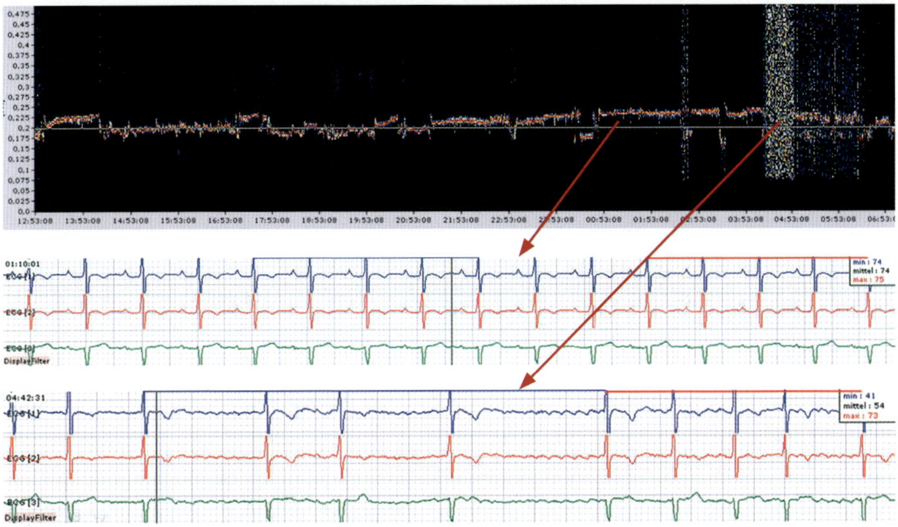

Abb.: In der Vorhofanalyse sind der AV-Block I. Grades sowie das intermittierende Vorhofflimmern auf einen Blick sichtbar.

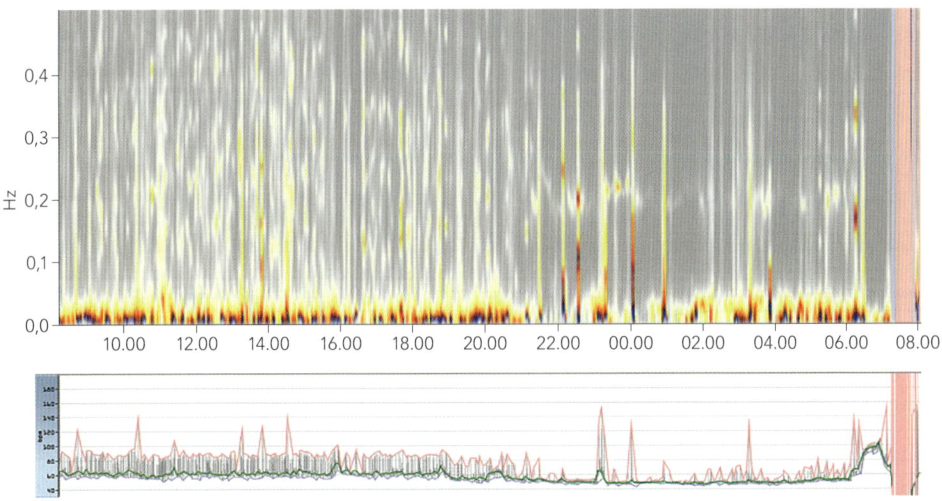

SDNN (ms)	r-MSSD (ms)	pNN50 (%)
636,70	39,50	3,76

Zeit	gültig (%)	min. (BMP)	mittel (BMP)	max. (BMP)	QRS
Gesamt	**96,74 %**	0,39	58,03	156,25	78941

Abb.: Patient mit CMP und chronischem Vorhofflimmern unter Amiodarontherapie mit medikamentös induziertem „Sinusrhythmus". Eine HRV-Befundung ist nicht möglich.

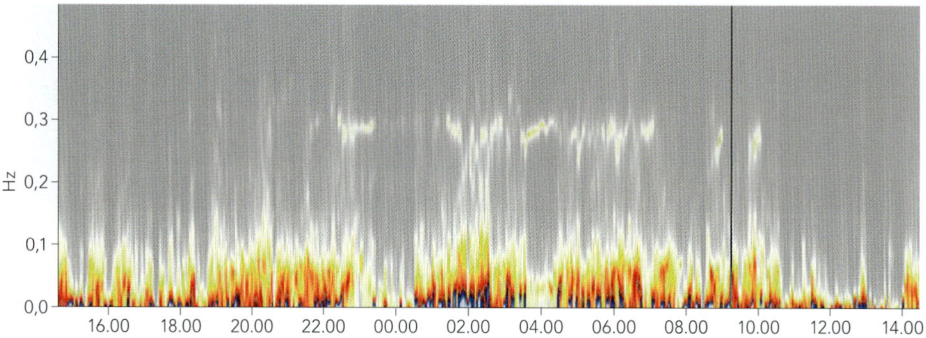

Abb.: 35-jährige Frau, asymptomatisch. Das HRV-Bild verleitet zur Befundung, zuvor muss aber unbedingt das EKG begutachtet werden.

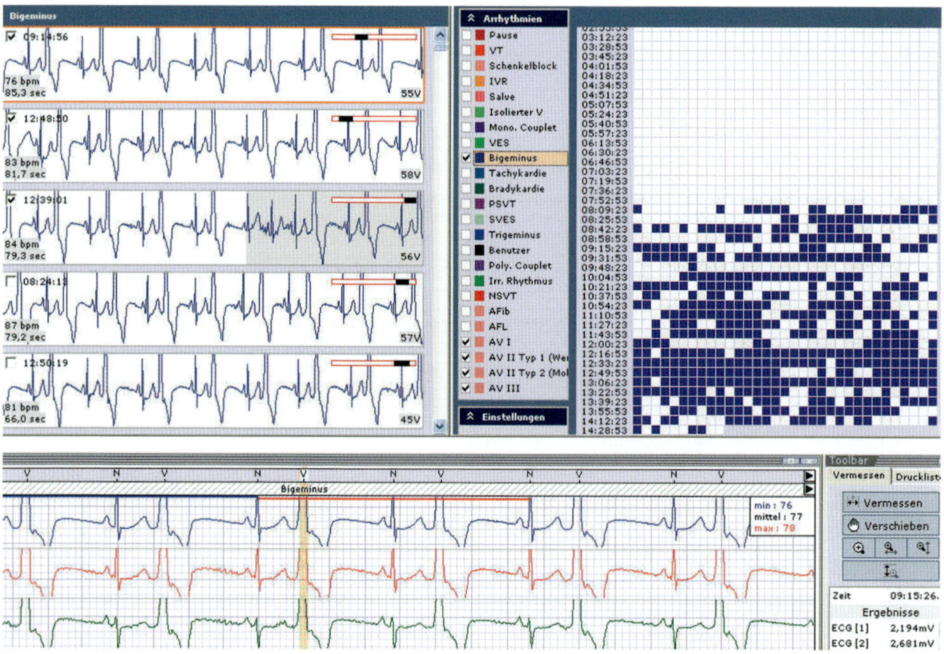

Abb.: In diesem Fall finden sich überraschenderweise zahlreiche VES, Bigeminus und Trigeminus. Die Validität der Messung bleibt daher unter 90 Prozent, damit ist die Erstellung eines aussagekräftigen HRV-Befundes nicht möglich.

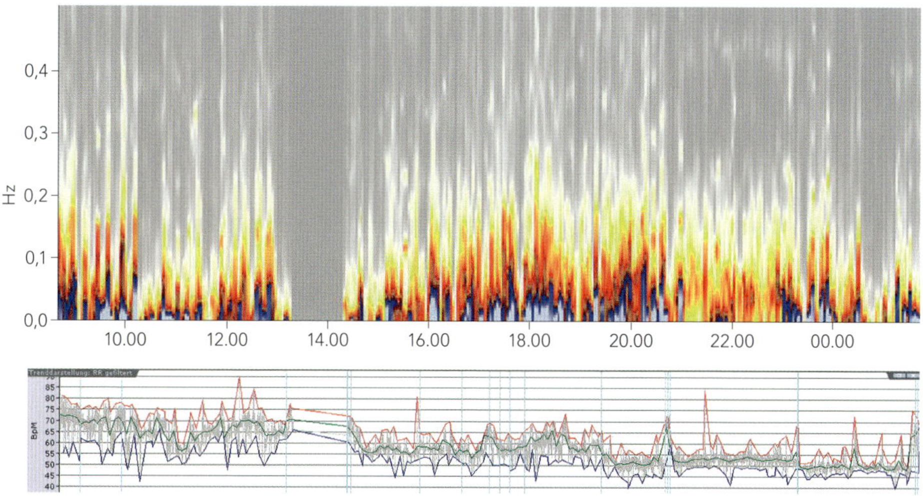

Abb.: 77-jähriger Patient, St.p. Kleinhirnblutung vor drei Monaten, subjektiv beschwerdefrei.

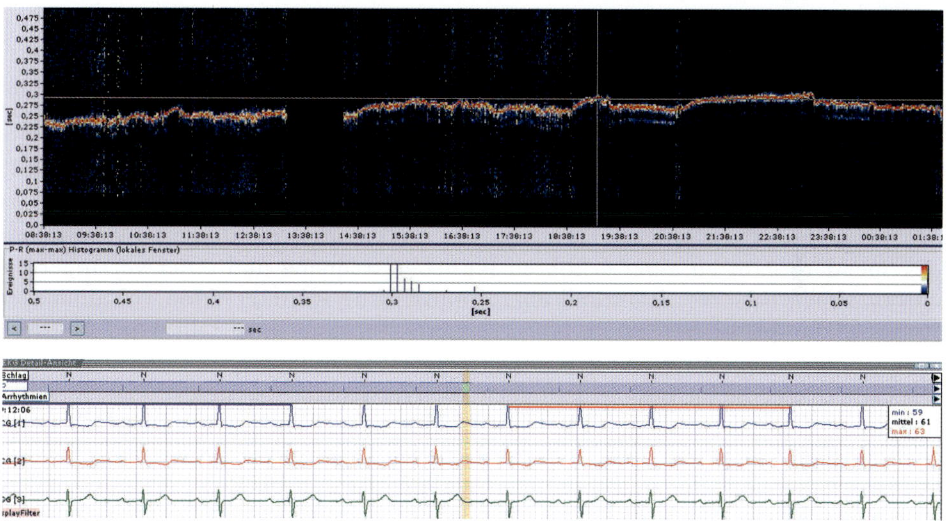

Abb.: In der Vorhofanalyse ist ein AV-Block I. Grades, der sich über die gesamte Messung erstreckt, sichtbar. Damit wird ein herzbedingter „guter" Parasympathikus gemessen, der nichts über die vagale Modulation aussagt. Der waagrechte Cursor ist bei einer PQ Zeit von 0,3 sec. eingestellt.

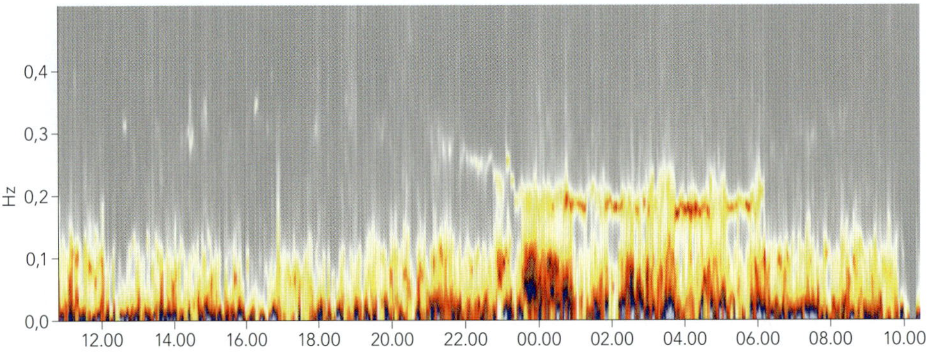

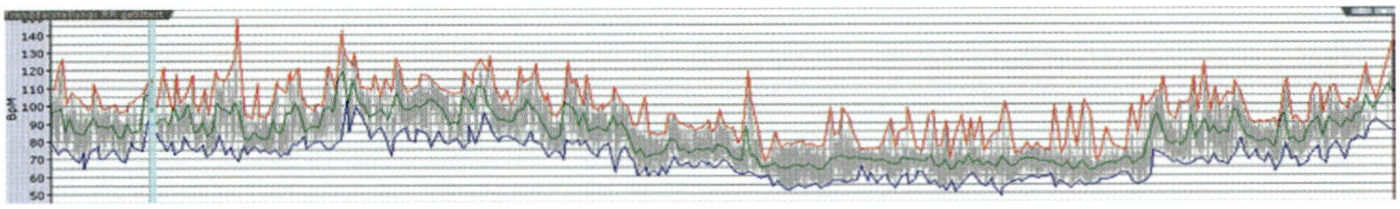

Zeit	gültig (%)	SDNN (ms)	r-MSSD (ms)	pNN50 (%)
Total	**87,39**	130,70	31,40	8,15

Abb.: Kameramann, 47 Jahre, gibt in der Anamnese chronische Erschöpfung, geringe Belastbarkeit, hohe Anforderung im Beruf und viele Auslandsreisen an. Das EKG zeigte zahlreiche VES, Bigeminus- und Trigeminusepisoden. Es handelte sich um eine bisher nicht diagnostizierte dilatative Cardiomyopathie. Eine Aussage über das Vegetativum mittels HRV war in diesem Fall nicht möglich.

Nach einer Herztransplantation (HTX) führt der Verlust der autonomen Versorgung des Spenderorgans zu einer erhöhten Ruheherzfrequenz und einer verringerten chronotropen Reserve. Während eine sympathische Reinnervation vor allem bei Langzeit-Transplantierten bereits ein akzeptiertes Phänomen darstellt, wird die parasympathische Reinnervation noch immer kontrovers diskutiert.
Das Herz besitzt die intrinsische Fähigkeit, die Herzrate in Abhängigkeit zur Atmung zu variieren. Patienten zeigen im Bereich 0,25 Hz einen Peak der RR-Intervalle, welcher durch eine nicht autonome respiratorische Sinusarrhythmie verursacht ist. Einige Studien deuten jedoch darauf hin, dass es langfristig zumindest zu einer partiellen Reinnervation des Sinusknotens bei transplantierten und damit denervierten Herzen kommen kann. Durch Saugwirkung oder Druck im Bereich des Halses können die Barorezeptoren in der Carotis stimuliert werden. Die Veränderungen der RR-Intervalle werden dabei aufgezeichnet. Ein Teil der sympathisch reinnervierten Patienten zeigt bei diesem Versuch neben 0,1 Hz auch bei 0,2 Hz einen Peak und dieser ist mittels Atropin unterdrückbar. So scheint bei Langzeittransplantierten (über fünf Jahre) neben einer sympathischen auch eine parasympathische Reinnervation stattzufinden.
Es ist noch unklar, inwieweit Training dafür verantwortlich gemacht werden kann und inwieweit reinnervierte Herzen besser trainierbar sind, oder ob der Faktor Zeit eine besondere Rolle spielt.

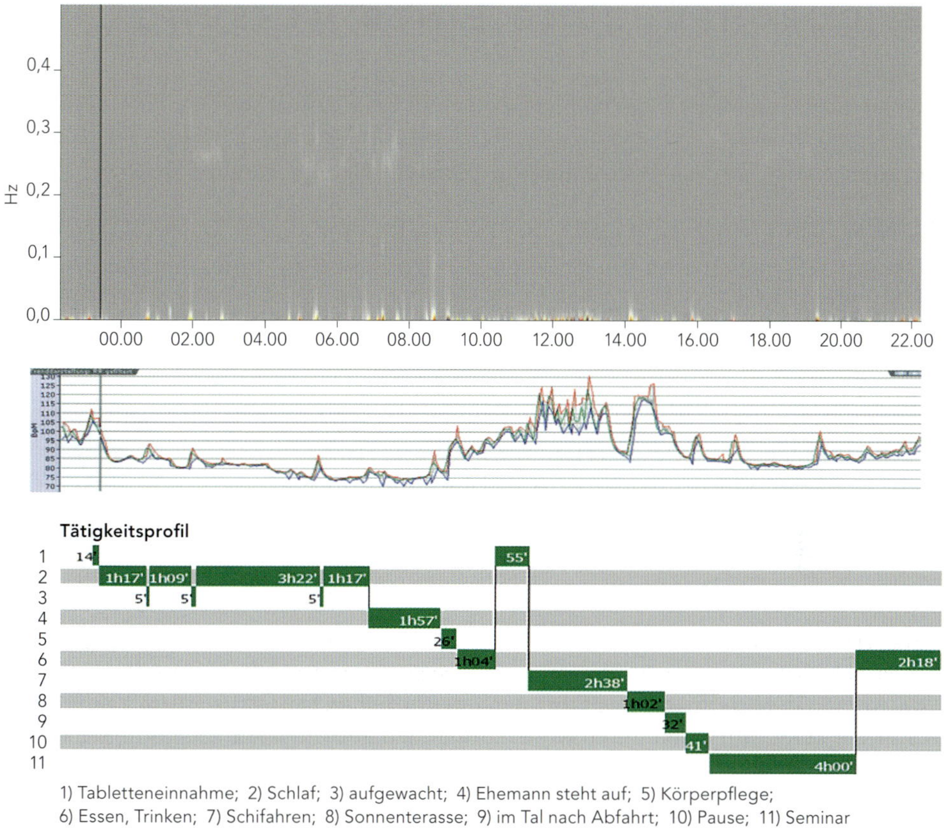

Abb.: Frau 57 Jahre, St. p. zweimal HTX, zuletzt vor einem halben Jahr. SDNN 82,2 ms; pNN 50% 0,11; (RSA bei 2,5 Hz)

Die Herzrate während der sportlichen Aktivität wird hauptsächlich durch Katecholamine aus der Nebenniere kontrolliert, was zu einem signifikant langsameren Anstieg bei Beginn und einer verlangsamten Abnahme nach Beendigung der Belastung führt.

LITERATUR

Bernardi L et al. Effects of physical training on cardiovascular control after heart transplantation. Int J Cardiol 2007; 118: 356–362

Bernardi L et al. RSA in the denervated human heart. J Appl Physiol 1989; 67: 1447–1455

Cornelissen VA et al. Heart rate variability after heart transplantation: A 10-year longitudinal follow-up study; Journal of Cardiology, Volume 59, Issue 2, March 2012, 220–224

Nytrøen K et al. Exercise after heart transplantation: An overview; World J Transplant 2013 December 24; 3(4): 78-90

Uberfuhr P et al. Vagal reinnervation in the long term after orthotopic heart transplantation; The Journal of Heart and Lung Transplantation 11/2000; 19(10):946-50.

Vanderlaan RD et al. Enhanced Exercise Performance and Survival Associated With Evidence of Autonomic Reinnervation in Pediatric Heart Transplant Recipien American Journal of Transplantation 2012; 12: 2157–2163ts

13. DURCHFÜHRUNG EINER MESSUNG

Der einzige Weg, der zum Wissen führt, ist Tätigkeit. George Bernard Shaw

Die Vorbereitung und das Anlegen des Gerätes sind für eine möglichst artefaktfreie Messung wesentlich und entsprechen der Vorbereitung eines herkömmlichen 24-Stunden-EKGs.

13.1. Elektrodenqualität

Die Elektroden sollten eine relativ große Klebefläche, ein Gel-Depot und eine exzentrische Kabelabnahme aufweisen. Wenn die Gel-Depots ausgetrocknet sind, können die Elektroden nur mehr verworfen werden.

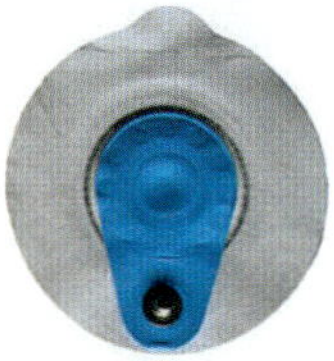

Abb.: Elektrode

13.2. Hautvorbereitung

Die Anlage der Elektroden erfolgt nach gründlicher Entfettung und eventueller Rasur der Haut, um einen guten Kontakt über den gesamten Aufzeichnungszeitraum zu gewährleisten.

13.3. Platzierung der Elektroden

Die Elektroden sollten, um Artefakte zu vermindern, im Bereich von muskel- und fettarmen Regionen platziert werden.

Abb.: Platzierung der Elektroden – 3-Kanalmessung. Der Hauptkanal (Kanal I) wird für zahlreiche Echtzeitauswertungen verwendet (z.B. Detektion der R-Zacke und der P-Welle …). Der Positionierung dieses Kanals kommt deshalb eine hohe Bedeutung zu. Insbesondere ist auf eine gute Zugentlastung der Elektroden zu achten.

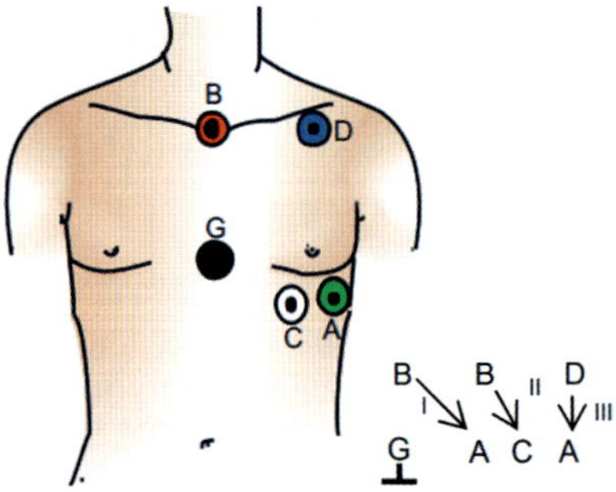

13.4. Start der Messung

Durch Drücken des entsprechenden Tasters können Sie den Rekorder einschalten. Wurde die Speicherkarte zuvor initialisiert, werden am Bildschirm des Gerätes die dabei angegebenen Patientendaten angezeigt. Die Kapazität der Batterie und die Signalqualität können nun abschließend überprüft werden. Anschließend wird die Messung durch Drücken des entsprechenden Tasters gestartet.

13.5. Befundung

Der erste Blick gehört dem EKG, der zweite erst dem HRV-Bild!

So verlockend das HRV-Bild auch zur Interpretation einlädt, zuerst muss immer das EKG gesichtet werden, um nicht eventuelle Ausschlussgründe für eine HRV-Messung zu übersehen. Aufgrund der Interpretation des EKGs als Basis jeder HRV-Messung ist diese eine ärztliche Funktionsdiagnostik. Für die EKG-Befundung und das eventuelle Ausschließen von Artefakten, die von der Software nicht automatisch ausgesondert wurden, sind die Softwaretools Schlagformen, Streifenverzeichnis und Vorhofanalyse Zeit sparende Hilfsmittel. Da eine Holter-Zusammenfassung automatisch in den Befund übernommen wird, empfiehlt sich die Überprüfung von Pausen, vorgeschlagenen ventrikulären und supraventrikulären Ereignissen sowie der minimalen Herzrate.

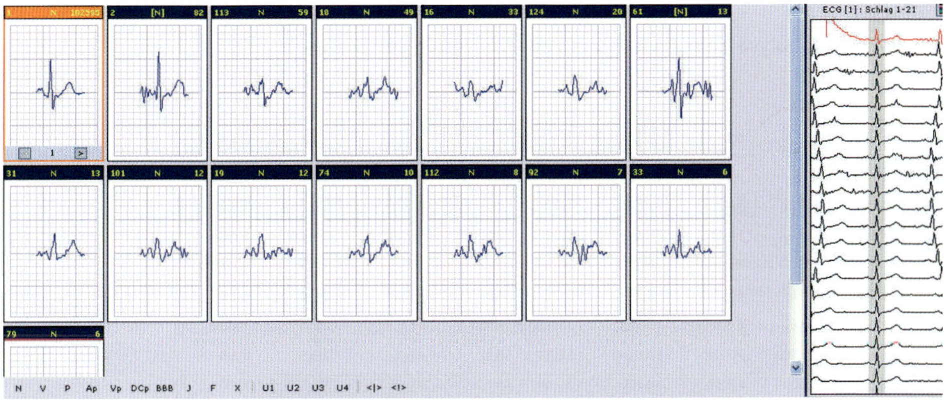

Abb.: 43-jährige Frau, Schlagformenanalyse

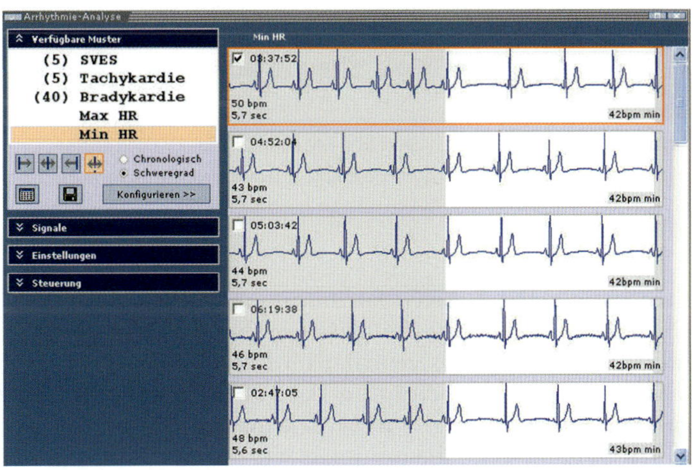

Abb.: Streifenverzeichnis. Überprüfung von Pausen, der minimalen Herzrate und potentieller Rhythmusstörungen auf Gültigkeit, da diese automatisch in den Befund übernommen werden.

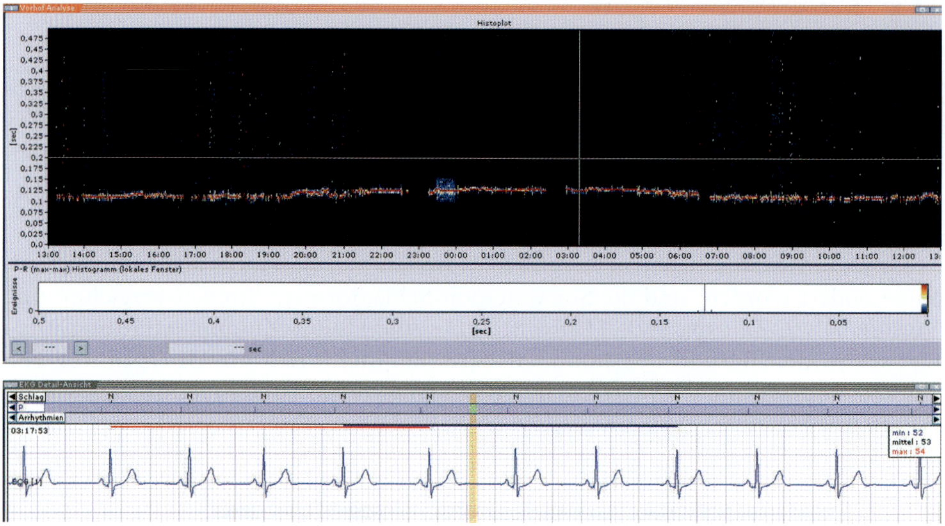

Abb.: Vorhofanalyse zum Ausschluss von Überleitungsstörungen

HRV Tabellarische Zusammenfassung

Zeit	Gültig [%]	Min [BPM]	Mittel [BPM]	Max [BPM]	QRS	SDNN [ms]	r-MSSD [ms]	pNN50 [%]
Gesamt	99,60	39,03	72,58	145,99	103018	179,4 ms	39,2 ms	15,17
Mittel		56,16	72,54	95,93	359,70	86,39	38,74	17,19
Median		56,09	70,30	95,81	349,00	76,60	38,10	14,63
20:26:52	97,27	59,44	79,25	100,88	392	87,2	32,7	10,46
20:31:52	99,76	61,62	83,69	99,75	419	65,5	26,1	6,68
20:36:52	100,00	69,85	100,10	142,43	500	111,8	20,4	3,00
20:41:52	100,00	73,71	104,24	115,27	521	41,1	10,5	0,58
20:46:52	99,73	60,81	78,93	105,91	375	76,3	29,7	7,20
20:51:52	98,90	58,22	73,14	114,67	360	133,5	45,6	22,78
20:56:52	100,00	57,43	67,25	86,11	336	61,5	40,8	21,13
21:01:52	100,00	58,84	69,65	93,46	348	66,3	36,7	14,94
21:06:52	100,00	62,45	76,45	92,92	383	77,9	27,7	8,62
21:11:52	100,00	67,40	81,94	95,66	409	45,5	24,3	4,16
21:16:52	100,00	68,03	83,36	95,31	417	44,8	23,2	3,36
21:21:52	100,00	64,78	78,48	97,01	392	61,5	27,7	6,63

Abb.: Validität. Im Bereich der HRV-Tabelle kann die Validität der Messdaten abgelesen werden, sie beträgt bei modernen Geräten durchwegs an die 100 Prozent. Unter 97 Prozent sollte die Gültigkeit überprüft werden.

Eine ambulante LZ-EKG-Aufzeichnung wurde am 14. 12. 2008 um 13.00 Uhr mit einer Dauer von 24 Stunden durchgeführt. Insgesamt wurden 102.973 Schläge analysiert, wovon einer als ventrikuläre Extrasystolen klassifiziert wurden. Die durchschnittliche Herzrate betrug am Tag 84 BPM und in der Nacht 62 BPM und über die gesamte Aufzeichnung 77 BPM. Die maximale Herzrate wurde um 12.27 Uhr mit 130 BPM festgestellt, die minimale wurde mit 42 BPM um 3.38 Uhr gemessen. Die Standardabweichung der Normalschläge betrug 194,1 ms.

a) Ventrikuläre Ereignisse				b) Supraventrikuläre Ereignisse		
VT	0	Couplets	0/0	Pausen	1	Die längste Pause wurde am 15. 12. 2008 um 6.15 Uhr mit einer Dauer von 2,3 sec. festgestellt.
NSVTs	0	Bigemini	0	SVES	5	
Idioventrikuläre Rhythmen	0	Trigemini	0	PSVT	0	
		VES	0	Tachykardien	4	
Salven	0	Isolierte V	0	Bradykardien	40	

Tab.: Rhythmologische Zusammenfassung der Beispielmessung

Wiederholung der Ausschlusskriterien

- permanentes VH-Flimmern/-Flattern
- permanenter AV-Block und andere Überleitungsstörungen (= kardial induzierte Variabilität)
- ausgeschlossene Bereiche > 30 Prozent der Gesamtmessung
- Pacemaker (bei Schrittmacher-abhängigkeit)

Erst nach Durchsicht des EKGs und der Überprüfung der Validität beginnt die Befundung der Variabilität: Das Holter-EKG als Grundlage der HRV zählt zur medizinischen Funktionsdiagnostik und erfordert aus diesem Grund eine ärztliche Vidierung.

Tab.: Wiederholung der Ausschlusskriterien. In diesem Beispiel liegt kein Ausschlusskriterium vor.

13.5.1. Patiententagebuch

Nach Freigabe erfolgt die Eingabe des Aktivitätspfades des Patienten zusammen mit dessen angegebener Befindlichkeit, wobei die subjektive Einschätzung oft von der objektiven Messung abweicht. Menschen, die seit längerem einer chronischen Stressbelastung ausgesetzt sind, haben sich oft bis zu einem gewissen Maß damit abgefunden und keine Vorstellung mehr von einer besseren Befindlichkeit. Umgekehrt geht es manchen Patienten subjektiv schlecht, dies hat jedoch wenig mit einer Dysfunktion des autonomen Systems zu tun, entsprechend entsteht eine Diskrepanz zwischen Befinden und Befund.

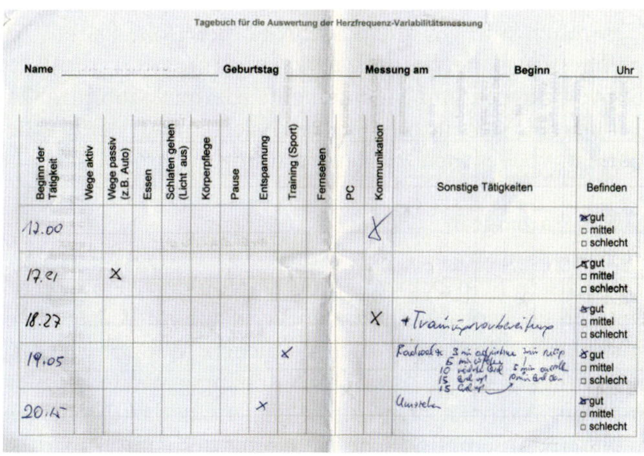

Tagebuch für die Auswertung der Herzfrequenz-Variabilitätsmessung

Name ____ Geburtstag ____ Messung am ____ Beginn ____ Uhr

Beginn der Tätigkeit	Wege aktiv	Wege passiv (z.B. Auto)	Essen	Schlafen gehen (Licht aus)	Körperpflege	Pause	Entspannung	Training (Sport)	Fernsehen	PC	Kommunikation	Sonstige Tätigkeiten	Befinden
17.00											X		☒ gut ☐ mittel ☐ schlecht
17.21		X											☒ gut ☐ mittel ☐ schlecht
18.27											X	+ Trainingsvorbereitung	☒ gut ☐ mittel ☐ schlecht
19.05								X				[illegible]	☒ gut ☐ mittel ☐ schlecht
20.15							X					[illegible]	☒ gut ☐ mittel ☐ schlecht

Abb.: Beispiel eines Tagebuchs für die Auswertung der HRV-Messung

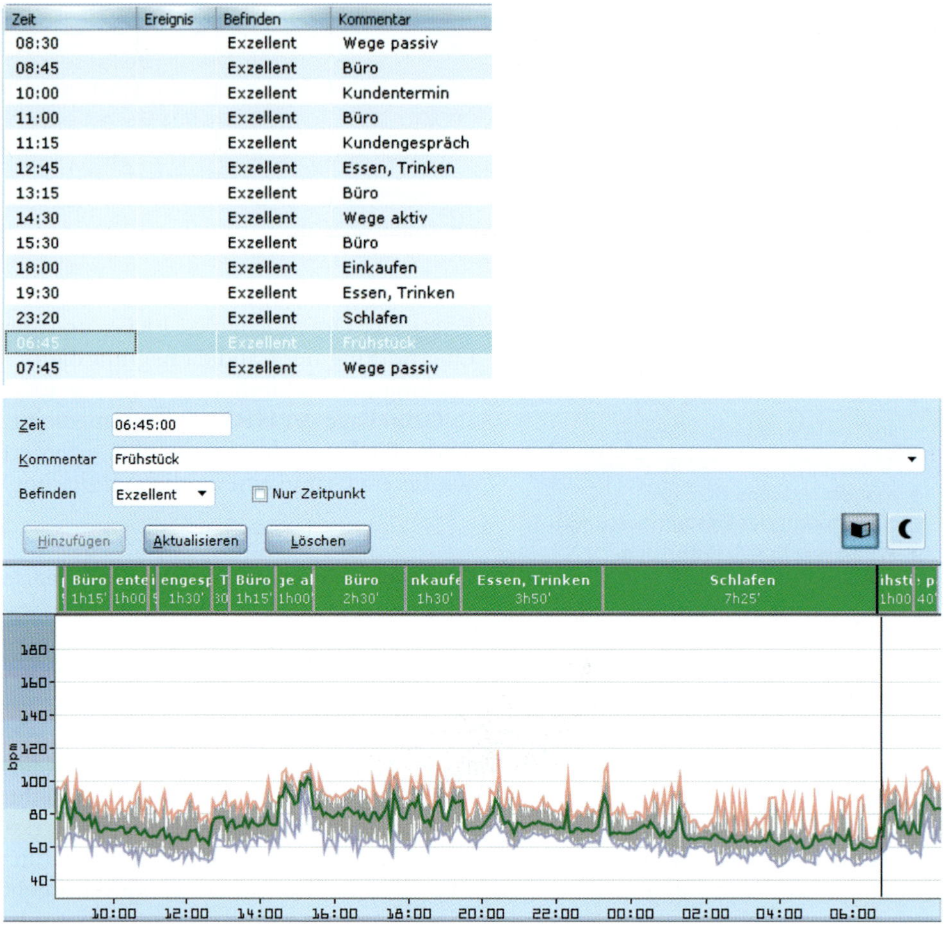

Zeit	Ereignis	Befinden	Kommentar
08:30		Exzellent	Wege passiv
08:45		Exzellent	Büro
10:00		Exzellent	Kundentermin
11:00		Exzellent	Büro
11:15		Exzellent	Kundengespräch
12:45		Exzellent	Essen, Trinken
13:15		Exzellent	Büro
14:30		Exzellent	Wege aktiv
15:30		Exzellent	Büro
18:00		Exzellent	Einkaufen
19:30		Exzellent	Essen, Trinken
23:20		Exzellent	Schlafen
06:45		Exzellent	Frühstück
07:45		Exzellent	Wege passiv

Abb.: Nach Übernahme des Holterbefundes werden die Patientenangaben in den Befund eingefügt.

Wesentlich sind vor allem anthropometrische Daten, Alter, Risikofaktoren, regelmäßiges Ausdauertraining adäquater Intensität und Entspannungstraining als protektive Faktoren und Medikamente. Beispiel: 165 cm, 59 kg, Nichtraucherin. Kardiovaskuläre Risikofaktoren: keine. Nik. 0, polyvalente Allergien. Protektive Faktoren: viermal wöchentlich Ausdauertraining.

13.5.2. Parameter

Im nächsten Schritt werden die empfohlenen Parameter der Time-und-Frequency-Domain übernommen, um den Vergleich im Rahmen von Studien beziehungsweise mit späteren Messungen zu ermöglichen. Wie bereits erwähnt, muss darauf Rücksicht genommen werden, dass SDNN abhängig von der Dauer der Messung (24 Stunden) und vom Aktivitätspfad ist. Im Gegensatz dazu stehen mit mRSSD und pNN 50% stabile und unempfindliche Parameter des Parasympathikus zur Verfügung.

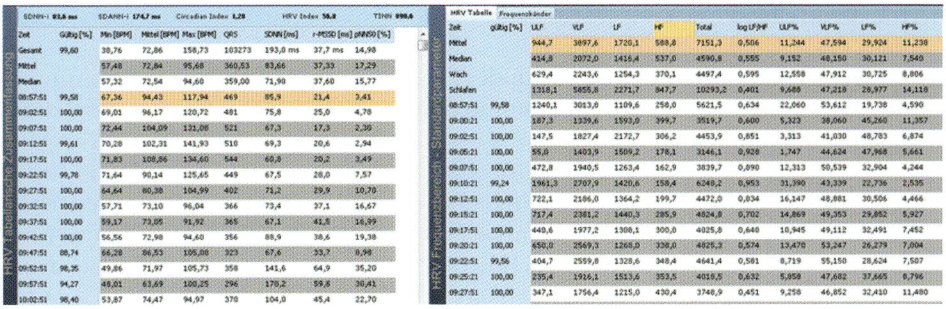

HRV Tabellarische Zusammenfassung

SDNN-i 83,6 ms SDANN-i 174,7 ms Circadian Index 1,28 HRV Index 56,8 TINN 898,6

Zeit	Gültig [%]	Min [BPM]	Mittel [BPM]	Max [BPM]	QRS	SDNN [ms]	r-MSSD [ms]	pNN50 [%]
Gesamt	99,60	38,76	72,86	158,73	103273	193,0 ms	37,7 ms	14,98
Mittel		57,48	72,84	95,68	360,53	83,66	37,33	17,29
Median		57,32	72,54	94,60	359,00	71,90	37,60	15,77
08:57:51	99,58	67,36	94,43	117,94	469	85,9	21,4	3,41
09:02:51	100,00	69,01	96,17	120,72	481	75,8	25,0	4,78
09:07:51	100,00	72,44	104,09	131,08	521	67,3	17,3	2,30
09:12:51	99,61	70,28	102,31	141,93	510	69,3	20,6	2,94
09:17:51	100,00	71,83	108,86	134,60	544	60,8	20,2	3,49
09:22:51	99,78	71,64	90,14	125,65	449	67,5	28,0	7,57
09:27:51	100,00	64,64	80,38	104,99	402	71,2	29,9	10,70
09:32:51	100,00	57,71	73,10	96,04	366	73,4	37,1	16,67
09:37:51	100,00	59,17	73,05	91,92	365	67,1	41,5	16,99
09:42:51	100,00	56,56	72,98	94,60	356	88,9	38,6	19,38
09:47:51	88,74	66,28	86,53	105,08	323	67,6	33,7	8,98
09:52:51	98,35	49,86	71,97	105,73	358	141,6	64,9	35,20
09:57:51	94,27	48,01	63,69	100,25	296	170,2	59,8	30,41
10:02:51	98,40	53,87	74,47	94,97	370	104,0	45,4	22,70

HRV Frequenzbereich - Standardparameter

HRV Tabelle Frequenzbänder

Zeit	gültig [%]	ULF	VLF	LF	HF	Total	log LF/HF	ULF%	VLF%	LF%	HF%
Mittel		944,7	3897,6	1720,1	588,8	7151,3	0,506	11,244	47,594	29,924	11,238
Median		414,8	2072,0	1416,4	537,0	4590,8	0,555	9,152	48,150	30,121	7,540
Wach		629,4	2243,6	1254,3	370,1	4497,4	0,595	12,558	47,912	30,725	8,806
Schlafen		1318,1	5855,8	2271,7	847,7	10293,2	0,401	9,688	47,218	28,977	14,118
08:57:51	99,58	1240,1	3013,8	1109,6	258,0	5621,5	0,634	22,060	53,612	19,738	4,590
09:00:21	100,00	187,3	1339,6	1593,0	399,7	3519,7	0,600	5,323	38,060	45,260	11,357
09:02:51	100,00	147,5	1827,4	2172,7	306,2	4453,9	0,851	3,313	41,030	48,783	6,874
09:05:21	100,00	55,0	1403,9	1509,2	178,1	3146,1	0,928	1,747	44,624	47,968	5,661
09:07:51	100,00	472,8	1940,5	1263,4	162,9	3839,7	0,890	12,313	50,539	32,904	4,244
09:10:21	99,24	1961,3	2707,9	1420,6	158,4	6248,2	0,953	31,390	43,339	22,736	2,535
09:12:51	100,00	722,1	2186,0	1364,2	199,7	4472,0	0,834	16,147	48,881	30,506	4,466
09:15:21	100,00	717,4	2381,2	1440,3	285,9	4824,8	0,702	14,869	49,353	29,852	5,927
09:17:51	100,00	440,6	1977,2	1308,1	300,0	4025,8	0,640	10,945	49,112	32,491	7,452
09:20:21	100,00	650,0	2569,3	1268,0	338,0	4825,3	0,574	13,470	53,247	26,279	7,004
09:22:51	99,56	404,7	2559,8	1328,6	348,4	4641,4	0,581	8,719	55,150	28,624	7,507
09:25:21	100,00	235,4	1916,1	1513,6	353,5	4018,5	0,632	5,858	47,682	37,665	8,796
09:27:51	100,00	347,1	1756,4	1215,0	430,4	3748,9	0,451	9,258	46,852	32,410	11,480

Abb.: Parameter der Time-und-Frequency-Domain

Der Verhältniswert log LF/HF wird zusätzlich zur Abschätzung der vagalen Kontrolle herangezogen, da ein geringer pNN 50% als Zeichen einer Parasympathikusreduktion zusammen mit einem schwachen Sympathikus trotzdem einen ausgeglichenen Wert um 0,5 ergeben kann. Die Total Power entspricht der Gesamtdichte des Spektrums und damit der Gesamtvariabilität. SDNN: 194,1ms (> 100 ms), pNN 50%: 18,5 (> 10), Total Power: 7337, Log LF/HF: 0,5. Dies ergibt eine gute vagale Kontrolle.

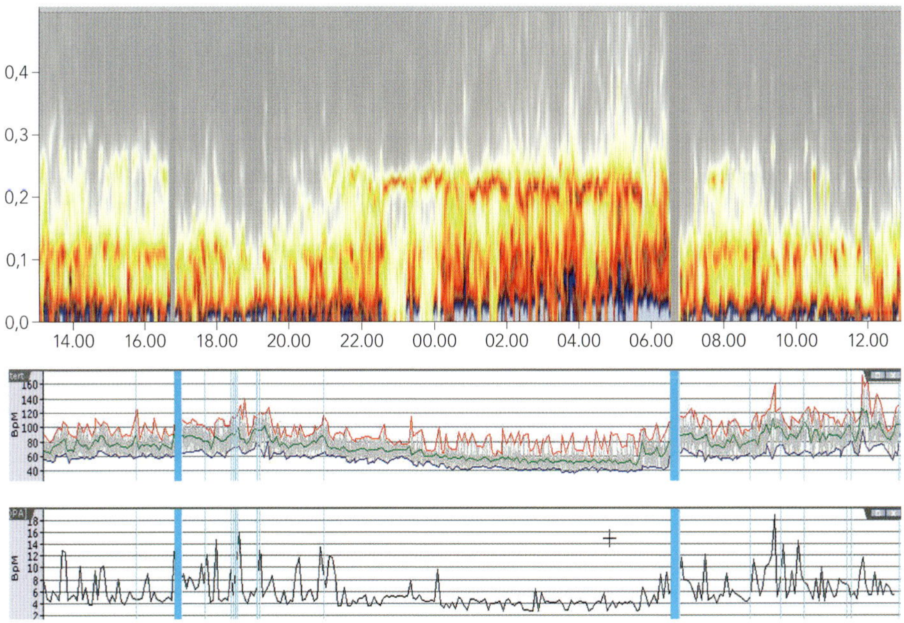

Abb.: Gute Gesamtvariabilität bei ausgewogenem Parasympathikus- und Sympathikusverhältnis

13.5.3. Beurteilung

In der Beurteilung geht es im Rahmen des Einstiegs in die HRV-Diagnostik um die Einschätzung des Tag-Nacht-Rhythmus und der Schlafqualität sowie um die Befundung einer autonomen Dysfunktion.

Tag-Nacht-Regulation: Diese ist durch eine nächtliche, ausgeprägt respiratorische Sinusarrhythmie (RSA) und ein, wenn auch langsames, Absinken der Herzfrequenz während des Schlafes sichtbar. Die nächtliche Pulsrate fällt in unserem Beispiel deutlich unter 50 pro Minute. Die kardioventilatorische Kopplung, der Puls-Atem-Quotient unduliert um 4 und beweist eine gute Erholungsfähigkeit.

Schlaf: Um 22.30 Uhr ist die Patientin im Beispiel schlafbereit und fällt auch regulär ohne Latenz in die erste Tiefschlafphase. Diese wird von einem kurzen Traumschlaf abgelöst und mündet in die zweite Tiefschlafphase mit reduzierter Sympathikus- und forcierter Parasympathikusaktivität. In weiterer Folge dominiert der Traumschlaf; die starke Aktivität im VLF-Bereich in den frühen Morgenstunden entspricht der normalen Thermoregulation. Auch die Tagesaktivität entspricht dem Aktivitätspfad und ist bis auf Müdigkeitszeichen morgens (die Patientin ist ein Abendtyp) unauffällig.

Schlafqualität: Die Schlafdauer beträgt im Beispiel 7,15 Stunden. Es sind vier Tiefschlafphasen vorhanden, die beiden ersten sind regelrecht und ungestört. Es gibt keine Einschlaflatenz und weder Wachzeiten noch Arousals. Es finden sich keine signifikanten Atemstörungen.
Tagesaktivität: Die Relation zwischen angegebener Belastung, Puls und HRV ist in unserem Beispiel passend. Der Alltag wird recht entspannt und ohne explizite effektive Pausen gelebt. Es finden sich leichte Ermüdungszeichen morgens, jedoch keine „Stressdeckelung". Es gibt keinen Hinweis auf eine autonome Dysfunktion.

Zusammenfassung: Beurteilung des Tag-Nacht-Rhythmus in unserem Beispiel:
- Nächtliche Pulsabsenkung muldenförmig, langsam absenkend, minimale Pulsfrequenz 42 pro Minute um 3.37 Uhr.
- Puls-Atem-Quotient (QPA) um 4 undulierend.

Checkliste Befundung

24-Stunden-EKG	• Schrittmacher?	
	• Rhythmusstörungen?	
	• Überleitungsstörungen?	
	• HR Min. korrekt?	
	• Pausen korrekt?	
Übernahme der vidierten automatischen Befundung	• Anzahl der Herzschläge in 24 Stunden?	
Eintragen des Aktivitätspfades und der Patientenbefindlichkeit		
Übernahme der Einflussgrößen aus dem Patientenfragebogen	• Anthropometrische Daten	
	• Herz-Kreislauf-Rsikofaktoren?	
	• Andere wesentliche Diagnosen?	
	• Protektive Faktoren (regelmäßiges Ausdauertraining?)	
	• Medikamente mit Einfluss auf das Vegetativum?	
	• Akute Einflussfaktoren wie Infekt?	
Parameter der Time Domain	• SDNN > 100 ms?	
	• pNN 50 % > 10 oder altersentsprechend?	
Parameter der Frequency Domain	• Total Power vierstellig	
	• log LF/HF um 0,5 (Balance)?	
	• > 0,5?, > 1?	
	• < 0,5?	
Validität der Messung	• > 97 %?	
Tag-Nacht-Regulation	• Kommt es zu einer nächtlichen Pulsabsenkung?	• Wannenförmig? ☺
		• Verzögert? 😐
		• Tendenziell bis keine? ☹
		• Minimale Pulsfrequenz? Wann?
	• Puls-Atem-Quotient (QPA)	• Um 4 (3) undulierend? ☺
		• Kein ganzzahliges Verhältnis? 😐
		• Völlig unregelmäßig? ☹

<table>
<tr><td rowspan="8">Schlaf</td><td colspan="2">• Schlafdauer</td></tr>
<tr><td rowspan="4">• Sind vegetative Regulationen, Tiefschlafphasen entsprechend, vorhanden?</td><td>• Wird der Schlaf damit begonnen?</td></tr>
<tr><td>• Sind diese regelrecht und ungestört? ☺</td></tr>
<tr><td>• Treten sie erst in den frühen Morgenstunden auf? 😐</td></tr>
<tr><td>• Keine Tiefschlafphasen erkennbar ☹</td></tr>
<tr><td colspan="2">• Gibt es eine Einschlaflatenz? 😐</td></tr>
<tr><td colspan="2">• Gibt es Wachzeiten, Arousals? 😐</td></tr>
<tr><td colspan="2">• Gibt es Hinweise auf obstruktives Schnarchen? ☹</td></tr>
<tr><td rowspan="6">Tagesaktivität</td><td colspan="2">• Relation zwischen angegebener Belastung, Puls und HRV?</td></tr>
<tr><td colspan="2">• Sind effektive Pausen erkennbar (S-Reduktion + P-Aktivierung?) ☺</td></tr>
<tr><td colspan="2">• Finden sich Ermüdungszeichen?
(separate S-Aktivierung und P-Aktivierung) 😐</td></tr>
<tr><td colspan="2">• „Stressdeckelung"? 😐</td></tr>
<tr><td colspan="2">• Best Performance? ☺</td></tr>
<tr><td colspan="2">• Im Vergleich zur Nacht besonders reduzierte Gesamtvariabilität? (CAN) ☹</td></tr>
<tr><td rowspan="6">Zusammenfassung</td><td rowspan="3">• Autonome Dysfunktion ja – nein?</td><td>• Altersgemäße Balance
SDNN > 100 ms, TP 4-stellig, pNN 50 > 5 bzw. 10, log LF/HF um 0,5, rMSSD nachts 35 ± 7 (Alterskorrektur)? ☺</td></tr>
<tr><td>• SDNN > 100ms, TP 4-stellig, pNN 50 < 5 bzw. 10, log LF/HF > 0,5 😐</td></tr>
<tr><td>• SDNN < 100 ms, TP 3-stellig, pNN 50 < 5 bzw. 10, log LF/HF um 0,5 ☹</td></tr>
<tr><td colspan="2">• Tag-Nacht-Regulation</td></tr>
<tr><td colspan="2">• Schlaf</td></tr>
<tr><td colspan="2">• Tagesaktivität</td></tr>
<tr><td>Empfehlungen</td><td colspan="2"></td></tr>
</table>

14. AUSBLICK

Die Erhaltung der Regulationsfähigkeit und ein verzögerter Aktivitätsverlust des Parasympathikus bedeuten eine verzögerte Alterung des Vegetativums, eine höhere elektrische Stabilität des Herzens, antiflammatorische Kompetenz und effektive Erholung.

Eine Verbesserung der Regulationsfähigkeit über den Nervus vagus scheint von einer längerfristig gelungenen Afferenzenstimulation abhängig zu sein. Ob dies bekannterweise durch regelmäßiges Training in adäquater Intensität, tiefe Bauchatmung, Meditation, über den Darm oder durch direkte Stimulation von Vagusafferenzen erfolgt, letztlich sind die konsekutive Abnahme der „inflammatory burden" und die Verbesserung des Redoxpotentials auf Zellebene ausschlaggebend.

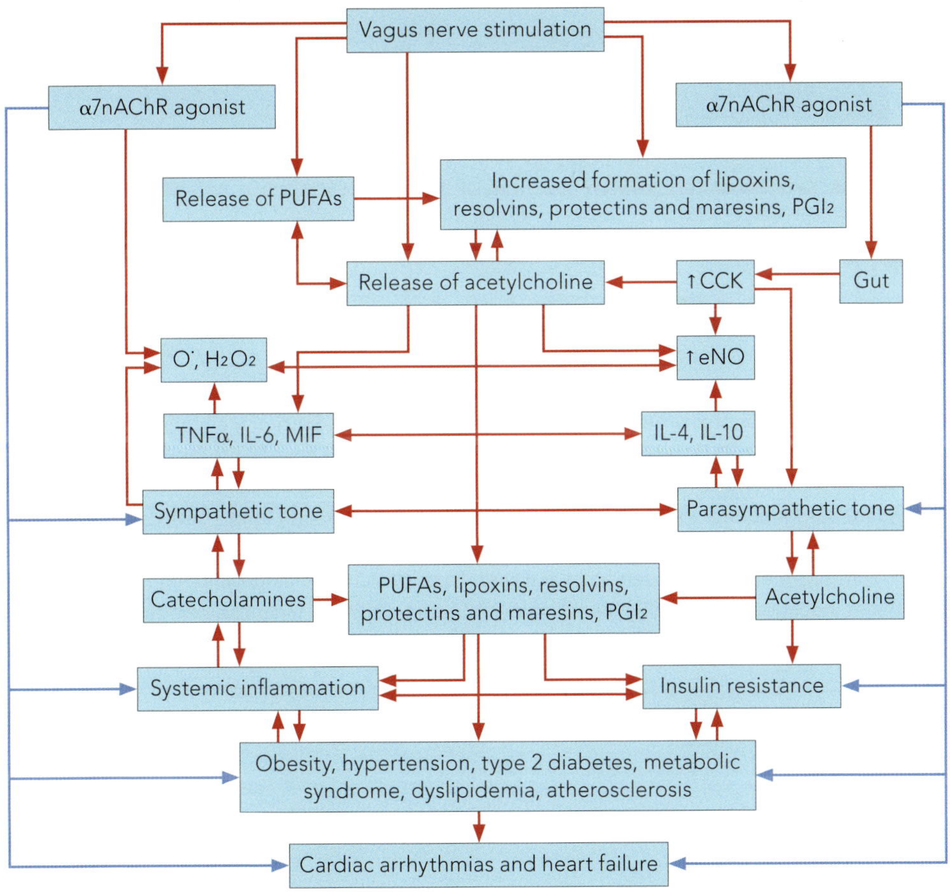

Abb.: Stimulation des Nervus vagus (nach: Undurti N Das, Vagal nerve stimulation in prevention and management of coronary heart disease; World J Cardiol2011, April 26; 3(4): 105–110)

Die invasive Stimulation des Nervus vagus (VNS) wird derzeit eingesetzt, um therapieresistente Epilepsie (FDA-Zulassung 1997) und therapieresistente Depression (FDA-Zulassung 2005) zu behandeln. Außerdem wird dieser Therapieansatz für eine Reihe von Erkrankungen, unter anderem Herzinsuffizienz, ischämischer Insult, Adipositas, Tinnitus, Fibromyalgie, Angsterkrankungen, Migräne und Alzheimer untersucht. Allerdings limitieren die Invasivität und die Kosten den breiten Einsatz von VNS und verzögern dadurch auch die Erforschung der zugrunde liegenden Mechanismen.

Bei dem folgenden Beispiel handelt es sich um die zervikale Stimulation des linken Nervus vagus mit einem im Brustbereich implantierten Schrittmacher. Dabei kommt es zu einer günstigen Beeinflussung der rechten Insula.

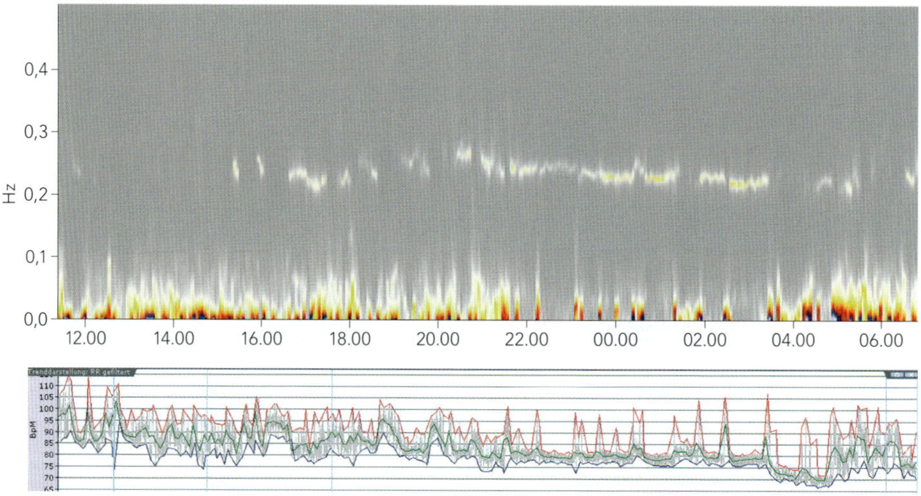

Abb.: 53-jährige Frau, Größe 165 cm, Gewicht 85 kg, therapieresistente symptomatische fokale Epilepsie bei Polymikrogyrie periinsulär beidseits. Restless-legs-Syndrom, einfache Ronchopathie, COPD, bilaterale Bronchiektasien, St.p. Nikotinabusus 40 Zig./die bis 2008, Zöliakie. Medikation: Mirtabene 45 mg 0-0-0-1, Neurontin 600-600-0-160 mg, Epilan D 1,5-0-1,5, Sifrol 0-0-0,35-0,35 mg, Zonegran 100 mg 2-0-3, Spiriva Inh. 1-0-0, Seroxat 20 mg 1-0-0, Lansoprazol 30 mg 1-0-0, Seretide forte Inh. 2 x 1 Hub. Am 23.4.2009 erfolgt eine HRV-Erstmessung, die leider nicht komplette 24 Stunden getragen wird. Es zeigt sich eine eingeschränkte Gesamtvariabilität (hochgerechnet auf 24 Stunden ist die SDNN < 100 ms), ein massiv eingeschränkter Parasympathikus und ein ebenso reduzierter Sympathikus.

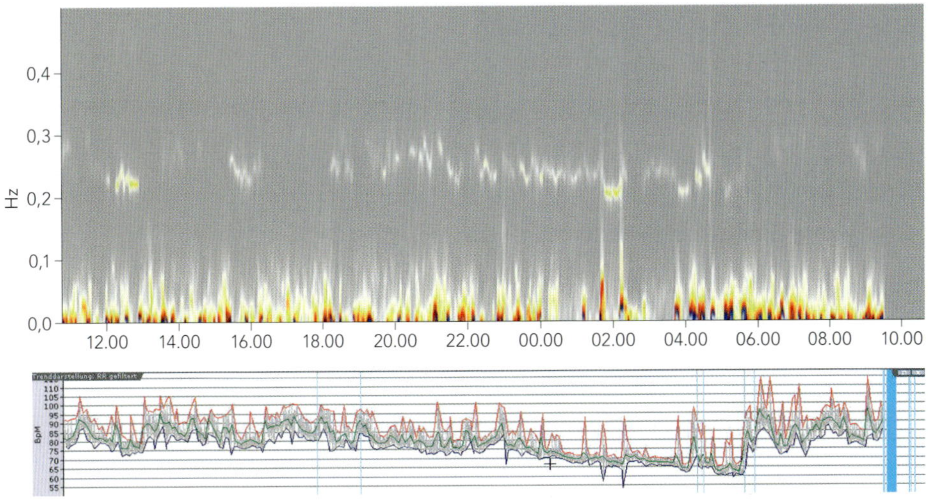

Abb.: Implantat eines Vagusnerv-Stimulators (28. 4. 2009) **und erste HRV-Kontrollmessung** – 24 Stunden (30. 4. 2009). Am 5. 6. 2009 erfolgt die Einstellung auf 0,75 m Amp. 250 Pulsweite, 30 Sekunden on, 5 Minuten off.

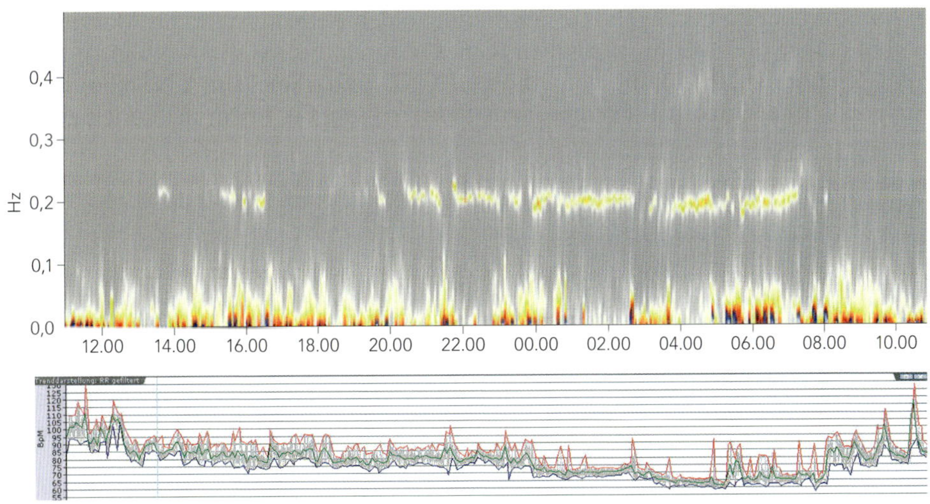

Abb.: Weitere HRV-Kontrollmessung (24 Stunden) 6,5 Monate nach Implantation (15. 11. 2009). Subjektiv klagt die Patientin über Gewichtszunahme und kurzen, schlechten Schlaf und Schwitzen, wobei die pulmologische Grunderkrankung berücksichtigt werden muss. Eine Vagusstimulation kann eine bestehende obstruktive Lungenerkrankung oder OSAS verschlechtern. Die Anzahl der epileptischen Anfälle ist jedoch signifikant gesunken und auch die Regulationsfähigkeit hat sich verbessert.

SDNN (ms)	r-MSSD (ms)	pNN50 (%)
83,2	12,2	0,21

Zeit	gültig (%)	ULF	VLF	LF	HF	Total	log LF/HF
Mittel		198,0	418,1	86,1	52,7	754,8	0,218
Median		38,1	196,5	69,0	40,4	387,3	0,213

Abb.: Messung unmittelbar nach Stimulationsbeginn (30.4.2009)

SDNN (ms)	r-MSSD (ms)	pNN50 (%)
101,5	14,4	0,53

Zeit	gültig (%)	ULF	VLF	LF	HF	Total	log LF/HF
Mittel		168,3	423,9	100,0	103,3	795,5	0,095
Median		48,7	233,4	81,6	69,9	487,4	0,111

Abb.: Messung nach 6,5 Monaten (15.11.2009). Die Standardabweichung liegt nun bei 100 ms; während der Sympathikusanteil unverändert ist, hat sich die Parasympathikusaktivität verdoppelt.

Bei Autoimmunerkrankungen wie der rheumatoiden Arthritis steht die Aktivierung des cholinergen antiinflammatorischen Reflexes durch die invasive VNS im Vordergrund. Ziel ist die Absenkung von erhöhten TNF-alpha-Spiegeln. VNS könnte anstelle von TNF-Antikörper-Therapien zur Beherrschung der Inflammation eingesetzt werden.

Interessant ist in Zusammenhang mit allen Indikationen eine einfache und kostengünstige Alternative in Form einer minimal-invasiven transkutanen Stimulation (tVNS) über den Ramus auricularis nervi vagi, einen Ast des Nervus vagus, welcher somatosensibel einen Teil der Ohrmuschel, den äußeren Gehörgang sowie einen Teil des Trommelfells versorgt. Bei gesunden Probanden verändert sich zum Beispiel die HRV unter tVNS mittels TENS am Tragus des Ohrs signifikant in Richtung einer verstärkten Regulation durch den Parasympathikus. Parallel durchgeführte mikroneurographische Messungen ergaben auch eine signifikante Abnahme der muskulären Sympathikusaktivität unter tVNS.

VNS zeigt in der Behandlung der Epilepsie und Depression eine gute Verträglichkeit und auftretende Nebenwirkungen verschwinden meist nach ein bis zwei Jahren Therapie. Implantierte VNS weisen meist unerwünschte Nebenwirkungen wie Infektion und Dysrhythmien auf, die mit der chirurgischen Intervention verbunden sind. Stimulationsbedingte Nebenwirkungen wie Husten, Parästhesien, Schmerz und Stimmveränderungen nehmen meist mit der Zeit ab. Vor allem Veränderungen der Stimme sind häufig, oft störend und können bei circa 20 Prozent der Patienten anhaltend sein. Sie sind abhängig von der konstanten zyklischen Stimulation und der Dosis. Diese Nebenwirkungen können bei nicht invasiven VNS völlig vermieden werden, außerdem erfolgt die Stimulation kürzer und intermittierend. Die Frage nach der Effizienz der nicht invasiven Systeme im Vergleich zu invasiven VNS kann derzeit noch nicht studienbelegt beantwortet werden, da der Einsatz erst seit kürzerer Zeit erfolgt. Ohne die Kosten und potentiellen Risiken einer chirurgischen Intervention könnte die nicht invasive Therapie einen Zugang zur VNS vor Erreichen eines „therapieresistenten" Status bedeuten. Derzeit laufen zahlreiche vielversprechende Studien mit unterschiedlichen Indikationen.

LITERATUR

Ben-Menachem E et al. Surgically implanted and non-invasive vagus nerve stimulation: a review of efficacy, safety and tolerability. European Journal of Neurology. 2015, doi: 10.1111/ene.12629

Cai PY et al. Vagus nerve stimulation in ischemic stroke: old wine in a new bottle; Front. Neurol., 24 June 2014, doi: 10.3389/fneur.2014.00107

Christensen JH et al. Effect of fish oil on heart rate variability in survivors of myocardial infarct. A double blind randomised controlled trial. BMJ 1996; 312: 677–678

Clancy JA et al. Non-invasive Vagus Nerve Stimulation in Healthy Humans Reduces Sympathetic Nerve Activity; Brain Stimulation: Basic, Translational, and Clinical Research in Neuromodulation, Volume 7, Issue 6, 871–877

Koopman FA et al. Vagus nerve stimulation: A new bioelectronics approach to treat rheumatoid arthritis? Best Practice & Research Clinical Rheumatology 28 (2014)

Levine YA et al. Neurostimulation of the Cholinergic Anti-Inflammatory Pathway Ameliorates Disease in Rat Collagen-Induced Arthritis. PLoS ONE 2014, 9(8): e104530.

Marangell LB et al. Vagus nerve stimulation (VNS) for major depressive episodes: one year outcomes. Biological Psychiatry 2002; 51 (4): 280–287

Nahas Z et al. Two-year outcome of vagus nerve stimulation (VNS) for treatment of major depressive episodes. Journal of Clinical Psychiatry 2005; 66 (9): 1097–1104

Nashef L, Elway R. Vagus nerve stimulation. London 2009

Rosas-Ballina M et al. Acetylcholine-Synthesizing T Cells Relay Neural Signals in a Vagus Nerve Circuit; Science 98 (2011); 334

Rush A et al. Vagus nerve stimulation (VNS) for treatment-resistant depressions: a multicenter study. Biological Psychiatry 2000; 47 (4): 276–286

Springer J. Vagal Nerve Stimulation in Chronic Heart Failure: An Antiinflammatory Intervention? Circulation 2004; 110: e34

Undurti ND. Vagal nerve stimulation in prevention and management of coronary heart disease; World J Cardiol2011 April 26; 3(4): 105–110

Werdan K. Impaired regulation of cardiac function in sepsis, SIRS, and MODS. Can J Physiol Pharmacol 2009; 87 (4): 266–274

Xin-Yan G. Brain-Modulated Effects of Auricular Acupressure on the Regulation of Autonomic Function in Healthy Volunteers; Evidence-Based Complementary and Alternative Medicine Volume 2012, Article ID 714391, 8 pages

Yu Xue Z et al. Transcutaneous Auricular Vagus Nerve Stimulation Protects Endotoxemic Rat from Lipopolysaccharide-Induced Inflammation; Evidence-Based Complementary and Alternative Medicine, Volume 2012, Article ID 627023, 10 pages

DANKSAGUNG

Ich bedanke mich bei allen, die mich bei der Umsetzung dieses Buches unterstützt haben, allen voran bei meinem Mann Erwin und meinen Kindern Alena und Matthäus sowie meiner Stieftochter Angela und Amanda Mayer, die unsere gemeinsame Zeit dem Projekt zur Verfügung gestellt und mich sehr entlastet haben.
Danke für den Input von DI Thomas Niederl und DI Thomas Hasiba, den Vätern der vorwiegend verwendeten Software, die immer dort antworten, wo ich mathematisches Neuland betrete.
Eine große Freude ist mir die Zusammenarbeit mit unseren Freunden Dr. Lilly Hess und Prof. Robert Hess von Salvagen und engagierten Kollegen, die mir interessante Messungen zur Verfügung stellen.
Ich hoffe auch auf weitere Projekte mit Dr. Martin Aichholzer (Neurochirurgie Linz) bezüglich HRV und Vagusstimulation.
Letztendlich möchte ich mich auch bei Roland Schwartz für den langjährigen technischen Support bedanken.
Dem Verlagshaus der Ärzte und dem Verlagsleiter Mag. Hagen Schaub bin ich für das Interesse an der Thematik und die äußerst kompetente und unkomplizierte Umsetzung dieses Projektes sehr zu Dank verpflichtet.